Marie Pörtner

AUS DEM SCHATTEN GETRETEN

Mein Leben mit einem Impfschaden

Alle in dieser Autobiografie wiedergegebenen Ereignisse sind genau so geschehen. Zum Schutz der Persönlichkeitsrechte sind die Namen aller Beteiligter verändert worden, ebenso wurden zum Teil die Geschlechter der Personen, ihre Berufsbezeichnungen und örtliche Bezüge verändert. Ausnahmen bilden nur Eckart Witzigmann, Brian D. Weinshenker M.D. und Pit Schnitzler. Es liegt der Autorin fern, Personen zu diskreditieren, dennoch möchte sie über offensichtliche Missstände informieren.

ISBN: 978-3-756552-19-1

Lektorat, Satz und Gestaltung: Wort & Design Medienbüro Martina Jung, Hamburg

Umschlagmotiv: © Jens Biermann

Druck und Distribution im Auftrag des Autors:

epubli – ein Service der neopubli GmbH, Berlin

Für die vier wichtigsten Menschen in meinem Leben:

meine Mutti, die mir das Leben und meinen tiefen Glauben an Gott schenkte,

meinen Mann, der mich selbst in meinen dunkelsten Stunden zum Lachen bringt und mir immer, und ich meine wirklich immer, zur Seite steht

und unsere beiden Töchter, deren unerschütterliches Vertrauen in mich mir die Kraft gibt, nach jedem Rückschlag wieder aufzustehen.

Vorwort

von Hera Lind

Auf einer Lesereise in Bielefeld von einer sehr temperamentvollen Veranstalterin abgeholt, saß ich hinten in ihrem Kleinwagen und war nicht nur ihrer völlig chaotischen Fahrweise völlig ausgeliefert, sondern auch ihrer Forderung, ich solle die etwa 10 Seiten einer Dame jetzt und sofort lesen, die gleich in meiner Lesung sein würde. Mit diesem Beitrag, so die hektische Fahrerin, habe die Autorin einen Preis gewonnen, allerdings nicht den ersten. Da gehe also noch was. Zwischen Gas und Bremse auf der Rückbank hin und her geschleudert, las ich sofort gehorsam den so angepriesenen Beitrag dieser mir bisher unbekannten Dame. Er handelte von einer seltsam liebevollen Beziehung einer rechtlichen Betreuerin zu ihrem geistig etwas retardierten Mündel, einem hilflosen alten Mann, der ohne die Betreuerin wohl unter der Brücke gelandet wäre. Als am Ende ihr Schützling stirbt, empfindet die Betreuerin echte, tiefe Trauer. Wäre an dieser Stelle nicht eine rote Ampel gewesen, die die Fahrerin versehentlich überfuhr, hätte ich wohl mitgeweint: So sensibel, feinfühlig und mit emotionaler Tiefe war dieses Gefühl des Verlustes beschrieben.

So im Schleuderprogramm der Empfindungen auf der Rückbank des Kleinwagens gefangen, zwischen tiefem Berührtsein und nackter Angst um mein Leben, betrat ich kurz darauf die Bühne. Da es sich um meine ehemalige Heimat handelte, suchte ich während meiner Vorstellung den Saal nach bekannten Gesichtern ab. Doch die einzige Zuhörerin, die ich auf Anhieb erkannte, war die Verfasserin des berührenden Beitrags. Die Autorin war durch die vorherige Beschreibung meiner Abholerin eindeutig zu erkennen: Sie saß im Rollstuhl.

In den wenigen Minuten, die wir nach der Lesung miteinander sprechen konnten, war die gegenseitige Sympathie so deutlich zu spüren, dass wir beide den Pulk der anderen Menschen wohl für ein paar Augenblicke ausblendeten. Ich lud sie spontan zu einem Schreibseminar ein, da ich große Schreibfreude ebenso wie ein wunderbares Gespür für die Vermittlung von Gefühlen wie Zuneigung, Respekt und Trauer in ihren Zeilen vermittelt bekommen hatte. Welch seltene, kostbare Mischung.

Selten hatte ich einen so angenehmen Gast in meinem Schreibseminar wie Marie Pörtner. Kurzentschlossen hatte sie ihren Plan bei der ersten Gelegenheit umgesetzt und war mit dem Auto die knapp 800 Kilometer in meine Romanwerkstatt nach Salzburg gekommen. In einer Runde mit acht Teilnehmer*innen spürte sie sofort die Bedürfnisse, Begabungen und Ängste der anderen auf, ging auf jeden Einzelnen immer wieder wertschätzend und humorvoll ein und bereicherte die Gruppe nicht nur durch ihre eigene Empathie, sondern auch durch ihr hervorragendes schriftstellerisches Können. Ihre am Ende vorgelesene Kurzgeschichte, ein Erlebnis aus ihrer Kindheit, brachte uns allen eine Gänsehaut ein, wenn nicht sogar feuchte Augen. Noch heute erzähle ich in jedem Schreibseminar die Geschichte von ihrem blinden Großvater, dem gütigen, weisen Mann, der sie wohl charakterlich nachhaltig geprägt hat. Eine kleine Lüge wird verziehen – und macht aus Marie eine große Verzeihende.

Als wir am Ende des Seminars gemeinsam einen Augenblick in der Küche weilten, fragte mich Marie Pörtner, ob ich bereit sei, ihren Lebensroman einmal zu lesen. Sie räumte dabei Gläser in die Spülmaschine, eine Idee, auf die kein anderer Teilnehmer gekommen war. So spürte sie auch meine Erschöpfung und das Bedürfnis nach Ruhe und Entspannung. Mit ihrer energischen Art rollte sie einmal durch alle Räume und forderte die anderen Teilnehmer*innen, die es sich zum Teil auf recht private Weise in meinen vier Wänden gemütlich gemacht hatten, freundlich aber bestimmt zum Aufbrechen auf. So eine Traum-Teilnehmerin hätte ich gern bei jedem meiner Schreibseminare!

Doch zurück zu ihrer Geschichte, die sie mir wenige Wochen

später zuschickte. Natürlich war ich dazu bereit, sie zu lesen! Mehr noch, ich bot ihr sogar an, mit ihr gemeinsam einen Tatsachenroman daraus zu machen. In dieser Geschichte sah ich sofort ein großes Potenzial. Denn der Stoff handelt von ihrem eigenen Schicksalsmoment, der ihr Leben für immer verändern sollte: einer mal eben so eingenommenen Schluckimpfung auf Anraten einer Ärztin, die auf jegliche Aufklärung verzichtete, im Vorfeld einer Afrika-Reise zum Hochzeitstag. Diese Reise fand nie statt. Denn die Protagonistin fühlte bald darauf merkwürdige Lähmungserscheinungen, die kamen und gingen wie das launische Wetter im April – und die so recht niemand ernst nehmen wollte. Aufgefangen in der Liebe ihrer Familie, aber nicht ernst genommen von den Ärzten, die sie untersuchten, fiel sie in den Monaten und Jahren darauf immer wieder in unerklärliche Erschöpfungszustände, die in wochenlange, quälende Krankenhausaufenthalte mündeten. Diagnose? Fehldiagnose. Verantwortung? Fehlanzeige. Ein Zusammenhang mit der zurückliegenden, mal eben im Vorbeigehen eingenommenen Schluckimpfung auf einem Stückchen Zucker? Nicht doch. Einbildung. Hysterische Arztfrau. Nehmen Sie sich nicht so wichtig.

Die zweifache Mutter, die sich beruflich eisern im medizinischen Bereich heraufgearbeitet hatte, selbst also nicht nur Ahnung hatte, sondern Wissen, die gemeinsam mit ihrem Mann, einem Arzt, eine der erfolgreichsten Praxen des Umfeldes aufgebaut hatte, war nun zum Dulden verurteilt. Zum Schweigen, zum Abwarten. Zum Füße-Stillhalten. Im wahrsten Sinne des Wortes.

Die ehemalige Leistungssportlerin, die Titel im Delphinschwimmen errungen hatte, die aktive Läuferin, die für den Bielefelder Hermannslauf trainiert hatte, die Tennisspielerin, die in diesen Kreisen auch ihre Freunde hatte, sollte nun einfach Ruhe geben. Und niemanden zur Verantwortung ziehen. Und sich damit abfinden. Shit happens. Die Geschichte las sich wie ein großer Schicksalsroman, ich blätterte atemlos Seite für Seite um, und mitten im Lesen wurde mir klar, dass es mich gar nicht brauchte, um dieses

Buch zu schreiben. Marie Pörtner kann das viel besser, viel authentischer, viel glaubhafter. Sie steckt drin, nicht ich.

Wäre sie ein verbitterter, gefühlsmäßig starrer Mensch, hätte ich mich wohl kaum getraut, ihr meine Einschätzung irgendwann vorzutragen. Und wie es bei zwei Menschen so ist, deren Chemie auf Anhieb stimmt: Auch sie wollte ihr Buch eigentlich selber schreiben und war wohl nur zu höflich, mein spontanes Angebot, gemeinsam einen Tatsachenroman daraus zu machen, abzulehnen. Beidseitige Erleichterung am Telefon ließ wohl ganze Felsbrocken zwischen meiner alten und neuen Heimat vom Herzen fallen und war der Lohn für das gegenseitige Vertrauen. Du kannst es, Marie, du hast ein mitreißendes Schreibtalent, verfügst über tiefes Einfühlungsvermögen, beherrschst das Handwerk, temporeich, farbenreich, lebendig zu schreiben. Fernab von jedem Selbstmitleid, wie es leider allzu oft in Einsendungen anderer Schreiberinnen hervortrieft, fernab von Verhärtung, Verbitterung oder dem Wunsch nach Rache, beschreibst du deinen Weg von der körperlich außergewöhnlich aktiven jungen Frau und fürsorglichen Mutter zu der Rollstuhlfahrerin, die heute mit aufblasbaren Reifen, das Enkelkind auf dem Schoß, über den Strand von Sylt düst.

Dich beim Lesen dabei zu begleiten, zieht einen nicht herunter, wie es mir oft beim Lesen ähnlicher Schicksale geht. Nein, es richtet einen auf. Wie du in den dunkelsten Momenten deine innere Stärke abrufst und findest, wie du mit Gottvertrauen und Dankbarkeit die inneren Quellen des Glücks findest, wenn du, im Krankenhaus liegend, im Fernsehen noch schlimmere Schicksale erfährst. Wie du getragen wirst von der Liebe deiner Familie. Das alles gibt einem beim Lesen unheimlich viel Kraft und Mut. An deiner Seite immer dein Mann, den ich inzwischen auch kennenlernen durfte.

Marie Pörtner verfällt nicht in Lethargie. Nachdem der Rollstuhl ihr ständiger Begleiter geworden ist und ihre Töchter kurz vor dem Abitur stehen, beschließt sie, trotz immer wieder auftretender Konzentrationsstörungen und dem mittlerweile durch Corona-Spätfolgen bekannten Fatigue-Syndrom, auf der Abendschule ihr Abitur nachzuholen. Jahrelang sitzt die damals knapp Fünfzigjährige zwischen jungen Leuten und büffelt gemeinsam mit ihnen dem kostbaren Ziel entgegen. Macht ihnen Mut, motiviert sie, wird die Mutterfigur der Klasse. Das Abitur schließlich in der Tasche, studiert sie nichts Geringeres als Jura und erlangt nach bestandenem Zweiten Staatsexamen die Befähigung zum Richteramt. Sie könnte urteilen. Verurteilen. Macht ausüben. Doch das tut sie nicht. Nicht Marie Pörtner.

Und da schließt sich der Kreis zu den ersten zehn Seiten, die ich damals im Auto auf der Rückbank von ihr gelesen habe: Sie verurteilt nicht, sie bestraft nicht, sie richtet nicht. Nein, sie kümmert sich um Bedürftige, geistig retardierte oder verwahrloste Menschen, die ihre eigenen Angelegenheiten nicht mehr regeln können. Sie vertritt diese Menschen vor Behörden und Gerichten, sie kämpft für deren Menschenwürde, und manchmal nimmt sie die Mutterstelle für sie an. Sie hat so viel Energie und Kraft in sich. Nicht nur für sich selbst. Sondern für andere.

Marie Pörtner hat ein so großes Herz, dass man beim Lesen ihres Buches nur Wärme empfindet. Wärme, Dankbarkeit und die Gewissheit: Alles ist zu schaffen. Wenn man nur liebt und geliebt wird. Wenn man an das Gute im Menschen glaubt. Und an die eigene innere Kraft, die ganz tief in einem leuchtet, auch wenn man sie manchmal nicht sieht.

Von daher ist dieses Buch, diese Lebensgeschichte von Marie Pörtner, nicht nur spannend und mitreißend von der ersten bis zur letzten Seite. Es ist auch ein Mutmacher und ein Wegweiser für alle, die glauben, vom Schicksal benachteiligt zu sein. Es reicht einem die Hand, wenn man denkt, in ein tiefes Loch gefallen zu sein. Es zeigt einem die Spur nach dem Weg zurück ins Licht, ins Gottvertrauen, in die Liebe zu den Menschen, mit all ihren Schwächen. Und es lehrt einen zu verzeihen. Die Gegebenheiten hinzunehmen, die man nicht ändern kann. Zu kämpfen, worum es sich zu kämpfen lohnt. Und was war noch mal mit der Weisheit, das eine vom anderen zu unterscheiden? Marie hat sie, die Weisheit. Und gibt sie weiter.

Ein Wort noch zur Brisanz des Themas, das uns allen wohl unter den Nägeln brennt. Wenn nicht jetzt, wann denn dann wäre wohl ein kritischer Blick hinter die Impfdebatten und deren Konsequenzen von höchster Aktualität? Marie ist ebenso wenig Impfgegnerin wie ich. Wir sind dreimal gegen Corona geimpft. Aber dennoch und gerade deswegen gehört dieser Lebensroman in diese Zeit. Mutig, konsequent und als Grundlage für spannende Debatten.

„Aus dem Schatten getreten“ ist ein großartiges Buch, das ich nur von Herzen empfehlen kann.

Hera Lind

**„Bei Impfschäden kommt bei der Frage,
wem das Opfer des Geschädigten zugutegekommen ist,
ein anderer als der Staat (Land) als Träger der allgemeinen
Gesundheitsfürsorge nicht in Betracht.“**

BGH, Urteil vom 19.02.1953 (BGHZ 9, 83)
Zum Aufopferungsgedanken eines Impfgeschädigten

18. November 1994

„Genauso machen wir das!“

Letzten Endes geht es nur um ein kleines Stückchen Würfelzucker mit diesem leicht bitter schmeckenden Impfstoff, schießt es mir durch den Kopf. Daran kann ich mich aus meiner Kindheit noch gut erinnern. Damals hieß es: Schluckimpfung ist süß, Kinderlähmung ist grausam!

Die Ärztin hat mich erwartungsvoll angesehen, jetzt nickt sie zustimmend, dabei wippen ihre roten Locken über dem weißen Kittel; das grelle Praxislicht lässt den Kontrast stark hervortreten. Sie dreht sich auf dem Absatz um und kommt kurze Zeit später zurück, dabei quietschen ihre Gummisohlen auf dem Laminat. In ihrer Hand hält sie einen kleinen Teller, darauf ein weißes Stückchen Würfelzucker mit einer Flüssigkeit. Ich nehme das bittersüße Stückchen in die Hand, stecke es in den Mund und schlucke es hinunter. Nichts weist darauf hin, dass mein Leben von heute an auf dem Kopf stehen wird.

Kurz zuvor habe ich mit ihr über unsere Idee einer Reise nach Südafrika gesprochen. Hanns, mein Mann, und ich versuchen zum zweiten Mal, unsere Hochzeitsreise nachzuholen, obwohl wir schon über zehn Jahre verheiratet sind. Bisher hat es nie funktioniert, aber jetzt wollen wir eine Safari durch den Krüger-Nationalpark machen und ein paar Tage Rundreise in Südafrika dranhängen. „Dort gibt es nach wie vor Kinderlähmung, und das Robert-Koch-Institut empfiehlt dringend eine Impfung vor Reisen nach Südafrika“, hat mich die junge Ärztin informiert und dann vorgeschlagen: „Ich habe den Impfstoff da und kann Sie sofort impfen, dann haben Sie das schon mal aus dem Kopf.“ Mir erscheint das nur sinnvoll. An der Rezeption erhalte ich meinen Impfpass und verlasse die Praxis in dem Bewusstsein, alles richtig gemacht zu haben. Draußen empfängt mich regnerische Kühle, alles ist grau in grau. Ich setze mich in mein Auto und fahre zurück zu meinem Mann und unseren beiden Töchtern. Dann decke ich den Abendbrottisch und habe die Impfung schon vergessen.

20. November 1994

„Wo bleibst du denn?“

Hanns Stimme dringt wie durch Watte an mein Ohr. Ich stehe vor dem Affengehege im Allwetterzoo in Münster und drehe mich um. Mein Mann und unsere beiden Töchter, Hannah und Sarah, sind schon weitergegangen und warten nun ungeduldig auf mich. Sarah ist vor wenigen Tagen zehn Jahre alt geworden und Hannah wird bald neun. Sie sind in ihrer Begeisterung für all die Tiere nicht zu bremsen. Die Affen habe ich gar nicht wahrgenommen. Ich bin vollkommen abgelenkt und laufe mechanisch hinter meiner Familie her. Eiskalte Angst hat mich erfasst. Irgendetwas stimmt nicht mit mir! Mein ganzer Körper fühlt sich an, als stünde ich bis zur Brust in einem riesigen Ameisenhaufen. Wie in Wellen kribbelt es auf und ab und auf und ab. Unter den Füßen habe ich ein Gefühl, als liefe ich auf Mäusespeck, jener Süßigkeit, die ich als Kind so sehr geliebt hatte. Mir fehlt die Bodenhaftung, und mein Gang ist unsicher. Das fällt auch meinem Mann jetzt auf.

„Was ist mit dir? Du siehst aus wie Käse, Milch und Spucke!“ Besorgt kommt Hanns mir entgegen. Mühsam halte ich die Tränen zurück. Unheimlich ist das alles. Mein Mann ist Arzt; wir waren schon während seines Studiums zusammen, und ich selbst bin ausgebildete Zahnmedizinische Fachhelferin. Dieses so erlangte medizinische Halbwissen jagt mir jetzt die verrücktesten Diagnose-Ideen durch den Kopf. „Ich weiß es nicht“, stammele ich und fühle dabei wieder tief in mich hinein. Als Sportlerin kenne ich meinen Körper gut. Hanns und ich spielen Tennis, die Kinder neuerdings auch. Wir fahren Fahrrad, Ski und Inliner, ich jogge und außerdem schwimme ich jeden zweiten Morgen tausend Meter im neu gebauten Hallenbad in unserer Stadt. Im Urlaub segeln wir, sehr zum Leidwesen unserer Mädchen, die sich auf dem Boot immer so beengt fühlen und lieber auf dem Reiterhof wären. Jetzt aber habe ich den Eindruck, als würde nicht Blut, sondern Quecksilber in meinen Beinen fließen, so schwer sind sie. Das Gehen erfordert vollen Einsatz von mir und verlangt mir von Schritt zu Schritt mehr ab. Schweißtropfen stehen auf meiner Stirn. „Mädels, wir fahren nach Hause. Mutzel geht es nicht gut." Am Abend bekomme ich Durchfall.

24. November 1994

„Bin ich erleichtert!"

Ich strahle den Neurologen an, der mir gerade versichert hat, dass ich mir keine Sorgen machen solle. „Das kommt schon mal vor, da können Überarbeitung oder auch zu wenig Schlaf die Auslöser sein. Sie haben einiges um die Ohren, treten Sie ein paar Tage ein bisschen kürzer, dann ist alles wieder in Ordnung."

Diesen Satz vom Mann im weißen Kittel im Ohr hüpfe ich beschwingt die Treppenstufen hinunter. Er hat recht, schon jetzt ist alles wieder gut. Der Mäusespeck ist verschwunden, und meine Beine haben Kraft wie eh und je. Ich habe mir das alles vielleicht auch nur eingebildet. Und meine Frage, ob es vielleicht einen Zusammenhang mit der Impfung geben kann, hat er lächelnd zurückgewiesen. Doch der Instinkt meines Mannes traut dem Frieden nicht. Er nimmt mir Blut ab und veranlasst eine Stuhluntersuchung. Auf der Überweisung an die Labormediziner steht:

„Verdacht auf Impfkrankheit".

Die kurze Zeit später eintreffenden Ergebnisse sagen, dass die Antikörpertests unauffällig positiv seien. Die Impfung hat also ihren Dienst getan und mir die gewünschten Antikörper beschert. Aber was stimmte dann nicht?

12. Dezember 1994

„Marie, was ist denn los mit dir? Du läufst wie eine bleierne Ente."

Meine Tennispartnerin schaut enttäuscht, wieder habe ich einen Ball verfehlt, weil ich zu langsam war. Bleierne Ente, gutes Stichwort, genauso fühle ich mich. Ich zucke mit den Schultern und schaue sie entschuldigend an. Da kommt ein Lob, ich peile ihn an, laufe rückwärts, stolpere und falle hin. Als ich aufstehen will, versagen mir die Beine. Alarmiert bitte ich Elke mir aufzuhelfen. Es geht nur sehr mühsam. Das Mäusespeck-Wattegefühl unter den Füßen ist verstärkt zu spüren, genauso wie die Ameisenvölker, die meinen Körper bis hinauf zur Brust erobern. Dabei zieht eine brennende Wärme in Wellen über meinen Körper. Gleichzeitig fröstele ich stark, merke, wie die Angst erneut von mir Besitz ergreift.

Zuhause rufe ich Hanns an, der mich bittet, mich sofort im Krankenhaus bei Prof. Heller vorzustellen. Er werde den Kollegen, den Chefarzt der Neurologischen Klinik in unserem heimischen Krankenhaus, anrufen und mich ankündigen. Herr Prof. Heller hat tatsächlich Zeit für mich. Er untersucht mich und überprüft die elektrischen Antworten schnell leitender sensibler Nervenfasern. Dann muss ich in einen Bildschirm schauen. Dort ist die Kontrastumkehr eines Schachbrettmusters mit einem Fixierpunkt zu sehen. Es ist ziemlich anstrengend, auf das schnell wechselnde

Bild zu schauen, dafür werde ich aber mit aufmunternden Worten entlassen: „Ich kann beim besten Willen nichts finden. Sie sind bestimmt überarbeitet, ruhen Sie sich ein wenig aus, das wird schon." Hanns ist ganz und gar nicht beruhigt und ich auch nicht, aber was können wir schon tun?

18. Januar 1995

„Was ist denn schon wieder?"

Die Krankenschwester wirkt ungehalten. Ich habe vor einer Stunde zuletzt geklingelt und um ein Schmerzmittel gebeten. „Wir können Ihnen nicht bei jedem kleinen Wehwehchen ein Schmerzmittel geben", ist ihre harsche Ansage gewesen. Aber jetzt droht mein Kopf zu zerspringen, und Übelkeit steigt in mir hoch. In diesem Moment übergebe ich mich, und auf einmal nimmt sie mich ernst. „Ich rufe die Ärztin", – und weg ist sie.

Am Mittag hat mein Mann mich in die Klinik gebracht. Ich habe mich nicht mehr auf den Beinen halten können, und auch das Kribbeln war wieder aufgetreten. Dazu kam eine bleierne Müdigkeit, die mich schon seit Wochen in ihrem eisernen Griff hält. In der Neurologie hat man schnell reagiert. Lumbalpunktion und MRT des Kopfes stehen an. Man sagt es mir nicht ausdrücklich, aber ich weiß es auch so: Es könnte sich um eine MS, eine Multiple Sklerose, handeln. Zunächst ist aber alles glattgegangen, obwohl ich vor der Entnahme der Nervenwasserprobe aus meinem Rückenmarkskanal eine Höllenangst hatte. Es war nicht so schlimm wie erwartet, hat lediglich etwas gebrannt. Trotzdem hat die Vorstellung, diese doch sehr lange Nadel in meinem Rücken zu wissen, mich nicht vor Begeisterung überschäumen lassen. Sofort nach der Liquorentnahme sollte ich dann aufstehen, und in dem Moment ist ein vermeintlicher Sprengsatz in meinem Kopf explodiert.

Jetzt liege ich also in diesem Krankenhausbett und warte, dass die Ärztin mich von dieser Qual erlöst. Genau das macht die Dame im weißen Kittel, als sie zu mir kommt: Sie hängt mir einen Tropf mit schmerzlindernden Medikamenten an und gibt mir etwas zum Schlafen. Dennoch dauert es eine ganze Woche, bis ich aufstehen kann, ohne sofort diesen hämmernden Vernichtungskopfschmerz auszulösen. Dafür werde ich mit einer guten Nachricht entlassen: „Frau Pörtner, Sie sind gesund! Der Liquor war negativ, das MRT ohne Befund, und auch die Elektrophysiologie ist unauffällig."

„Und kann die Impfung im November damit zu tun haben?" Der Chefarzt lächelt: „Sicher nicht, so etwas in der Form hat es noch nie im Zusammenhang mit einer Schluckimpfung gegeben." Wieder einmal bin ich erleichtert, frage mich aber doch heimlich, was mit mir nicht stimmt. Eine innere Unruhe hat mich ergriffen, die mich noch lange, sehr lange begleiten wird. Ich weiß aus eigener Erfahrung, wie es sich anfühlt, wenn das Leben anfängt zu zerbröckeln und alles droht, in sich zusammenzustürzen. Die geplante Reise nach Südafrika stornieren wir.

23. Februar 1968

„Warte nicht auf mich! Ich komme nicht mehr wieder, Bill",

ist auf der Einkaufsrolle in der Handschrift meines Vaters zu lesen, die in unserer Küche neben der Tür hängt. Ich komme gerade aus der Schule, wo ich die 7. Klasse auf dem Nelly-Sachs-Gymnasium in Neuss besuche. Nach der sechsten Stunde war Schulschluss, und ich freue mich auf das Wochenende. Im Haus ist es totenstill. Meine älteren Geschwister wohnen nicht mehr zuhause; Friederike, zehn Jahre älter als ich, studiert inzwischen Humanmedizin in Köln, und Peter, das Sandwichkind, acht Jahre älter als ich, hat im vergangenen Sommer sein Abitur gemacht und ist seitdem zum Dienst bei der Bundeswehr eingezogen worden. Ich bin das Nesthäkchen und auf die Welt gekommen, als schon niemand mehr mit mir gerechnet hatte. Nun sind die Großen schon ausgezogen, und nur meine Patentante wohnt mit meinen Eltern und mir noch im Haus. Sie ist alleinstehend und eine Schulfreundin meiner Mutti. Seit ich denken kann, gehört sie zur Familie und lebt bei uns. Tante OO, wie ich sie nenne, ist Lehrerin und kehrt in aller Regel gegen vierzehn Uhr vom Unterricht zurück.

Als auf mein Rufen keine Antwort kommt, laufe ich verständnislos durch das Haus und suche nach meiner Mutti. Ich finde sie in ihrem Bett. Sie scheint bewusstlos zu sein, reagiert nicht auf mein Rufen und Schreien. Ich schüttele sie, auf dem Nachtschränkchen liegen viele leere Tablettenpäckchen, daneben steht ein fast völlig geleertes Glas Wasser. Angst steigt in mir auf, umklammert mein Herz und mein Denken. Trotz meiner zwölf Jahre bin ich noch sehr kindlich. Platt wie ein Brett, dürr wie eine Bohnenstange, trage ich noch immer lange, zu zwei Zöpfen geflochtene Haare. Anders lassen sich meine braunen Locken nicht bändigen. Ich bin nicht aufgeklärt und in vielen Dingen sehr unerfahren, aber dass hier was nicht stimmt, ist mir sofort klar. Mein Herz rast, Panik steigt in mir auf; was zum Himmel soll ich jetzt tun? Zum Glück kommt gerade meine Patentante nach Hause. Ich höre den Schlüssel in der Tür und schreie aus Leibeskräften nach ihr. Sie nimmt mich kurz tröstend in den Arm, schiebt mich dann aber zur Seite und schaut nach meiner Mutter. Was dann folgt, verschwimmt im Nebel. Irgendwann wird meine Mutter auf einer Liege aus dem Haus getragen und mir ist klar, dass meine Welt, so brüchig sie bis hierhin auch schon gewesen sein mag, jetzt für immer zerbricht.

Brüchig war meine Welt, weil meine Eltern ständig stritten, Mutti mit verheulten Augen durch die Welt lief, und Papi später nur noch selten zu Hause war. Und irgendwie hatte ich immer das Gefühl, Schuld zu haben. Schuld an den Tränen meiner Mutter, der Wut meines Vaters, den lauten Worten, den Türen, die geknallt wurden, einfach an allem.

Zwei Wochen später fahre ich mit meinem Bruder Peter nach Oberursel. Mutti ist in einem Sanatorium zur Kur, so hat man es mir jedenfalls gesagt. Dass es sich um eine psychiatrische Einrichtung handelt, verstehe ich erst viele Jahre später. Sie ist direkt aus dem Krankenhaus dorthin gebracht worden, war gar nicht mehr zuhause. Wir besuchen sie in den nächsten Wochen noch häufiger. Die gemeinsamen Fahrten mit Peter sind ein Lichtblick für mich. Wir hören „San Francisco" im Radio oder von der Kassette, und ich genieße die Zeit mit meinem Bruder, die ausschließlich mir gehört. Dabei fühle ich mich sehr erwachsen, denn zuhause bin ich nun allein und muss für mich selbst sorgen. Als Mutti schließlich viele Wochen später entlassen wird, habe ich sehr gemischte Gefühle. Neben der Freude, sie wieder zu Hause zu wissen, habe ich auch Angst vor ihr. Eine Urangst, sie könne auch mir etwas antun. Schließlich hat sie versucht, sich das Leben zu nehmen, und in meinem Kopf entsteht der Gedanke, dass Selbstmord, wie es damals noch heißt, nicht weit von Mord entfernt ist. Natürlich weiß ich in meiner noch sehr kindlichen Welt nichts von erweitertem Selbstmord, aber viele Jahre später wird mir ein Therapeut bestätigen, dass diese Idee gar nicht so ganz falsch gewesen sein könne. Mein Zimmer schließe ich nachts ab, wenn ich schlafe. Ich habe unruhige Träume, falle oft ins Endlose und wache weinend auf.

5. November 1968

„Gülich, du kommst ja auch aus so einer kaputten Familie, was soll man da schon erwarten?"

So klingt mein neuer Alltag in der Schule. In den späten Sechzigerjahren sind Trennung und gar Scheidung noch ein großer Makel, geradezu unanständig, und das bekomme ich nun zu spüren. Die Lehrer haben mich auf dem „Kieker", seitdem bekannt geworden ist, dass mein Vater uns verlassen hat. Mit solchen Sprüchen zerstören sie nachhaltig das kleine bisschen Selbstwertgefühl, das mir noch geblieben ist. Die Suizidversuche meiner Mutti kommen inzwischen gehäuft vor. Immer sind es Tabletten, und immer bin ich es, die sie findet. Meine Patentante ist vor einigen Monaten nach Barcelona gezogen, sie ist aus den Sommerferien einfach nicht zurückgekommen. Tante OO hat dort während eines Urlaubs vor einigen Jahren einen Spanier kennengelernt und ihn nun geheiratet. Ich bin mit meiner Mutter allein im Haus, ein Schlüsselkind. Mein Vater lebt weiterhin in Hamburg, trotzdem verweigert Mutti ihm die Scheidung.

Oft gehe ich hungrig ins Bett. Mutti wahrt nach Möglichkeit den äußeren Schein, geht zur Arbeit und pumpt sich danach mit Tabletten voll. Sie wäscht sich kaum noch, das Haus ist dreckig, ich traue mich nicht, die wenigen verbliebenen Freunde mit nach Hause zu bringen. Häufig ist der Kühlschrank leer. Den Kontakt zu meinem Vater hat sie mir verboten. Sie erzählt mir, dass er ein Verbrecher sei und im Gefängnis gesessen habe. Auch Rieke, meine ältere Schwester, bezieht sie in das Kontaktverbot ein. Rieke hat sich auf die Seite meines Vaters geschlagen, wohl auch, weil ihr Mann Lukas ein gestörtes Verhältnis zu meiner Mutti hat. Die beiden sind wie Katz und Maus. Zu Riekes Hochzeit darf ich nicht fahren. Mutti beauftragt sogar einen Detektiv, der mir nachschleicht und kontrolliert, ob ich gegen die Verbote verstoße. Ich hätte es damals nicht ausdrücken können, aber ich fühle mich im Stich gelassen, nicht geliebt und lerne, mich irgendwie durchzuschlagen. Gleichzeitig gebe ich mir die Schuld für die ganze Misere. Tief in meinem Inneren frage ich mich aber auch, wieso mein Papi es übers Herz bringt, mich hier zurückzulassen. Und warum Rieke so sorgenfrei in Köln studieren und mich einfach aus ihrem Leben streichen kann.

7. März 1972

„Jetzt ist endgültig Schluss, ich habe dich heute vom Schwimmverein abgemeldet.“

Fassungslos stehe ich vor meiner Mutter. Der Schwimmverein ist mein einziger Halt. Eine Mitschülerin hat mich vor ein paar Jahren dorthin mitgenommen. Sie schwimmt in der Wettkampfmannschaft, und ihre Begeisterung hat mich damals angesteckt. Ich schwimme mir allen Kummer von der Seele. Im Wasser fühle ich mich frei und froh wie ein Fisch. Offenbar mache ich das recht ordentlich und darf sehr schnell auch in die Wettkampfmannschaft aufsteigen.

Meine erste Lage ist Delphin, und ich bekomme hier endlich die Anerkennung, nach der ich mich so sehr verzehre. Jeden Abend, außer an den Sonntagen, verbringe ich im Schwimmbad. Endlose Bahnen ziehe ich durch das Becken, immer im Kampf mit mir selbst und gegen meine eigene bisher erbrachte Leistung. Die Vereinskameraden sehen keine Versagerin in mir, im Gegenteil: Sie spornen mich an und feiern jeden noch so kleinen Erfolg mit mir. Hier bin ich eine von ihnen; Schule, Familie – all das bleibt draußen vor der Tür.

Meine Familie interessiert das nicht. Sport hat für meine Mutter ohnehin keine Daseinsberechtigung. Sie hat sich nie in irgendeiner Form sportlich betätigt. Auch Peter geht jede Sportbegeisterung ab, und so finde ich kein Gehör, wenn ich voller Freude von meinen kleinen Erfolgen erzählen möchte. Als Einzige aus der Wettkampfmannschaft trage ich keinen Vereinsbadeanzug, und wieder steigt das Gefühl von Ausgrenzung in mir auf. Es dauert Monate, bis ich Mutti überzeugen kann, mir den begehrten schwarzen Badeanzug mit den rot, weiß, grünen Streifen an der Seite zu kaufen, weil ich bei einem Wettkampf nur im Vereinsanzug starten darf.

Nun stehen im Sommer die Westdeutschen Meisterschaften vor der Tür, und meine Mutter hat mich wegen einer Fünf in Englisch vom Verein abgemeldet. Alle Bitten meines Trainers bleiben ungehört, und ich falle nun endgültig in ein Loch. Ich hatte meinen Platz aus dem Vorjahr verteidigen wollen und hart dafür trainiert. Meine Wut und Enttäuschung sind grenzenlos, aber mit meinen sechzehn Jahren bin ich der Entscheidung meiner Mutter ausgeliefert.

Statt mich an den Schreibtisch zu setzen und zu lernen, wie meine Mutter sich das wohl erhofft hat, ziehe ich schon morgens während der Unterrichtszeit um die Häuser, schwänze den Schulunterricht, komme in Kontakt mit Drogen und probiere Verschiedenes aus. Abends treibe ich mich in Kneipen rum, trinke zu viel Alkohol und nehme innerhalb kürzester Zeit über zwanzig Kilo zu. Meine Leistungen in der Schule sind katastrophal, und ich muss die Schule nach der Untersekunda ohne den Abschluss der zehnten Klasse verlassen. Mein Zeugnis ist grauenhaft. Überwiegend mangelhaft und ungenügend, Sport, Religion und Musik allerdings gut. Völlig orientierungslos und alleingelassen schließe ich mich einer Bekannten an, die sich für eine Ausbildung zur Kinderpflegerin angemeldet hat. Hier treffe ich auf eine wundervolle Klassenlehrerin, die meine Not sofort begreift und mich fördert, lobt und motiviert. Nach wenigen Wochen gehöre ich bereits zu den guten Schülerinnen und schließe nach zwei Jahren mit sehr guten Ergebnissen ab.

Zuhause hat sich nichts verändert. Meine Mutti ist inzwischen von der Freien Evangelischen Gemeinde verstoßen worden. Anders kann ich es nicht nennen. Man hat sie einfach aus der Gemeinschaft ausgeschlossen. Die sogenannten Christen haben sie fallen lassen. Sie ist jetzt eine verlassene Frau, hat kaum mehr Freunde, verwahrlost immer mehr. Mutti scheint jeden Halt verloren zu haben. Das ganze Haus riecht muffig. Mutti wäscht sich kaum noch und wenn, dann benutzt sie nur das Waschbecken, lässt Wasser ein und taucht einen Waschlappen in die Seifenlauge. Wochenlang immer denselben. Das Wasser lässt sie ab, das Waschbecken wird nicht gereinigt, und so bildet sich eine dicke Seifenlaugen-Schmutzschicht, die einen derart penetranten Geruch abgibt, dass mir übel wird, wenn ich das Bad betrete. Wenn ich duschen will, weil ich das ja vom Schwimmen gewöhnt bin, beschimpft sie mich als Flittchen. Warum ich denn duschen wolle, das könne doch nur mit Männern zusammenhängen, und die seien das Schlimmste auf der Welt. Mein Männerbild ist zu dieser Zeit ohnehin schon gefestigt: Wesen ohne wahrhafte Gefühle, die Frauen nur zum Zeitvertreib und Kinderkriegen benutzen und sie dann mit Sicherheit irgendwann verlassen werden.

In den Fächern im Kühlschrank, in denen normalerweise die Eier aufbewahrt werden, haben sich einige Maden heimisch eingerichtet. Die dicken weißen Würmer sind einfach ekelerregend. Unsere Küche ist mit einer dicken Fettschicht überzogen, und überall im Haus kleben die Fußböden oder liegen dicke Wollmäuse auf den Teppichen. Eigentlich bin ich alt genug, um selbst für Sauberkeit zu sorgen, aber mich hat eine Lethargie erfasst, die mich immer weiter in mein Schneckenhaus zurücktreibt. Planlos dümple ich durch mein Leben, ohne Ziel, ohne Hoffnung, ohne Leitung.

15. Juli 1975

„Marie Gülich ist geeignet für den Besuch der Jahrgangsstufe 11 der gymnasialen Oberstufe.“

Ich halte mein Zeugnis der Mittleren Reife in der Hand und habe zum ersten Mal seit langem wieder ein Gefühl von Zukunft. Zu verdanken habe ich das meiner wundervollen Klassenlehrerin in der Kinderpflege-Ausbildung. Es ist ihr Plan, mich auf die

Fachoberschule zu schicken, um die Mittlere Reife nachzuholen. Nur zögernd nehme ich den Vorschlag an, mein Selbstwertgefühl ist früh zerstört worden – ich traue mir nur sehr wenig zu.

Aber das Jahr in der zehnten Klasse geht schnell vorbei, und nun halte ich das Zeugnis mit einem Qualifikationsvermerk in der Hand. Ich bin tatsächlich geeignet für den Besuch der Jahrgangsstufe II der Gymnasialen Oberschule. Dies zu erreichen war nicht schwer für mich. Obwohl meine Leistungen auf dem Gymnasium durchweg als ungenügend bewertet worden sind, ist doch vieles hängen geblieben. Ich bin sehr sicher in deutscher Grammatik, bestimmt auch durch den auf dem Gymnasium erhaltenen Lateinunterricht. Die Logik der Mathematik ist für mich kein Rätsel, mir fällt es leicht, Aufgaben zu verstehen und zu lösen. Dass mir im Deutschen vieles leicht fällt, verdanke ich aber mit Sicherheit auch meiner Tante OO, die mich von klein auf gelehrt hat, richtig zu sprechen und mich früh für das Lesen von Büchern begeistert hat. Daher war ich gegenüber den meisten meiner Klassenkameraden im Vorteil und konnte ohne große Anstrengung hier recht gute Noten erzielen.

Jetzt möchte ich zurück auf das Gymnasium. Ich will mein Abitur machen und Zahnmedizin studieren, wie mein Onkel, der in Eidinghausen seine Praxis führt und schon früh in mir die Begeisterung für seinen Beruf geweckt hat. Ich mochte den Geruch in der Zahnarztpraxis, was kaum einer verstehen konnte. So oft wie möglich habe ich mich dort aufgehalten, wenn wir in Vlotho bei den Großeltern Urlaub machten.

18. Juli 1975

„Ich bin in zwei Wochen beruflich in Köln. Wollen wir uns nicht treffen?“

Die Frage meines Vaters kam ganz spontan, als ich mich vor etwa einem Jahr erstmalig getraut habe, ihn anzurufen.

Natürlich wollte ich! Seit vielen Jahren sollte es das erste Mal sein, dass ich ihm persönlich begegnen würde. Wir haben uns in Köln getroffen, wo er seine Firma auf der Photokina repräsentiert hat. Er hatte sich inzwischen bei Olympus bis ins Management hochgearbeitet und war mächtig stolz auf seinen Erfolg, den er – wie er immer wieder betonte – ohne Abitur erreicht hat.

Von meinem gesparten Geld habe ich mir sogar einen Rock und einen neuen Pulli gekauft; ich wollte ihm gefallen. Das Geld hatte ich während der letzten Oster- und Sommerferien bei Teekanne am Fließband verdient, wo ich seit meinem vierzehnten Geburtstag regelmäßig während dieser beiden Ferien arbeite. Die Arbeit macht mir Spaß. Und ich lerne, dass Arbeit ein guter Tröster ist und Ablenkung schenkt.

Als ich meinen Vater im September 1974 zum ersten Mal seit Jahren wiedertreffe, erkenne ich ihn sofort. Sein markantes Gesicht, das gepflegte Aussehen, ganz anders als meine Mutter, ziehen mich an. So möchte ich auch sein: gepflegt, gebildet, eloquent, etwas darstellend. Seine Begrüßung zerstört diesen Moment der Zuneigung jedoch schneller als eine Seifenblase platzt: „Da bist du ja. Mein Gott, bist du dick geworden!“ Am übernächsten Tag bekomme ich ein Päckchen von ihm mit der Post: einen Kalorienkompass und zwei Tüten Zamek-Schlankheitssuppen. Obwohl ich tief verletzt bin, schaue ich kritisch in den Spiegel. Was ich da sehe, gefällt mir nicht, und ich beschließe, den Kampf gegen die Kilos aufzunehmen. In meinem Zimmer suche ich zwei Fotos: eins von mir vor drei Jahren, rank und schlank und sportlich. Ein anderes zeigt mein derzeitiges Kampfgewicht, ein rundes Gesicht zwischen den krausen, nicht zu bändigenden Haaren, auf der Nase die runde Nickelbrille, dicker Bauch, feiste Schenkel. Alles gekrönt von dicken Pickeln im Gesicht, die es nicht besser machen. Die Fotos klebe ich an den Kühlschrank. Innerhalb eines Jahres habe ich, mit viel Disziplin, dem Motto EVG (ein Viertel genügt) und noch mehr Sport mein altes Gewicht wieder.

Als ich nun, ein knappes Jahr später, mit meiner Bitte, erneut das Gymnasium besuchen zu dürfen, zu ihm komme, schlägt mein Papi vor: „Werde doch Zahnarzthelferin. Du bist ein Mädchen und heiratest eh, da brauchst du kein Abitur und kein Studium. Ich habe auch nicht studiert und es weit gebracht. Und im Schatten der weißen Kittel lebt es sich gut, glaub mir.“ Wieder verletzen mich seine Worte. Ich möchte nicht im Schatten leben, will selbst was auf die Beine stellen. Aber was soll ich machen? Ich bin auf seine finanzielle Unterstützung angewiesen, von BAföG habe ich noch nie gehört und Mutti, die sich für meine Geschwister und deren Ausbildungen noch stark gemacht hat, ist für mich keine Unterstützung. Für Peter hat sie noch richtig gekämpft. Peter hat bis zum Abitur zwei Klassen wiederholt, aber ihn hat sie in jeder Hinsicht unterstützt, ihm Mut gemacht, an ihn geglaubt und ihn gegenüber unserem Vater verteidigt, der bereits bei Peter der Meinung war, Abitur sei überflüssig. Nun scheint sie alle Kraft und Lebensfreude verloren zu haben, und ist nur noch ein Schatten ihrer selbst; für die kleine Tochter ist da kein Kampfgeist mehr übrig geblieben.

Papi hat eine kaufmännische Ausbildung gemacht. Mein Großvater war früh verstorben, Großmutter musste irgendwie drei Kinder alleine durchbringen. Da war an eine höhere Schulbildung oder gar ein Studium nicht zu denken. Papi hat sich also hochgekämpft und ist jetzt im Management bei der Firma Olympus in Hamburg angekommen. Fotografie war schon immer seine Leidenschaft, und da hat er es wirklich zu etwas gebracht. Immer wieder erzählt er die Geschichte, wie er nach einigen Jahren der Anstellung bei Olympus in der sechsten Etage des Gebäudes ein Büro bekam, und die Chefs ihn mit den Worten „Welcome to the sixth!“ begrüßten. Die Sechste, das war, wie er erzählte, die Chefetage. Und er gehörte jetzt dazu, er hatte es geschafft, ganz ohne Studium.

28. September 1975

„Mutti, lass uns doch mal saubermachen, ich möchte gerne ein paar Leute einladen."

„Ich habe keine Freunde, dann brauchst du auch keine", schreit Mutti mir entgegen. Weinend laufe ich auf meine Zimmer. Ich will nur noch weg. Meine Mutter fleht und droht, sich umzubringen, wenn ich gehen würde. „Dann mach es doch endlich!", schleudere ich ihr irgendwann entgegen.

Ich kann nicht mehr, muss weg hier aus der klebrigen Atmosphäre von Selbstmitleid, Dreck, Tränen und Selbstaufgabe. Alle haben mich im Stich gelassen. Haben gemeinsam das sinkende Schiff verlassen. Dummerweise bin ich als Jüngste von uns drei Geschwistern zuhause hängen geblieben, weil ich zu klein war, auf eigenen Füßen zu stehen, als unsere Familie auseinanderbrach. Aber irgendwann muss es gut sein. Ich will nur noch weg.

Also folge ich dem Rat meines Vaters und mache die Ausbildung zur Zahnarzthelferin, damit ich möglichst schnell auf eigenen Beinen stehen kann. Dr. Andreas Wölke, ein in der Praxis angestellter Assistenzarzt, erkennt mein Potenzial. In jeder Mittagspause sitzen wir zusammen, und er lehrt mich alles, was ich wissen muss, und vieles mehr. Noch während meiner Ausbildung verlässt er die Praxis und macht sich in Düsseldorf selbstständig. Mich nimmt er im April 1977 mit und macht mich, noch als Lehrling, zu seiner Ersthelferin.

Am 1. Juli 1977 bin ich ausgebildete Zahnarzthelferin, und das neue Scheidungsrecht tritt in Kraft. Mein Vater kann jetzt die Scheidung auch gegen den Willen meiner Mutter beantragen, und im September 1978 wird die Ehe meiner Eltern geschieden. Erstaunlicherweise lassen die Suizidversuche meiner Mutti nach, seit ich nach meiner Volljährigkeit ausgezogen bin.

Inzwischen ist mir klar, dass das Verhalten meiner Mutter allesamt Hilferufe waren, aber wie hätte ich Kind ihr helfen sollen? Jeder wäre besser dafür gewesen, mein Vater, meine älteren Geschwister, meine Patentante. Aber sie alle hatten sich aus dem Staub gemacht, ohne an die Konsequenzen für mich auch nur einen Gedanken zu verschwenden.

19. August 1996

„Was für ein Tag!“

Erschöpft sinke ich auf unser Sofa. Die Kinder sind im Bett, und Hanns ist zu einem dringenden Hausbesuch gerufen worden. Hannah, unser Nesthäkchen, ist seit heute auch Gymnasiastin. Sie hat diesem Tag so sehr entgegengefiebert. Wie die große Schwester besucht auch sie jetzt die weiterführende Schule und darf sich Sextanerin nennen. Ab morgen wird sie mit Sarah zusammen in Bus und Bahn zur Schule fahren und ist stolze Besitzerin einer Monatskarte der öffentlichen Verkehrsbetriebe. In der Praxis meines Mannes stauten sich die Patienten, weil wir eine Stunde später geöffnet haben, um Hannahs ersten Schultag am Gymnasium gebührend zu beginnen und sie zur Schule zu begleiten. So stolz ist sie, unsere Kleine. Am Nachmittag hat Hanns die Praxis sogar noch ein wenig eher geschlossen. Ich helfe üblicherweise mit, habe heute aber gar nicht mehr gearbeitet, sondern die Stunden mit den Mädchen und meiner Mutter verbracht. Mit frisch gebackenen Waffeln haben wir den Schulwechsel gefeiert. Am Abend hat mein Mann für alle Crêpes zubereitet, zurzeit Hannahs absolute Lieblingsspeise.

Nun ist Ruhe eingekehrt. Hanns und ich wollten noch mit einem Gläschen Champagner anstoßen, aber das Telefon klingelt genau in dem Moment, als mein Mann die Flasche öffnen will. Er wird zu einem dringenden Hausbesuch gerufen und macht sich sofort auf den Weg. Für mich sollte dieser Tag eigentlich eine Wende bringen. Hanns und ich sind uns immer einig gewesen, dass ich, wenn auch Hannah die weiterführende Schule besucht, mich um mein eigenes berufliches Weiterkommen kümmern werde. Mein Traum von einem Studium … Ich leide immer noch sehr unter meiner fehlenden schulischen Ausbildung. Meine Gedanken verlieren sich und schweifen in die Vergangenheit zurück.

14. Dezember 1979

„Ich kündige, ich habe die Nase so voll."

Eigentlich ist es längst überfällig. Das einstmals so gute Verhältnis zu Andreas Wölke, der mich gefördert und vieles gelehrt hat, mir sein Vertrauen schenkte, als er mich mit in seine Praxis genommen hat, ist ins Gegenteil umgeschlagen. Wir streiten täglich wegen Kleinigkeiten, es ist Zeit, dass ich gehe. Schon seit Langem macht sich in mir ein Gefühl der Unterforderung breit, ich möchte weiter, weiter auf meinem Weg, aus dem Schatten zu treten. Meine Kündigung trifft auf wenig Verständnis, aber ich lasse mich nicht aufhalten. Im Januar 1980 melde ich mich für eine Weiterbildung zur Zahnmedizinischen Fachhelferin an. Die Aufnahmeprüfung ist schwer, es gibt dreihundert Bewerberinnen für achtundzwanzig Plätze, aber dank Andreas` Ausbildung bin ich sehr gut vorbereitet. Der Beruf der ZMF ist noch jung, es ist in Düsseldorf erst der zweite Kurs, der angeboten wird. Nach sechsmonatiger Ausbildung im Karl-Häupl-Institut erhalte ich Mitte Dezember 1980 mein Abschlusszeugnis.

In den sechs Monaten der Fortbildung hat eine Mitschülerin bei mir Unterschlupf gefunden. Zunächst als Übergangslösung gedacht, wird daraus eine Wohn- und Lerngemeinschaft und eine schöne Freundschaft. Gemeinsam träumen wir von einem Studium der Zahnmedizin. Auch Franziska möchte nicht Helferin bleiben, sondern selbst den Bohrer in die Hand nehmen. Da wir beide finanziell nicht in der Lage sind, unseren Traum sofort zu verwirklich, verabreden wir, zu sparen und in etwa fünf Jahren loszulegen.

Franziska hält sich an die Verabredung. Sie bleibt lange ledig und hat keine Kinder. 1988 beginnt sie mit der Abendschule und Ende der Neunzigerjahre eröffnet sie, nach Schulbesuch und Studium, ihre eigene Praxis in Schwelm. 1985, nach Ablauf der angedachten fünf Jahre, ist in meinem Leben hingegen bereits Sarah geboren und Hannah unterwegs. Keine Zeit für Schule und Studium. Hanns ist Assistenzarzt, im Juli 1987 besteht er seine Facharztprüfung und eröffnet 1988 seine Praxis in Bielefeld. Wir haben es uns nicht leicht gemacht mit der Entscheidung, diesen Schritt zu wagen. Die Miete für die Räume ist hoch, und die Praxiseinrichtung ist teuer, am Ende kommt ein unvorstellbarer Betrag für einen ehemaligen Assistenzarzt und eine ZMF zusammen. Aber Hanns möchte nicht im Meer der niedergelassenen Ärzte untertauchen. Er möchte etwas Besonderes leisten. Ein Angebot seines Chefarztes, sich an der Uni Essen zu habilitieren, schlägt er wegen uns aus. Eigentlich wäre das sein Traum gewesen, aber es wäre zu familienunfreundlich und mit zu vielen Auslandsaufenthalten verbunden, wie er meint. Er liebt uns sehr.

Es ist klar, dass ich ihn bei seinem Vorhaben unterstütze. Wir mieten Räume an, stellen Personal ein und entscheiden uns für den Sprung ins kalte Wasser. Wenn es schiefgeht, haben wir ein Problem. Aber es geht nicht schief. Obwohl uns viele Steine vor die Füße geworfen werden, treffen wir auch immer wieder auf Menschen, die uns unterstützen und Türen aufstoßen. Die Praxis brummt. Ich kümmere mich um Abrechnung, Privatliquidationen, Personal, Fortbildung, Buchführung und Steuern – schließlich habe ich das gelernt. Den Röntgenschein als Zahnarzthelferin habe ich in der Tasche, den für meine neue Tätigkeit als Arzthelferin hole ich nach. Die Verantwortung für die Praxis ist groß, die Kinder noch klein, und immer schneller dreht sich das Lebenskarussell. Mein Wunsch, Zahnärztin zu werden, ist in dieser Lebensphase nicht zu verwirklichen und tritt immer weiter in den Hintergrund. Hanns aber vergisst ihn nicht. Er sieht, wie ich leide, weil ich mich unter all unseren Akademikerfreunden minderwertig fühle. Meine Schwiegermutter streut noch Öl ins Feuer: „Du weißt hoffentlich, dass du ohne Hanns nichts bist? Sein Name ist in Bielefeld bekannt, wärst du nicht seine Frau, würden die meisten dich gar nicht grüßen." Sie meint es noch nicht mal böse, es ist ihre eigene Erfahrung, die sie in ihrer Generation gemacht hat. Bei mir aber fällt es auf fruchtbaren Boden – ich weiß ja, dass ich nichts kann und nichts wert bin.

19. August 1996

„Wenn Hannah auch die Schule gewechselt hat, dann bist du dran!"

Das ist Hanns' Versprechen an mich, seitdem Sarah letztes Jahr das Gymnasium besucht. Der Schlüssel dreht sich in der Haustür, das Geräusch holt mich aus meinen Erinnerungen zurück in die Gegenwart. Unsere vier Hunde toben los. Mit lautem Gebell begrüßen sie meinen Mann. Ich habe bei meinem Ausflug in die Vergangenheit gar nicht gemerkt, wie die Zeit vorbeigehuscht ist. „Und?" Fragend steht mein Mann vor mir. „Meldest du dich jetzt an?" Ich weiß sofort, was er meint. Wir sind eng miteinander verwachsen, kennen die Gedanken des anderen und nehmen Schwingungen des Partners wahr, die anderen verborgen geblieben wären. Er baut mir die Brücke, mich jetzt aufzumachen und meine beruflichen Träume zu verwirklichen. „Ich traue es mir im Moment nicht zu!" Hanns nickt. Er weiß, dass ich nach wie vor große Angst habe, an MS erkrankt zu sein.

4. Dezember 1996

„Oh mein Gott, was passiert da gerade mit mir?"

Wie erstarrt vor Angst und Scham stehe ich an der kleinen Bar auf Cocoa, einer Insel auf den Malediven. Ich habe gerade noch zwei Gläser Wein bestellt, als sich spontan und ohne Vorwarnung – und ohne dass ich etwas dagegen tun kann – meine Blase entleert. Warm läuft mir der Urin an den Beinen hinunter und versickert zu meinem Glück im Sand. Ich streiche mit den Füßen trockenen Sand darüber, nehme den Wein und bin froh, dass ich ein langes weites Kleid trage, so dass man mir von außen nichts ansehen kann.

Hier – auf Cocoa, der winzigen Insel mit den nur acht Bungalows – haben wir ein wahrhaftiges Paradies entdeckt. Die Reise ist ein lang gehegter Traum meines Mannes, und ich habe sie ihm zu seinem 40. Geburtstag geschenkt. Man erzählte uns, Eric, der Eigentümer, habe diese Insel für den Gegenwert von fünf Kokospalmen erworben und aus regionalen Naturmaterialien die Bungalows errichtet, die minimalistisch direkt auf den Sand gebaut sind. Man trägt keine Schuhe, sondern läuft barfuß, die wenigen Gäste kennen einander innerhalb weniger Stunden, und die Welt scheint still zu stehen. Das Tauchrevier ist einzigartig, und meinem Mann zuliebe habe ich sogar meine Angst vor großen Fischen überwunden und bin mit ihm abgetaucht in die unvorstellbare Weite des Indischen Ozeans.

Nun schleppe ich mich zitternd wie Espenlaub zurück in den

Bungalow, wo ich mich mechanisch entkleide und unter die kleine Dusche stelle. Als mein Mann mich dort findet und ich ihm berichte, was geschehen ist, wird er kreidebleich. Nie werde ich diesen Gesichtsausdruck vergessen. Als Arzt ist ihm sofort klar, dass das einer gesunden jungen Frau in dieser Form nicht passiert. Es muss einen neurologischen Grund dafür geben. Aber welchen?

27. März 1997

„Mama geht es akut schlechter, bin im Krankenhaus. Komm bitte nach!“

Der Zettel mit der Nachricht steckt unter dem Scheibenwischer meines Wagens, als ich in die Tiefgarage komme. Nach Praxisschluss war ich noch kurz bei der Post und bin nun auf dem Weg nach Hause. Sofort überfallen mich die Ameisenscharen. Wie tausend Armeen laufen sie auf meinem Körper auf und ab. Unter meiner Brust zieht sich ein unsichtbarer Reifen so stark zusammen, dass ich mit aller Kraft dagegen anatmen muss. Derartige Reaktionen meines Körpers auf überraschende Ereignisse oder schlechte Nachrichten bin ich inzwischen gewöhnt. Sie gehören zu meinem Alltag, es gibt aber nach wie vor keine Diagnose, und ich versuche, die Symptome zu ignorieren. So auch heute: Ich springe ins Auto und fahre los Richtung Krankenhaus. Als ich ankomme, lächelt meine Schwiegermutter mich an. Sie greift nach meiner Hand: „Danke, du hast dich so lieb um mich gekümmert, all die letzten Jahre.“

Drei Tage zuvor habe ich sie ins Krankenhaus gebracht. Seit ich sie kenne, ist sie eine schwer kranke Frau, die sich nie etwas hat anmerken lassen. Als sie vierzig Jahre alt war, wurde ihre linke Brust amputiert, und die nachfolgende Bestrahlung hat ihre Lymphe verbrannt. Der linke Arm ist dick wie ein Elefantenrüssel, steckt in einem Kompressionsstrumpf und ist vollkommen unbeweglich. Ganz krumm ist sie wegen des großen Gewichts dieses Armes, der sie nach vorne und nach unten zieht. Eine hochgradige Osteoporose macht ihr zudem das Leben schwer. Vor einigen Jahren mussten wir sie mit einer Blutvergiftung in eine Spezialklinik in Bochum bringen, wo nur eine risikoreiche Transplantation dem offenen Strahlenulcus Einhalt gebieten konnte. Ein herausragender und mutiger Arzt hat sich an die Operation gewagt und es großartig bewerkstelligt. Wochenlang lag sie in der Klinik, nie hat sie sich beschwert.

Obwohl sie sehr spezielle Ansichten hatte, und ich nicht dem Bild ihrer Traumschwiegertochter entsprach, haben wir uns angenähert. Ich war weder gebildet noch reich, und sie hätte sich wahrhaftig eine andere Schwiegertochter gewünscht. Schön sollte sie sein, vermögend und aus gutem Haus, am liebsten von Adel, aber auf jeden Fall mit einem repräsentativen Beruf und Doktortitel. Nichts davon konnte ich vorweisen, nichts, außer, dass ich ihren Sohn aufrichtig liebte.

Im November letzten Jahres war mir ein Knoten neben ihrem Ohr aufgefallen. Es wurde ein Hodgkin-Lymphom diagnostiziert, und auch die Diagnose dieses bösartigen Tumors nahm sie klaglos hin. Erst am letzten Weihnachten habe ich einmalig diesen Satz gehört: „Ich kann nicht mehr“, und habe sofort verstanden, dass sie auch nicht mehr will. Und nun hält sie meine Hand fest. Ganz ruhig, ganz gelassen. Mein Mann hat sich über sie gebeugt und weint lautlos. Mein Schwiegervater kommt ins Zimmer und versteht nicht. Er bricht erst in der Nacht zusammen. Da ist sie bereits gestorben. Es hat nur wenige Augenblicke gedauert. Sie ist ein großes Vorbild für mich, so tapfer und kämpferisch, wie sie war. Das war allerdings nicht immer so.

8. Mai 1982

„Du bringst mein sauer verdientes Geld nicht durch, du nicht!"

Hanns' Vater ist außer sich vor Wut. Zuvor haben wir ihm erzählt, dass wir zusammenziehen wollen, was seinen Verdacht erhärtet, es könne seinem Sohn möglicherweise tatsächlich ernst mit mir sein. Hanns steht hilflos daneben; er kann sich gegen den übermächtigen Vater nicht zur Wehr setzen und erst recht nicht gegen die Mutter, die die Auffassung des Vaters teilt. Dabei ist der alte Herr selbst von seiner Familie verstoßen worden, weil seine Auserwählte nur Stenotypistin gewesen war, als er sie heiratete, und zudem evangelisch. So gar nicht standesgemäß war sie damals, und die falsche Religion hatte sie, aber er hat daraus nichts gelernt. Er nicht und die Mutter auch nicht.

Hanns und ich kennen uns schon unser ganzes Leben lang. Wir waren zusammen im Kindergarten und Nachbarskinder. Als mich mit ihrem Sohn nur eine einfache Freundschaft verband, war ich stets ein willkommener Gast. Das änderte sich schlagartig, als sich die Beziehung zwischen Hanns und mir auf eine andere Ebene verschob. Als mögliche Schwiegertochter taugte ich in ihren Augen rein gar nicht. Die Schule abgebrochen, nur eine Hilfskraft, hätte ich wohl absichtlich die Fühler nach ihrem Sohn ausgestreckt, um gut angesehen und versorgt zu sein. Außerdem hätte ich es bestimmt auf das Vermögen der Eltern abgesehen. Im Leben werde ich nicht all die Demütigungen vergessen, mit denen Hanns' Eltern mich geradezu überschüttet haben.

Die Eltern sind mit Recht stolz auf ihre Söhne Detlef und Hanns, die beide Medizin studieren. Arzt, das ist ein angesehener Beruf, man macht sich nicht die Hände schmutzig und trägt in aller Regel einen Doktortitel. Und der war ganz wichtig! Nie werde ich vergessen, wie wir bei einer gemeinsamen Fahrt nach Holland an der Grenze die Ausweise vorzeigen mussten. Mein Schwiegervater als Fahrer sammelte alle Pässe ein – und stellte erbost fest, dass Detlef noch seinen alten Ausweis benutzte, auf dem der frisch erworbene Doktortitel natürlich noch nicht vermerkt war. „Warum steht denn dein Titel nicht im Ausweis?“, wandte er sich an Detlef. „Das ist unglaubliche Schlamperei. Wenn ihr beide dann mal zusammen in einem Hotel anreist, wird es heißen: Guten Tag, Herr Dr. Pörtner und Sie, Herr Pörtner, können schon mal die Koffer Ihres Bruders tragen!“ Wir haben oft über diese kleine Geschichte gelacht. Allerdings immer ohne den Vater. Er hat es damals bitterernst gemeint. Bei dem, was die Nachbarn denken könnten, versteht er keinen Spaß, und Außenwirkung ist so wichtig wie kaum etwas anderes.

Irgendwie haben Hanns und ich alle Versuche seiner Eltern, uns zu trennen, durchgestanden, obwohl es für meinen Mann oft nicht einfach war. Erst als Detlef, Hanns‘ Bruder, mit Erika in der Familie auftaucht, wurde es besser für mich. Zuvor war Detlef lange Jahre mit Sabine zusammen, die beiden waren sogar verlobt. Sabine kam aus gutem Haus, war sehr gut erzogen, hübsch, adrett und bescheiden. Sie hatte Geschichte studiert und sogar promoviert. Und nun kommt Detlef also mit Erika. Die Verlobung mit Sabine war kurz vorher geplatzt. Erika ist Krankenschwester, genau gesagt Kinderkrankenschwester, die beiden haben sich in der Klinik kennengelernt. Natürlich ist sie nur Krankenschwester geworden, um einen Arzt zu finden, der sie heiratet, das ist den Eltern von Detlef und Hanns sofort klar. Und, als würde das nicht reichen, ist sie auch noch verheiratet und hat einen Sohn. Den kleinen Stefan lässt sie zurück bei ihrem Mann, als sie Detlef kennenlernt, und das bringt das Fass zum Überlaufen. „Wie kannst du etwas an einer Frau finden, dic ihr Kind im Stich lässt?“

Meine Schwiegereltern sind fassungslos. Dann doch lieber die Zahnarzthelferin, die zwar auch nix darstellt, aber wenigsten keinen Mann und kein Kind hat. So rücke ich auf der Liste der ungeliebten Freundinnen der Söhne auf Platz zwei.

15. April 1999

„War das ein schöner Abend!“

Die Gesänge der Singzikaden erfüllen die Luft. Lauer Wind ist auf meiner Haut zu spüren. Ich hocke am Rand einer Wiese, gemeinsam mit Hanns, Johanna und Frank, unseren Freunden. Neben mir liegt Pongi, einer unserer vier Hunde. Auf dem Rückweg von der Taverne zu unserem Campingplatz haben wir noch eine kleine Pause eingelegt und uns an den Waldrand gesetzt. Unsere Reise geht zu Ende, und wir genießen die letzten Augenblicke. Rund um die Iberische Halbinsel hat uns unser Weg geführt. Wir haben zwei Wohnmobile gemietet und wunderschöne Orte gesehen, Strände und Felsenküsten, Altstädte und Kirchen, haben in großartigen Restaurants gegessen und in den spanischen Tavernen gerne dem guten Wein zugesprochen.

So sitze ich nun also mit meinen Reisegefährten am Rande eines Wäldchens in der Nähe von Marbella, voll des guten spanischen Weines und der Vorfreude auf zuhause und unsere Töchter. Meine Mutter passt während unserer Auszeit auf die beiden und unseren kleinen Haustier-Zoo auf und versorgt alle auf ihre liebevolle Weise. Mutti hat sich in den letzten Jahren stabilisiert und ist immer für uns da, wenn wir sie brauchen. Sie hat sich ins Leben zurückgekämpft und ist eine wunderbare Oma für unsere beiden Töchter. Wir haben keine Bedenken, die beiden in ihrer Obhut zu lassen.

Als ich nun aufstehen will, versagen mir die Beine den Dienst. Sofort ist die Angst zurück. Eigentlich hat sie mich seit der Impfung im November 1994 nie mehr verlassen. Die jeweiligen Ereignisse erwischen mich eiskalt und brutal ohne Vorankündigung, genau wie jetzt. Immer wieder werde ich erinnert, dass irgendwas in meinem Körper passiert. Mal kann ich zehn Kilometer joggen, ohne Pause zu machen, dann wieder komme ich kaum bis zum Gartentörchen. Meine Tennispartnerinnen haben schon den Verdacht geäußert, ich könne hin und wieder ein Schnäpschen getrunken haben, wenn mir mitten im Spiel die Beine schwach werden. Durchschlafen kann ich schon lange nicht mehr. Im Zweistundentakt wache ich auf und liege grübelnd im Bett. Und dann ist da das Problem mit meiner Blase. Immer mal wieder lässt sie mich im Stich und entleert sich ein bisschen, ohne dass ich was dagegen tun könnte. Ich trage dicke Vorlagen und gehe ständig zur Toilette, um vorzubeugen.

„Ich komme nicht hoch", platzt es nun aus mir heraus, und hilfesuchend schaue ich Hanns an. Er ist sofort an meiner Seite. Das zeigt mir, wie alarmiert auch er die ganze Zeit ist. Wir reden nicht ständig darüber, aber er bekommt schon mit, wie ich hoffnungsvoll von einem Arzt zum anderen laufe, immer in der Erwartung, dass genau dieser des Rätsels Lösung in der Tasche hat. Aber irgendwie scheine ich überall in die Schublade „Arztweibchen, verwöhnt, kreist um sich selbst und bildet sich viel ein" zu geraten.

Jetzt stellt Hanns sich hinter mich, greift mir unter die Achseln und zieht mich mit einem Ruck hoch. Sofort entleert sich meine Blase, und ich fange an, hemmungslos zu weinen. So schlimm war es noch nie. Mein Körper kribbelt, als würden ganze Ameisenvölker auf mir kämpfen, und die Beine versagen mir fast vollständig den Dienst. Panik macht sich in mir breit, und alle Disziplin, mit der ich in den letzten Jahren versucht habe, gelassen zu bleiben, zu lächeln und meinen Aufgaben nachzukommen, verpufft wie Luft aus einem angestochenen Luftballon. Irgendwie schaffen wir es zum Standort unseres Wohnmobils. Irgendwie kommen wir am nächsten Tag frühmorgens zum Flughafen in Málaga und irgendwie auch zurück nach Deutschland und nach Hause. Johanna hat sich bereit erklärt, unser Wohnmobil zurück nach Deutschland zu fahren, während wir einen Flug gebucht haben, um schnell heimzukommen. So sind sie, unsere Freunde. Wenn es ordentlich brennt, sind sie sofort für uns da.

Spät abends landen wir. Hanns hat schon aus Spanien mit einem

Freund von uns telefoniert. Rolf ist zwar Arzt für Neurochirurgie, aber einen Neurologen haben wir nicht im Freundeskreis. Rolf ist daher fachlich am nächsten dran. Er hat Hanns nachdrücklich geraten, mich umgehend in der Neurologischen Klinik vorzustellen. „Bei sowas muss man immer auch an einen Tumor denken", hat er die Dringlichkeit hervorgehoben. Mein Mann hat sofort mit der Neurologischen Klinik in Bielefeld Kontakt aufgenommen und mich angemeldet.

17. April 1999

„Und ob ich schon wandere im finster'n Tal, fürcht' ich kein Unglück, denn du bist bei mir, du bist bei mir, du bist bei mir …"

Immer wieder murmele ich den Psalm 23 vor mich hin. Er gibt mir Halt, genau wie mein Mann, der immer an meiner Seite bleibt, meine Hand hält und beruhigend auf mich und sich einspricht. Am Abend zuvor waren wir zuhause angekommen. Die Nacht war fürchterlich, die Angst hat mir die Kehle zugeschnürt. Heute Morgen ging es gleich weiter zur Neurologie im Evangelischen Krankenhaus. Ich konnte nur mit großer Unterstützung meines Mannes aufstehen. Die Beine versagten mir nahezu vollständig den Dienst. Sie gehorchten mir einfach nicht. Zwar konnte ich stehen, nachdem Hanns mir aufgeholfen hatte, aber ich war nicht in der Lage, eines meiner Beine nach vorne zu bewegen oder auch nur hochzuheben. Wie mit Kleister am Boden festgeklebt stand ich hilflos da und wusste nicht ein noch aus. Seit wir im Krankenhaus angekommen sind, läuft alles ab wie ein Film, mit mir hat all das nichts zu tun. Ich bin nur ein Zuschauer. Hanns ist blass und bemüht, sich nichts anmerken zu lassen. Mutti ist geblieben und kümmert sich weiter um Kinder und alle Tiere.

Der Chefarzt, Prof. Dr. Reiser, nimmt persönlich den Liquor aus meinem Rückenmark. Noch sind alle optimistisch, die Voruntersuchungen haben schließlich nie etwas ergeben. Nur mein Mann spürt schon die ganze Zeit, dass irgendetwas überhaupt nicht stimmt. Ich bestehe darauf, liegen bleiben zu dürfen, lasse mir Infusionen geben und trinke ohne Ende. Zur Blasenentleerung hebe ich mich auf eine Bettpfanne. Die Schwestern sind genervt. Ich mache ihnen viel Arbeit, weil ich mich weigere, den Kopf auch nur aus dem Kissen zu heben. Aber die Erinnerung an die Tage im Januar 1995 im Krankenhaus und an die unbeschreiblichen Kopfschmerzen lassen mich widerständig bleiben. Sollen sie schimpfen, mir tut es gut zu liegen, und Hanns verteidigt mich wie ein Löwe. Er scheut sogar nicht davor zurück, ins Krankenhaus zu kommen und mir eine Braunüle zu legen, als meine Arme völlig zerstochen von diversen Fehlversuchen und blau verfärbt sind und ich ihn weinend um Hilfe bitte. Beliebt macht er sich damit nicht.

19. April 1999

„Der Befund Ihrer Liquor-Untersuchung ist da: negativ!"

Der Chefarzt teilt mir bei der Visite zufrieden das Ergebnis mit. Er hat mir auch geraten, liegen zu bleiben. Er weiß, dass die „Jungen und Schlanken" besonders gefährdet sind, nach einer Lumbalpunktion an heftigen Kopfschmerzen und Übelkeit zu leiden. Ich bin 43 Jahre alt und falle damit noch unter die „Jungen", und ohne Zögern ordnet der Chefarzt mich auch den „Schlanken" zu. „Wir machen aber noch ein MRT für alle Fälle. Diesmal sehen wir uns neben dem Kopf auch Ihren Rücken an, d. h. wir untersuchen HWS, BWS und LWS, also Hals-, Brust- und Lendenwirbelsäule. Ich kann Sie aber beruhigen, wir erwarten da auch nichts." Er schaut mich noch mal aufmunternd an, dreht sich um und verlässt mit seinem gestärkten, blütenreinen und weißen Kittel mein Zimmer.

Es ist kurz vor zwanzig Uhr. Ich schalte den Fernseher an, der von der Decke hängt und auf den ich aus meinem Bett einen guten Blick habe. Es kehrt allmählich Ruhe ein. Das hektische Treiben auf dem Krankenhausflur weicht einer wohltuenden Stille. Nur selten sind noch Schritte zu hören. Mit Hanns habe ich schon telefoniert und ihm die gute Nachricht berichtet. Seine Reaktion lag irgendwo zwischen Ungläubigkeit und Erleichterung. Ich weiß, dass auch er große Angst hat, es könne eine MS bei mir diagnostiziert werden. Er betreut einige Patientinnen, die an dieser furchtbaren und oftmals hoch aggressiv verlaufenden Krankheit leiden. Eine der jungen Frauen liegt seit vielen Jahren in Embryonalstellung im Bett und kann sich nicht mehr bewegen oder äußern. Eine andere hat zweimal vergebens versucht, sich das Leben zu nehmen. Als es ihr beim dritten Anlauf endlich gelungen ist, rief mich ihre Mutter in der Praxis an. „Sie hat es endlich geschafft", teilte sie mir mit; dennoch konnte ich ihre Tränen deutlich hören, die Tränen einer Mutter um ihr Kind.

20. April 1999

„Hier können Sie nicht stehen bleiben."

Der junge Arzt schaute mich kopfschüttelnd an. Die Sanitäter, die mich mit dem Liegendtransport zur Praxis gebracht hatten, haben mich einfach mitten im Wartezimmer abgestellt und sind gegangen. Der Arzt ruft nach einer Helferin und schiebt gemeinsam mit ihr die Transportliege in sein Sprechzimmer. „Manchmal frage ich mich, auf welche Ideen die Menschen so kommen", fährt er fort, als sich die Tür hinter uns schließt. „Ich jedenfalls wollte nicht mitten im Wartezimmer zur Schau gestellt werden, vor allem nicht, wenn es mir nicht gut gehen würde." Dankbar fliegt ihm mein Herz zu. Ein Radiologe, der nicht nur schwarz-weiße Bilder anschaut, sondern auch den Menschen dazu erkennt. Viele Jahre wird dieser wunderbare Mann im weißen Arztkittel mein Fels in der Brandung sein, wenn es mal wieder schlechte Nachrichten auf den Fotos zu sehen gibt.

Zu verdanken habe ich diese Begegnung dem großartigen Chefarzt der Klinik. Er hat mich bereits für die Untersuchung des Kopfes sedieren lassen, da ich die „Röhre" kaum ertragen kann, zu eng ist das Gerät. Alle Disziplin hilft nicht. Weil der Chefarzt weiß, dass ich für die Aufnahmen des Rückens Stunden im MRT verbringen werde, schickt er mich extra in eine große radiologische Praxis in der Stadt, die mit den allerneusten Geräten ausgestattet ist. Hier ist die Röhre deutlich größer, und fast empfinde ich so etwas wie Geborgenheit. Mit dem Liegendtransport werde ich dorthingefahren. Noch immer will ich nicht aufstehen, und inzwischen haben sich sogar die Schwestern in ihr Schicksal ergeben und fordern mich nicht mehr ständig auf, das Bett zu verlassen.

Die Nadel für das Kontrastmittel im Arm, werde ich in das MRT gefahren. Man hat mir Kopfhörer aufgesetzt, aber die Geräusche dringen dennoch sehr deutlich an meine Ohren. „Sch-sch-sch, krach-krach-krach, rabam-rabam-rabam", immer neue Rhythmen folgen, es tickt, es flüstert, es rauscht. Vor meinem inneren Auge entsteht ein kleines Schlumpfdorf, in dem fleißig gearbeitet wird. Die kleinen blauen Wesen hämmern und verputzen, sie klopfen und wischen, sie mischen Beton und sägen Holz. Zu jeder neuen Sequenz fallen mir andere Bilder ein, und als ich nach fast zwei Stunden aus der Röhre gefahren werde, muss ich mich erst sammeln, so weit hat mich meine Fantasie aus der Wirklichkeit getragen.

Zurück im Krankenhaus warte ich auf die Weißkittel. Heute ist Chefvisite, das bedeutet, dass eine Entourage von Stationsärzten,

Assistenzärzten und Pflegern nebst dem Chefarzt bei mir auftauchen wird. Doch nichts passiert. Ich höre draußen die Schritte der vielen dienstbaren Geister auf und ab gehen, aber bei mir klopft niemand an die Tür. So allmählich dämmere ich weg, es war doch ziemlich anstrengend. Das Klopfen holt mich aus meinem traumlosen Dämmerschlaf. Der Chefarzt steht vor mir, er ist allein. Ein gutes oder ein schlechtes Zeichen?, frage ich mich sofort. Alle Sinne sind wach! Was kommt jetzt? „Frau Pörtner, wir haben den Grund für Ihre Symptome gefunden.“ Er setzt sich auf die Bettkante. Hilfe! So schlimm, dass er jetzt so väterlich rüberkommen muss? „In Ihrem ganzen Myelon – also Rückenmark - sind frische entzündliche Herde zu sehen und dazu alte Narben. Die frischen Herde reichern das Kontrastmittel an, deshalb sind sie gut zu erkennen. Die Narben erklären, warum Sie seit Jahren über wechselhafte Symptomatiken klagen.“ – „Und was bedeutet das jetzt?“

Ich kann das alles nicht sofort zuordnen, verstehe nur, dass ich kein Simulant bin, mich nicht anstelle und bin fast erleichtert, dass irgendwas kaputt ist in mir, und mein Gefühl mich all die Jahre nicht getäuscht hat. „Es kann sein, dass wir das gut in den Griff kriegen, und Sie nie im Rollstuhl sitzen werden müssen.“ Rollstuhl? Wieso Rollstuhl? Was will er mir damit sagen? Das ist aber noch nicht alles: „Es kann genauso gut sein, dass Sie morgens wach werden und an allen Vieren lahm sind.“ Verständnislos schaue ich ihn an. Ich will das nicht verstehen, jetzt nicht. Das Gesagte wabert im Raum umher, ist nicht greifbar für mich. Aber es macht mir große Angst.

„Lassen Sie mich bitte allein“, bringe ich krächzend heraus, erkenne meine eigene Stimme nicht. Ich möchte mich in einem Schneckenhaus verkriechen, weg von all den Nachrichten, die doch nicht wirklich etwas mit mir zu tun haben können. Oder etwa doch? Der Chefarzt schaut mir in die Augen, steht auf und geht zur Tür. Da dreht er sich noch einmal um: „Wir fangen morgen mit der Cortisontherapie an. Ich schicke dann jemanden vorbei. Sie werden lange hoch dosiert Cortison bekommen müssen.

Als Begleiterscheinung kann es zu Depressionen kommen, es kann auch das Gegenteil der Fall sein, und Sie reagieren hyperaktiv, sicher ist aber, Sie werden an Gewicht zunehmen." Das kriege ich trotz der Leere in meinem Kopf noch hin: „Ich werde weder hyperaktiv noch depressiv, und zunehmen werde ich schon mal gar nicht", erwidere ich, fast ein wenig trotzig. Er schüttelt ungläubig und ein wenig herablassend den Kopf: „Wir werden sehen! Und keine Aufregung mehr, Aufregung ist Gift für Sie", damit ist er verschwunden.

Macht er Witze? Keine Aufregung? Und was bitte war das gerade? Wie soll ich mich nicht aufregen, wie entspannt bleiben bei den Aussichten? Aber irgendetwas lässt mich tatsächlich ruhig bleiben. Tiefe Gelassenheit breitet sich in mir aus, ein Gefühl wie in Watte erfasst mich, und ich schlafe ein. Nachts wache ich schweißgebadet auf. Die Gedanken überschlagen sich in meinem Kopf, als wollten sie die Meisterschaft im Purzelbaumwettbewerb gewinnen: Was macht das jetzt mit mir? Werde ich unsere Kinder aufwachsen sehen können? Muss ich vielleicht sogar sterben? Werde ich wieder arbeiten können? Macht mich das Cortison wieder vollkommen gesund? Wie lange wird alles dauern? Werde ich wieder Tennis spielen, joggen, Ski fahren? War doch die Impfung der Auslöser? Was war das mit dem Rollstuhl? Was hat er gemeint? Und wieso an allen Vieren lahm? Panik steigt auf, aber dann nähert sich auch sofort die innere Ruhe, wie ein Wattebausch, der mich umhüllt und beschützt. Gott schickt ihn mir, er behütet mich, da bin ich vollkommen sicher. Ich schlafe tatsächlich wieder ein.

Am nächsten Tag bekomme ich die erste Cortison-Infusion. 1000 mg, fünf Tage lang jeden Tag eine, zunächst als Stoßtherapie. Zum Glück vertrage ich das gut.

21. April 1999

„Was machst du denn für Sachen?“

Ich kann kaum glauben, wen ich da höre. Das Klingeln des Telefons hatte mich aus meinem Dämmerschlaf gerissen. Cortison in der Höhe der verabreichten Dosierung ist echt kein Zuckerschlecken. Und nun höre ich die Stimme meiner Schwester Friederike. Seit fast zehn Jahren hat sie nichts mehr von sich hören lassen, den Kontakt vollständig abgebrochen und mir nach einem heftigen Streit untersagt, mich jemals wieder bei ihr zu melden. „Rieke?“ Ich muss mich einfach noch mal vergewissern. Meine Frage ignorierend, forscht sie weiter: „Anita hat mir gesagt, dass du schwer krank bist. Was ist denn passiert?“ Anita ist die zweite Frau meines Vaters. Sie hat die Information, dass ich im Krankenhaus bin, wohl von meinem Mann, nehme ich an. Ich habe niemandem gesagt, dass ich hier bin, möchte ungestört sein und keine Mitleidsbekundungen oder gar gute Ratschläge hören müssen. Und Rieke, ausgerechnet meine große Schwester, die ich früher so sehr bewundert habe und die sich als so große Enttäuschung entpuppt hat, traut sich jetzt, in meine absolute Intimsphäre einzudringen, um ihr Interesse zu bekunden? Oder will sie nur ihre Neugierde befriedigen? Ich traue ihr auch das zu.

Vor etwa elf Jahren hat meine Schwester, die Vorzeigetochter meiner Eltern, sehr viel Geld verloren. Als erfolgreiche Radiologin mit eigener Praxis hat sie in den 70er- und 80er-Jahren sehr gut verdient. Ein guter „Freund“ hat ihr damals fünf Bauherrnmodelle verkauft. Mit allen hat sie in den späten 80er-Jahren Schiffbruch erlitten. Um ihre Schulden bezahlen zu können, hat sie sich auch von Hanns und mir eine hohe Summe geliehen. Wir hatten das Geld angespart, wussten aber, dass wir es bald für die erste Steuerrückzahlung und zugleich erste Vorauszahlung brauchen würden. Eineinhalb Jahre später war es dann so weit. Das Finanzamt wollte eine Menge Steuern von uns haben, und ich habe meine Schwester um Rückzahlung gebeten. Wie so oft, wenn Geld in Familie oder Freundschaft für Konflikte sorgt, ist die Sache dann furchtbar eskaliert und endete mit wütenden Schuldzuweisungen mir gegenüber und der Aufforderung, wir sollten uns ja nie wieder bei ihr melden. Schuld! Da war es wieder, das böse Wort. Natürlich war ich schuld, so war es ja immer. Das Geld wurde zurückgezahlt, doch bis heute habe ich weder die neue Anschrift noch eine Telefonnummer meiner Schwester, und nun ruft sie völlig überraschend an.

„Marie? Sag doch mal! Was ist denn passiert?“ – „Ich weiß es noch gar nicht. Die Untersuchungen stehen noch aus. Irgendwas im Rückenmark, halb so wild, wird schon wieder.“ Wenn ich gerade jetzt keine Lust habe, mit jemandem zu sprechen, dann ist es Friederike. „Rieke, sei mir nicht böse. Ich bin müde. Die Medikamente sind nicht ohne. Grüß Lukas von mir.“ Ich lege auf.

24. April 1999

„Seit acht Tagen in serbischer Haft.“

In den Nachrichten im Fernsehen wird über einen Pit Schnitzler berichtet. Schnitzler sei seit 1985 Sat-1-Korrespondent in Wien, der mit allen aktuellen Gegebenheiten des Balkans sehr gut vertraut sei, erfahre ich. Auf dem Weg vom Belgrader Hotel „Interconti“ nach Kroatien sei er am Freitag, den 16. April 1999, verschwunden, berichtet der Nachrichtensprecher. Nun zeigt Sat 1 Bilder von Pit Schnitzler. Fassungslos verfolge ich die Nachrichten. Wie gut geht es mir doch hier in meinem warmen Bett. Alles, was ich brauche, bekomme ich. Die Ärzte umsorgen mich, die Schwestern sind zwar teilweise etwas mürrisch, aber trotzdem fehlt es mir an nichts. Und Pit Schnitzler? Wie mag es ihm gehen? Wird er gut behandelt oder vielleicht sogar gefoltert? Lebt er noch? Ich fühle mich diesem Mann schlagartig verbunden. Am selben Tag ist in unseren beiden Leben etwas geschehen, und zwar, wie ich inzwischen immer stärker vermute, nichts Gutes. Pit Schnitzler wird mein Leidensgenosse. Er weiß nichts davon, und leider wird er es auch nie erfahren. Ich verpasse die Chance, ihm später zu schreiben und ihn wissen zu lassen, wie sehr ich ihn in Gedanken begleitet habe. Als ich nach vielen Jahren endlich den Mut fasse, ist er bereits verstorben.

25. April 1999

„Na, dann wollen wir noch ein letztes Mal."

Die Oberärztin schiebt sich ins Zimmer, die Infusion in der Hand. Es ist sechs Uhr in der Früh, und ich bekomme heute zum letzten Mal die vollen 1000 mg, danach soll die Dosis reduziert werden. Ich habe gekämpft, als gäbe es kein Morgen, damit ich für heute nach Hause kann. Sarah wird gleich konfirmiert. Da darf ich nicht fehlen. Heulen und Zähneknirschen hat es gegeben, aber ich habe mich durchgesetzt. Deshalb muss die arme Oberärztin an diesem Sonntag so früh aus ihrem Bettchen klettern, in ihren weißen Kittel schlüpfen und mir die Infusion anhängen. Ich bin Kollegenfrau, da dürfen nur Chef- und Oberärzte ran. Das ist sicher nicht meine Idee, mancher Assistenzarzt legt die Nadeln sicherer als der Chef, einfach weil er es öfter macht. Aber die Regeln sind so, und ich füge mich.

Punkt acht Uhr steht Hanns in der Tür, zieht mir die Nadel aus dem Arm und hilft mir beim Aufstehen. Seit zwei Tagen stehe ich wieder auf, die befürchteten Kopfschmerzen sind ausgeblieben.

Dabei sind weder mein Stand- noch mein Gehvermögen stabil, aber ich kann sitzen, ohne dass ich Kopfschmerzen bekomme. Zuhause dusche ich – himmlisch in dieser Privatsphäre – und ziehe mich an. Sarah, Hannah und meine Mutti springen aufgeregt durchs Haus. Ein bedeutsamer Tag für mein großes Mädchen; sie hat sich so sehr darauf gefreut. Der Pfarrer weiß Bescheid. Ich darf sogar sitzen bleiben beim Vaterunser und Glaubensbekenntnis und den Segenswünschen. Das schaffe ich noch nicht, so lange zu stehen, aber meine Gebete sind nicht weniger innig. Abends muss ich zurück ins Krankenhaus. Mein Mädchen ist konfirmiert, und ich war dabei. Kann es ein größeres Glück geben? Pit Schnitzler ist noch immer verschwunden.

27. April 1999

„Ich habe MS-Patienten, die springen noch auf eine anfahrende Straßenbahn."

Der Versuch, des Chefarzts, mich zu beruhigen, verfängt nicht so recht. Mengen von Diagnose-Ideen umfluten mich. MS sei es nicht, heißt es, wobei ich nicht sicher bin, ob das gut oder schlecht ist. Auch eine Borreliose ist nicht auszumachen. Weil ich in Spanien war, denken die Ärzte an die Möglichkeit, ich könne an dieser Bakterieninfektion leiden, die durch Zeckenstiche übertragen wird. Das würde die Lähmung erklären. Mich hat aber keine Zecke gebissen. Mein Verhältnis zu dem Chefarzt ist seit der Ansage mit der Lahmheit an allen Vieren nicht mehr ungetrübt. Hätte er das nicht erstmal für sich behalten können? Oder wenigsten behutsamer sein bei seinem Mitteilungsbedürfnis?

Jetzt wird eine Neurosarkoidose diskutiert. Der ACE-Wert in meinem Blut ist erhöht, daher kommen die Fachleute auf diese

Idee. Dieser Wert ist ein Parameter, der der Diagnose oder Verlaufskontrolle bei bestimmten Lungenerkrankungen dient, lasse ich mir später von meinem Mann erklären. Bei einer Sarkoidose ist die Lunge betroffen. Es ist daher eine Bronchoskopie mit Lavage angesetzt, also eine Lungenspiegelung mit einer Spülung der Hohlräume in der Lunge und einer Probeentnahme von Lungengewebe. Und genau das bringt Hanns gerade jetzt in große Not.

Zu Weihnachten haben wir meinem Schwiegervater eine gemeinsame Reise nach Madeira geschenkt. Er war früher oftmals mit meiner Schwiegermutter auf dieser blumenreichen Insel. Nach dem Tod seiner Frau im April 1997 hat er häufiger mal die Hoffnung geäußert, noch einmal dorthin zu reisen, und wir wollen ihm diesen Wunsch erfüllen. 1915 geboren, ist er schon dreiundachtzig Jahre alt; wir wissen nicht, wie lange er noch so eine Reise antreten kann. Am 1. Mai 1999 sollte es losgehen, und erst spät merke ich, dass mein Mann tatsächlich überlegt, diese Reise abzusagen. Er will mich nicht allein lassen. Erst recht nicht, als die Bronchoskopie angesetzt wird. Er will bei mir sein, meine Hand halten und mir zur Seite stehen. Und Hanns' Bruder Detlef können wir nicht bitten, die Reise mit dem Vater zu machen …

16. April 1989

„Ich ruf grade mal bei Rita an, ob mit den Kiddies alles okay ist."

Meine Mitsegler vertäuen gerade das Boot im Hafen, in dem wir am ersten Abend angelandet sind, und ich mache mich auf den Weg zum Hafenmeister, wo in aller Regel ein Telefon zu finden ist. Noch nie waren wir so weit von den Kindern entfernt. Unsere Flitterwochen bei unserer Hochzeit 1984 waren ausgefallen. Als wir heirateten, hatten wir zu wenig Geld, um auch nur an eine

Reise zu denken. Außerdem verursachte mir die Schwangerschaft während der ersten drei Monate solche durchgehende Übel- und Müdigkeit, dass jegliche Reiselust, die auch nur ansatzweise am Horizont aufgetaucht wäre, sofort in die Flucht geschlagen worden wäre. Aber es war immer der Plan, dass wir die Hochzeitsreise nachholen würden. Und nun haben wir es wahr gemacht, ein Segelboot gechartert und sind nach St. Martin in die Karibik geflogen. Dort haben uns schon Andreas und Gitti Wölke erwartet. Die alten Streitigkeiten zwischen meinem ehemaligen Chef und mir sind lange beigelegt, und wir sind inzwischen gute Freunde geworden. Gemeinsam wollen wir die nächsten zehn Tage auf dem Boot verbringen. Unser ausgewähltes Segelrevier sind die Kleinen Antillen.

Rita, unsere Kinderfrau, sollte mir sagen, ob mit den Kindern alles in Ordnung sei. Als Ritas Stimme durch das Telefon klingt, ahne ich bereits, dass etwas Schreckliches passiert sein muss. „Erika bittet euch, einmal bei ihr anzurufen." Erika ist inzwischen mit Detlef verheiratet. „Warum?" Eine rhetorische Frage; ich fühle, da ist etwas ganz und gar nicht in Ordnung. Rita druckst herum. „Rita, was ist passiert?" Ich spürte selbst, wie brüchig meine Stimme klingt. Eine dunkle Ahnung kriecht in mir hoch.

„Detlef hatte einen Autounfall." Wider besseres Wissen bin ich erleichtert. „Das ist doch nicht so schlimm", versuche ich, das aufsteigende Gefühl der Angst in mir niederzuknüppeln. „Dann wird das Auto repariert und gut ist. Ist er im Krankenhaus?" – „Marie, er ist tot!" Alles beginnt sich zu drehen. Der sternenklare Himmel scheint plötzlich einen Schleudergang gestartet zu haben, so schnell dreht sich alles um mich. Ich beginne, am ganzen Körper zu zittern. Die laue Sommernacht verwandelt sich in einen Gefrierraum, hermetisch abgeriegelt, so dass ich keine Luft mehr bekomme. „Gib den Mädchen einen Kuss von mir", stammele ich in den Hörer und lege mit zitternder Hand auf, dann hocke ich mich auf den Boden und fange an, haltlos zu weinen. „Stimmt was nicht?" Hanns schaut in mein verquollenes Gesicht. „Detlef hatte einen Unfall, er ist tot", sage ich ohne Umschweife. Nichts finde ich schlimmer als dieses: Setz dich erst mal hin, du musst jetzt tapfer sein, ich habe schlechte Nachrichten und jede Art von Vorgeplänkel, das am Ende doch rein gar nichts besser macht. Hanns' kaum unterdrückten Schrei, vom Wind in die dunkle Karibiknacht getragen, werde ich nie vergessen.

Wir fliegen sofort zurück. Es ist nicht einfach. Von der Fluglinie erhalten wir keinerlei Unterstützung, mein Englisch ist zu dem Zeitpunkt eher schlecht, und mein Mann ist wie paralysiert. Irgendwie gelingt es mir, uns zurück nach Deutschland zu befördern. Erika holt uns am Flughafen ab. Auf dem Rückweg nach Hause fahren wir beim Bestattungsinstitut vorbei. Mein Mann nimmt Abschied von seinem großen Bruder, ich will meinen Schwager nicht mehr sehen. Auch ich habe ihn geliebt wie einen Bruder und will ein lebendiges Bild von ihm in mir bewahren.

Es ist ein sehr schweres Jahr, das folgt. Ich ziehe mich zurück, will Hanns Raum für seine Trauer geben. Es heißt jetzt, den Schmerz auszuhalten. Hanns hat einen Teil seines Ichs verloren. Ich spüre, dass er nie mehr der Alte sein wird. Kurz nach der Beerdigung ziehen wir um. Einige Zeit vor unserer Reise in die Karibik haben wir ein Haus am Waldrand in einem kleinen Vorort von Bielefeld angemietet. Wir wollen ein bisschen mehr Platz mit den beiden Kindern, haben inzwischen die finanziellen Möglichkeiten und wünschen uns schon so lange auch einen Garten. All das hatten wir gefunden und geplant, nach unserer Rückkehr umzuziehen. Um Beschäftigung zu haben und nicht den ganzen Tag in der anhaltenden Trauer zu versinken, bietet sich der Umzug nun als gute Ablenkung an. Unsere Freunde sind großartig. Sie stützen, trösten und begleiten uns. Jeder tut, was in seiner Macht steht, um uns durch diese dunkle, erdrückend schwere Zeit zu helfen.

Doch dann kommt der nächste Schock. Alles bricht über mir zusammen. In der Silvesternacht 1989/1990 stirbt mein Vater. Der Tod meines Schwagers, die Veränderungen, die das bei meinem Mann auslöst, der vollkommen das Lachen verlernt zu haben scheint, und jetzt der Tod meines Vaters, der mich mit vielen offenen Fragen zurücklässt, drücken mich nieder. Meine Angst, allem nicht mehr gewachsen zu sein, ist inzwischen unbeherrschbar, und so entschließe ich mich, etwas zu unternehmen. Ich suche mir die Hilfe eines Psychiaters. Zweimal in der Woche suche ich ihn auf und arbeite sehr intensiv mit ihm. Vieles wird mir klar, mein Hunger nach Liebe, Wahrgenommenwerden und Anerkennung. Mein mühsamer Kampf, aus dem Schattendasein herauszutreten, ich zu sein und um meiner selbst Willen geliebt werden zu dürfen. Wie zäher Schleim liegt mir all das in der Kindheit Erlebte und Erfahrene auf der Seele, hat mich meines Ichs beraubt und jedes aufkeimende Selbstwertgefühl durch Schuldzuweisungen zerstört.

Fast drei Jahre besuche ich die Praxis, fahre nach Ende der Sitzungen um die Ecke am Ende der Straße und weine bittere Tränen um Verlorenes, Vergangenes und Versäumtes und erkenne, dass die alten Muster auch für meine Umgebung und Mitmenschen sehr anstrengend sind. Für Hanns muss es oft ein Eiertanz gewesen sein, so unberechenbar ich in meinen Reaktionen war. Mein ständiges Heischen nach Lob, andererseits aber das Streben nach Unabhängigkeit, verbunden mit einer Familie mit zwei kleinen Kindern, all das ist kaum zu bedienen von einem Mann, der um seinen Bruder trauert, der ihm – wie ich erst später verstehe – außer den Kindern und mir der liebste Mensch auf der Welt war. Das Eis, auf dem unsere Ehe damals steht, ist dünn, und es ist gut, dass ich diesen Schritt gehe und mir Hilfe suche.

27. April 1999

„Kommt nicht in Frage, ist einfach nicht verhandelbar.“

Mein Ton ist kräftig, die Ansage eindeutig. „Du machst die Reise mit deinem Vater!“ Hanns‘ Vater, inzwischen ein alter Herr, hat niemanden mehr außer seinem einzigen Sohn und dessen Familie. Seinen Kampf gegen mich hat er schon seit dem Tod seiner Frau aufgegeben, ja, es scheint fast, als empfinde er inzwischen so etwas wie Zuneigung für mich. Und ich habe wirklich großes Glück mit seinem Sohn. Hanns bleibt bei mir, eng an meiner Seite, er sorgt sich um mich. Kein Gedanke, mich zu verlassen, wie ich bei anderen Ehemännern von Mitpatientinnen erlebe. „Auf so einen Mist habe ich keine Lust“, hat einer gebrüllt und seine verzweifelte Frau allein gelassen, als der Arzt ihnen die Diagnose der MS verkündet hat. Hanns macht so etwas nicht. Er denkt nicht einmal im Traum daran.

Stattdessen will er nun hierbleiben und steckt in einem Riesenkonflikt. Dem alten Vater die Freude versagen, dem Dreiundachtzigjährigen, der noch einmal auf verblichenen Spuren seines vergangenen Lebens wandeln möchte und sich so sehr darauf freut? Hanns ist erleichtert, dass ich ihm die Entscheidung abnehme, und wie richtig das ist, erfahren wir, als mein Schwiegervater drei Wochen nach der Rückkehr aus Madeira einen Schlaganfall erleidet und noch neun Jahre bettlägerig sein wird, ehe er 2008 endlich für immer einschlafen darf.

Die Untersuchung meiner Lunge bringt kein Ergebnis. Es ist unangenehm, so bei lebendigem Leibe die Sonde durch die Nase geschoben zu bekommen. Eine Sedierung bekomme ich nicht, nur eine oberflächliche Betäubung in der Nase. Aber dann ist es sofort nicht mehr schlimm. In der Lunge ist kein Gespür, und auch von den kleinen Probeentnahmen spüre ich nichts. Von Pit Schnitzler noch immer keine Spur. Ich bete für ihn.

12. Mai 1999

„Zwei haben es besser als einer allein, denn zusammen können sie mehr erreichen. Stürzt einer von ihnen, dann hilft der andere ihm wieder auf die Beine. Doch wie schlecht steht es um den, der allein ist, wenn er fällt. Niemand ist da, der ihm wieder aufhilft!" (Prediger 4, 9-11)

Am 12. Mai 1984 haben wir geheiratet. Wie jedes Jahr erinnere ich mich an unseren Trauspruch. Nie hätte ich erwartet, welche Bedeutung diese Worte einmal haben würden und wie wortwörtlich sie einmal für uns gelten sollen. Heute ist unser 15. Hochzeitstag, unsere Kristallhochzeit, und die möchte ich keineswegs im Krankenhaus verbringen. Viele weitere Untersuchungen sind gemacht worden, alle ohne krankhafte Befunde. Ich habe elektrische und magnetische Untersuchungen über mich ergehen lassen, Begriffe wie MEP, SEP oder NLG gehören neuerdings zu meinem Vokabular. Unzählige Nadeln hat man in mich reingestochen, tägliche Blutkontrollen, Thrombose-Spritzen, Infusionen - ich hasse es. Es gibt eine Grenze, ich werde diese Nadeln nie liebgewinnen, so sinnvoll und notwendig das alles auch sein mag.

Erneut musste ich ein paar Diskussionen mit dem Chefarzt führen, aber letztlich hat er nachgegeben, weil unsere Hannah mit ihren knapp dreizehn Jahren so bitterlich geweint hat, als sie hörte, dass ihre Mutzel immer noch im Krankenhaus bleiben soll. Das hat sogar das Herz des Chefarztes bewegt. Eine klare Diagnose kann mir niemand geben. Man einigt sich auf eine Querschnitts-Myelitis, ohne zu wissen, warum und woher. Jetzt weiß ich, dass ich an einer akuten oder chronischen Entzündung des Rückenmarks leide, da ist man sich in Fachkreisen noch nicht einig, und habe endlich eine Erklärung für die Lähmung, die fehlende Blasenkontrolle und die Ameisenscharen, die immer irgendwo lauern. Aber auch, wenn niemandem klar ist, woher die Erkrankung kommt, eines ist für alle Ärzte sicher: Mit der Impfung hat es bestimmt nichts zu tun!

Nun darf ich also gehen. Mittags holt Hanns mich ab. Wie er das alles schafft zwischen Praxis, Hausbesuchen, Einkaufen, mit den vier Hunden rausgehen, die Hamster, Meerschweinchen, Kaninchen und Rudi Ratte versorgen, wird mir für immer ein Rätsel bleiben. Die Kinder helfen, wo sie können, und meine Mutti auch, aber die Hauptlast liegt auf seinen Schultern. Er macht das großartig! Abends hat er einen Tisch bestellt. Im Mediterrané, einem von einem Griechen geführten Restaurant, unserem zweiten Wohnzimmer, wie mein Mann immer scherzhaft sagt. Hier haben wir heiße Abende erlebt mit Kochkursen, während derer unsere Kinder unter den Tischen auf ihren Schlafsäcken eingeschlafen sind, und Jimmy, der Wirt, nachts seinen Weinkeller aufgeschlossen hat, um uns an seinen Köstlichkeiten teilhaben zu lassen.

Da sitzen wir nun, seit Wochen zum ersten Mal ohne das grelle Krankenhauslicht und die sterile Atmosphäre, die jeden irgendwann in die Knie zwingt. Mein Seelchen musste da dringend weg, ich konnte keinen Tag länger ertragen. Als ich nun hier mit Hanns vor einem Glas Sauvignon blanc sitze und nach den Wochen im Krankenhaus einen Hauch Normalität spüren darf, bin ich einfach nur dankbar und glücklich. Endlich können wir ungestört über unsere Ängste und Gefühle sprechen, aber auch über unsere Liebe und den Zusammenhalt und unsere Zuversicht. Es wird alles gut werden. Pit Schnitzler ist am Vortag aus jugoslawischer Haft entlassen worden, ihm ist es schlecht ergangen. Ich bin glücklich, auch ihn in Freiheit zu wissen. Und dankbar, so unendlich dankbar!

21. Mai 1999

„Es ist viel zu hell!"

Vorsichtig versuche ich, ein Augenlid zu heben, schließe es aber sofort wieder. Ich nehme täglich noch vierzig Milligramm Prednisolon und injiziere in meinen armen, von den vielen Spritzen malträtierten und blau verfärbten Bauch MonoEmbolex wegen der Thrombosegefahr, also zur Blutverdünnung. Man sieht es mir an. Bei hoch dosierten, lang andauernden Cortisontherapien setzt irgendwann das sogenannte Cushing ein. Die Patienten entwickeln ein „Vollmondgesicht" und einen „Büffelnacken". Die Infektanfälligkeit steigt, und es kommt zu Muskelschwäche und einem ständigen Durstgefühl. Ich könnte im Kühlschrank wohnen, dauernd habe ich Hunger. Um nicht zuzunehmen, kaue ich ununterbrochen auf irgendwelchen Möhren herum, die mein Mann säckeweise in unser Haus trägt. Nie wieder will ich dick sein. „Bist du dick geworden!", die damalige Begrüßung meines Vaters, hat diese Möglichkeit ein für alle Mal aus meinem Leben gelöscht. Auf all das bin ich vorbereitet, habe gelernt, damit umzugehen.

Worauf ich nicht vorbereitet bin, ist der zentrale Fleck vor meinem rechten Auge. Immer wieder zwinkere ich, als könnte ich ihn dadurch beseitigen. Er bleibt. Ich reibe das Auge, gehe unter die Dusche und halte mein Gesicht in den Wasserstrahl. Der Fleck erweist sich als hartnäckig, fühlt sich offensichtlich wohl bei mir. Zum Glück weiß ich noch nicht, dass es eine Erkrankung mit dem klingenden Namen Neuromyelitis optica (NMO) gibt. Dabei handelt es sich um eine Kombination aus Entzündung des Sehnervs und des zentralen Nervensystems. Die betroffenen Patienten sind am Ende im schlimmsten Fall vollständig gelähmt, bis hin zu Atemlähmungen, und erblindet.

Als es immer schlimmer wird, suche ich unseren Augenarzt auf. Er untersucht mich gründlich und empfiehlt mir nach einer Kontrolluntersuchung am 1. Juni 1999 eine weitergehende Untersuchung in der Augenklinik der Uni Münster. Seine erste Verdachtsdiagnose einer NMO behält er zum Glück erstmal für sich. Das zentrale Sehen auf dem rechten Auge wird immer schlechter, der Fleck gewinnt an Umfang. Ich kann kein Gesicht mehr erkennen, wenn ich das linke Auge zuhalte. Es ist unglaublich anstrengend, und es macht mir Angst.

Das Cortison hat Nebenwirkungen, die es zu bekämpfen gilt. Hanns hat sicher kein Problem mit einer Frau im Rollstuhl, damit käme er klar. Das habe ich inzwischen begriffen. Mein Seelchen aber muss fröhlich bleiben, das ist wichtig. Er braucht eine Partnerin, mit der er lachen kann, die ihn unterstützt und aufmuntert. Auf keinen Fall darf ich mich jetzt gehen lassen. Und so trainiere ich Tag für Tag, mein Stammhirn zu überlisten und ihm zu signalisieren: Es geht mir gut, ich bin zufrieden, so wie es ist. Morgens vor dem Spiegel begrüße ich mich: Guten Morgen, da bist du ja wieder. Schön, dich zu sehen! Wir stürzen uns jetzt in einen aufregenden neuen Tag und sehen, welche Überraschungen er bringt.

Keine Überraschung sind ständiger Hunger, Durst, Wassereinlagerungen, übermäßige Erschöpfung, dauernde Müdigkeit und ein von den Thrombosespritzen blitzeblau gestochener und vom Cortison aufgedunsener Bauch. Meine Schritte sind unsicher und ungelenk, die Beine tragen mich nur kurze Strecken. Die Dranginkontinenz verbunden mit der eingeschränkten Gehfähigkeit bilden eine teuflische Verbindung. Wenn ich den Harndrang verspüre, müsste ich schnell zur Toilette. Schnell geht aber nicht, wegen der mühsamen Fortbewegung. Es geht im wahrsten Sinne des Wortes häufig in die Hose. Aber der Fleck vor dem Auge, der kam aus dem Hinterhalt und will bekämpft werden. Also muss ich nach Münster und ein Fluoreszensangiogramm durchführen lassen.

8. Juni 1999

„Von guten Mächten wunderbar geborgen, erwarten wir getrost, was kommen mag ...“

Die Worte Bonhoeffers klingen schon den ganzen Morgen in mir. Schneller als zu erwarten habe ich einen Termin bekommen und darf nach Münster fahren. Mein Mann hat dank seines Berufs immer die Möglichkeit, auf dem kleinen Dienstweg die ärztlichen Kollegen anzusprechen. Es findet sich meistens eine Nische, in die ich reingeschoben werden kann.

Ich habe keine Ahnung, was mich in Münster erwarten wird. Hanns ist an meiner Seite, seine Selbstständigkeit ist Fluch und Segen gleichermaßen. Er ist sein eigener Herr, kann die Helferinnen bitten, Termine zu verlegen, aber oft ist gerade das ein Höllenritt für ihn. Er hat keinen Vertreter, muss alle Patienten persönlich behandeln. Immer häufiger kommt er erst spät abends nach Hause, dicke Ränder unter den Augen, wie ich mit dem gesunden Auge sehr wohl erkennen kann.

Nachdem der Augenarzt mein Auge betrachtet hat, wird es weit getropft. Dann bekomme ich eine Sperre angelegt, die verhindert, dass ich das Auge schließen kann. In die Armvene wird mir ein Farbstoff, ein Kontrastmittel, gespritzt, das innerhalb von Sekunden die Gefäße in der Netzhaut erreicht. Unter kurzwelligem, blauem Licht leuchtet der Farbstoff auf. Es dauert jeweils nur Sekunden, wird zweimal wiederholt, aber ich habe das Gefühl, ein Feuerwerk würde mein Auge verglühen. Grelles Licht, das ungeschützt mein weit getropftes aufgesperrtes Auge penetriert, verursacht mir Übelkeit und das Gefühl des Ausgeliefertseins. Hilflos sitze ich da, weiß, dass es sein muss, und kann es doch kaum ertragen. Immer wieder lasse ich Bonhoeffers Trostworte in mir klingen und mein Vertrauen wird belohnt: Ein Makulaödem, eine Schwellung und bläschenartige Wasseransammlung im Zentrum der Netzhaut, ist der Übeltäter. Kein Anhalt für eine NMO. Wieder einmal bin ich behütet worden! Als im Arztbrief die Differenzialdiagnose NMO zu lesen ist, machen Hanns und ich uns natürlich schlau, was es damit auf sich hat. Wir liegen uns in den Armen und sind überglücklich, als wir verstehen, welcher Kelch da an mir vorübergegangen ist.

Ich werde dem Chefarzt der Augenklinik im Städt. Krankenhaus Bielefeld vorgestellt. Er möchte mein Auge lasern, weist mich aber darauf hin, dass dann ein kleiner zentraler schwarzer Fleck für immer und ewig das Sehen trüben wird. Ich entscheide mich zunächst dagegen. Ein Freund von uns, niedergelassener Augenarzt, tüftelt stattdessen gemeinsam mit meinem Mann eine großartige Idee aus. Ich bekomme versuchsweise ein Medikament zur Entwässerung, Diamox. „Manchmal hilft das auch bei einem Makulaödem", machen beide mir Hoffnung. Es hilft tatsächlich. Auch, als nach etwa drei Monaten der Schatten immer heller wird und schließlich verschwindet, dann aber nahtlos am linken Auge auftritt, lässt sich auch das zweite Auge mit Diamox therapieren.

Der Film läuft weiter. Ich bleibe Zuschauer meines eigenen Lebens: Durch die vielen Medikamente bin ich ständig erschöpft, habe Schwierigkeiten, mich zu konzentrieren und den Tag durchzustehen. Morgens stehe ich schon um fünf Uhr auf, setze mich ein Stündchen auf die Terrasse und genieße es, den Tag begrüßen zu dürfen. Dann decke ich den Frühstückstisch, und nachdem alle aus dem Haus sind, schlucke ich die Handvoll Tabletten, die ich inzwischen einnehmen muss. Danach dauert es noch etwa eine halbe Stunde, und Müdigkeit, Erschöpfung und schwindende Konzentrationsfähigkeit legen sich wie ein bleierner Vorhang über mich und lassen mich schwerfällig und unbeholfen werden. Ich lebe weiter in meinem riesengroßen Wattebausch.

10. Juni 1999

„Zwei haben es besser als einer allein, denn zusammen können sie mehr erreichen."

Unser Trauspruch hat einen bitteren Beigeschmack für mich bekommen. Welchen Nutzen hat denn mein Mann noch von dieser „Zweisamkeit"? Viel zu viel sitze ich nutzlos herum und denke viel zu viel nach. Hanns steht wie ein Fels in der Brandung an meiner Seite und schirmt mich ab, wo immer es geht. Wir kennen uns so gut, dass ich spüre, welche Ängste und Sorgen ihn umtreiben. In mir wächst die Frage, ob ich ihm ein Leben mit mir, einer kranken und aus meiner Sicht untauglichen Frau, weiter zumuten darf. Genauso fühle ich mich: untauglich. Noch nie in meinem Leben war ich an einem Punkt angelangt, an dem ich nicht durch eine Aktivität, welcher Art auch immer, etwas hätte bewegen können. Jetzt aber nehme ich mich als hilflos, nutz- und wertlos wahr. Ernsthaft überlege ich, ob ich mich trennen muss. Dabei habe ich das Gefühl, mir das Herz aus dem Leib zu reißen, aber als Erstes möchte ich, dass Hanns glücklich ist. Kann er das an meiner Seite noch? Die Frage kann ich nicht beantworten, aber sie wird mich lange Zeit immer wieder quälen.

13. August 1999

„Es kann genauso gut sein, dass Sie morgens wach werden und an allen Vieren lahm sind."

Dieser schreckliche Satz des Chefarztes der Neurologie ist mir nie ganz aus dem Kopf gegangen. An manchen Tagen spukt er wie ein Gespenst durch meinen Kopf und ist nicht mehr zu vertreiben. Heute ist so ein Tag. Das Laufen ist heute Morgen wieder so schlecht gewesen, dass Hanns mich sofort in die Klinik gebracht hat. Außerdem habe ich seit einiger Zeit Spastiken in den Beinen, vorzugsweise links. Gesellschaftlich bin ich ein Flop, gehe abends spätestens um zwanzig Uhr ins Bett und stehe morgens gerädert wieder auf. An ruhigen Schlaf ist nicht zu denken. Freunde treffen wir nur noch selten.

Die bekannten Untersuchungen ergeben, dass sich ein neuer Herd in Höhe des dritten Halswirbels gebildet hat. Sofort dringt die Angst wie ein kalter Hauch in meinen Wattebausch ein. So hoch saß bisher kein Herd. Die anderen finden sich alle im Brust- und Lendenwirbelbereich. Und das habe ich verstanden: Je höher der Herd, desto heftiger die Schädigung. Sollte die Prognose „an allen Vieren lahm" nun doch eintreffen? Ich versuche, mir meine Angst nicht anmerken zu lassen. Meine Familie braucht keine Mutter und Ehefrau, die durchdreht und alle verrückt macht. Und ich habe mir geschworen, mich nicht von einer Depression einfangen zu lassen. Tatsächlich bekomme ich ein großes Kompliment vom Chefarzt im weißen Kittel: Er habe noch nie eine Patientin oder einen Patienten gehabt, der unter so hoher und lang andauernder Cortison-Einnahme nicht zugenommen habe. Wahrscheinlich hatte auch keiner seiner Patienten einen Vater, der nach jahrelanger Kontaktsperre zur Begrüßung sagt: „Bist du dick geworden!"

Ich konzentriere mich auf die gute Nachricht: Der Kopf ist nach wie vor ohne pathologischen Befund – keine MS. Gott sei Dank! Erneut bekomme ich hoch dosiert Cortison, fünfmal fünfhundert Milligramm, und die Dosis des Augenmedikamentes wird verstärkt. Daneben den ganzen Strauß voll Tabletten und Spritzen zur Verhinderung von Nebenwirkungen. Der Wattebausch verdichtet sich. Jetzt fühle ich mich wie ein Flummi, ein kleiner Vollgummiball, der von rechts nach links geworfen wird und keinen Einfluss hat auf das, was mit ihm passiert. Ich bin so erschöpft, rat- und hilflos, dass ich einfach nur aushalte. „Gemessen an Ihrem Temperament haben Sie sich genau die falsche Krankheit ausgesucht. Da habe ich schon lieber Patienten mit einem Hang zum Pragmatismus. Einen Beamten zum Beispiel." Ich bin nicht sicher, ob der Chefarzt mich aufmuntern will, aber ich glaube, er meint das ernst. Und er hat recht: Ich will was tun, trainieren, aktiv werden. Aber genau das wäre auch das Falsche, denn Stress ist neurotoxisch, Gift für mein Nervensystem, und körperliche Überanstrengung führt sofort zur Verschlechterung der Symptome.

Wieder werde ich entlassen, ohne dass klar geworden wäre, was zu der Myelitis geführt hat. Sicher sind sich alle Weißkittel nur in Einem: Die Impfung hat damit nichts zu tun. Zuhause brauche ich Wochen, um die Angst nicht überhandnehmen zu lassen. Möhren stehen fast schon unter Naturschutz, so viel habe ich davon inzwischen gegessen, um den immerwährenden Hunger in den Griff zu bekommen. Die Cortisondosis darf ich alle zwei Wochen verringern, und als ich endlich wieder bei zwanzig Milligramm angekommen bin, lichtet sich der Vorhang. Meine Augen schauen, bis auf den Schleier wegen des Makulaödems, wieder klar in die Welt, und mich erfüllt eine unendliche Dankbarkeit, wieder ein wenig mehr am Leben teilnehmen zu können.

Gehen kann ich mit großer Mühe und vielen Pausen noch etwa drei Kilometer, danach bin ich völlig erschöpft. An Tennisspielen, Joggen oder Skifahren ist ab sofort jeder Gedanke verschwendet und nicht nur das: Allein die Gedanken daran tun mir unglaublich weh. Kommt mir eine Joggerin entgegen, steigen mir Tränen in die Augen, und mein Magen schnürt sich zu. Ich kann kaum ertragen, dass ich mich nicht erinnern kann, wann ich zum letzten Mal durch den Teutoburger Wald gelaufen bin oder auf dem Tennisplatz gestanden habe. Ab jetzt will ich jeden Moment abspeichern und nichts mehr als selbstverständlich annehmen.

Auf Fotos sehe ich aufgedunsen und vollkommen erschöpft aus, ich erkenne mich gar nicht. Wieder und wieder quälen mich weiter die Gedanken, dass ich es Hanns schuldig bin, ihn freizugeben.

Zum Glück wäscht mir ein guter Freund den Kopf und macht mir klar, dass nur einer diese Entscheidung treffen dürfe: mein Mann höchstpersönlich. Als ich das verstehe, fällt eine große Last von mir. Ich kann und will mir ein Leben ohne ihn nicht vorstellen. Als ich das Gespräch mit Hanns suche und ihm meine Gedanken endlich offenbaren kann, fängt er an zu weinen. „Das kann doch nicht dein Ernst sein", stammelt er. „Wie kannst du nur einen Gedanken daran verschwenden?" Er nimmt mich in den Arm und sagt: „So etwas will ich nie wieder von dir hören."

5. Dezember 1999

„Was hast du denn jetzt vor, Mutzel?"

Zwei Kerzen brennen auf dem Adventskranz. Wir alle sitzen um den Tisch, frisch gebackene Plätzchen vor uns, Kakao und Kaffee dampfen in den Tassen. Es duftet verheißungsvoll nach Weihnachten, im Kamin knistert ein Feuer. Inzwischen ist klar, dass ich meine Arbeit in der Praxis nicht mehr aufnehmen kann. Seit April bin ich durchgehend krankgeschrieben. Sarah ist die Erste, die diese Frage ausspricht. Ich bin überrumpelt, zucke mit den Schultern, habe keine Perspektive in meinem Kopf.

„Mutzel, seit ich auf der Welt bin, höre ich von dir, dass du es so schade findest, dass du kein Abi hast. Du kannst sitzen, lesen und denken. Dann komm doch endlich in die Hufe, und geh wieder zur Schule." Meine kluge Tochter! Mit ihren gerade mal fünfzehn Jahren ist sie schlauer als wir alle. Sie fühlt genau, dass mein Sport ab sofort in meinem Kopf stattfinden muss, und dass mir das Nichtstun, Abwarten, Aussitzen von Tag zu Tag unerträglicher wird. Mein Blick wandert durch die Runde. Hannah ist begeistert, meine Mutti schaut fragend, und Hanns ist sofort Feuer und Flamme. In mir steigt etwas hoch. Ich kann es noch nicht beschreiben, aber es fühlt sich gut an. Hoffnung scheint dabei zu sein und die Aussicht, mich endlich häuten und aus meinem Wattebausch wieder ausziehen zu können. Noch vor Weihnachten stelle ich einen Antrag für einen Schwerbehindertenausweis und ich melde mich beim Abendgymnasium an.

1. Februar 2000

„Nun sitzt du also tatsächlich wieder in einer Schulbank.“

Ein wenig wundere ich mich immer noch über mich selbst. Stimmengewirr klingt durch den Raum. Ich sitze in einem Klassenraum, in dem das Abendgymnasium Bielefeld seine Vormittagskurse abhält. Das klingt ein wenig paradox, aber die Kurse am Vormittag werden Schülern angeboten, die in Spätschicht arbeiten müssen, oder auch Müttern mit Kindern. Meine Anmeldung ist angenommen worden. Unterrichtszeit ist täglich von 8.15 Uhr bis 12.15 Uhr, eine Zeit also, in der mich niemand vermissen wird. Wenn ich mich nach Schulschluss beeile, kann ich das Essen auf dem Tisch haben, wenn alle nach Hause kommen. Meine Mutti hat mir versprochen, mich zu unterstützen. Sie hat Anfang der 90er-Jahre ihr Haus in Neuss verkauft und sich ihr Elternhaus in Vlotho hergerichtet. Und sie ist die weltbeste Oma für meine Kinder, die man sich denken kann. Das leise Stimmengewirr hat etwas Beruhigendes, und meine Gedanken schweifen wieder in die Vergangenheit.

5. März 1984

„Mutti, ich bin schwanger!“

Ich platze mit der für mich wunderbaren Nachricht im Haus meiner Mutter raus. Hanns wusste immer, dass ich nicht verhüte und einen dringenden Kinderwunsch habe, aber als der Test positiv ist, überrascht es ihn dann doch sehr. Er scheint erst einmal verdauen zu müssen, und ich bin mir nicht sicher, ob er mich und das Kind haben will. Mutti sieht von dem Bügelbrett auf, das sie mitten im Wohnzimmer aufgestellt hat, Berge von Bügelwäsche neben sich. Sie hebt fragend den Blick: „Und? Was sagt Hanns dazu?“

Sofort bin ich wütend und enttäuscht, Tränen schießen in meine Augen. Kann denn niemand sich mit mir freuen? Mein Herzenswunsch erfüllt sich gerade, ein kleiner Mensch wächst in mir heran, und niemand teilt meine Freude, meine grenzenlose Glückseligkeit? Wieso fragt niemand, was es mir bedeutet? „Kannst du nicht einmal fragen, wie es mir damit geht? Hanns weiß noch nicht, was er will, im Moment ist er noch nicht so begeistert.“

Ein Schatten huscht über ihr Gesicht, dann richtet sie sich auf: „Ach, Kind, es ist immer weitergegangen, dann geht es auch jetzt weiter. Ich kann das Haus verkaufen, dann kommen wir auch ohne Hanns gut über die Runden.“ Eine Welle voller Liebe zu dieser Frau, die meine Mutti ist, schwappt in meinem Herzen über. Früher hatte sie mich oft allein gelassen, aber jetzt ist sie da, bei mir und meint es genauso, wie sie es sagt. Das kann ich in diesem Moment sehr gut fühlen. Drei Tage später macht Hanns mir einen Heiratsantrag.

Mutti und ich haben nie über meine Kindheit und ihre damaligen Probleme gesprochen, aber es ist, als wolle sie etwas gutmachen, und ich lasse es nur allzu gerne zu. Trotzdem ist unser Verhältnis schwierig und wird es bis zum Ende bleiben. Sie gehört dieser verschlossenen Generation an, die den Krieg erlebt hat, kehrt Probleme gerne unter den Teppich, wie sie sagt, und lebt nach der Devise: „Es ist immer weitergegangen, also wird es auch jetzt weitergehen." Genau das habe ich gelernt von dieser mutigen Frau, der es eine Zeit lang den Boden unter den Füßen weggerissen hat. Und jetzt ist sie auch da. Vollen Einsatz bringt sie mit ihren inzwischen achtzig Jahren in unsere Familie ein. Sie bügelt Berge unserer Wäsche, neben unserer privaten auch noch die aus der Praxis. Sie geht mit den Hunden in den Wald gleich neben unserem Haus und hütet die Kinder und Tiere, wenn Hanns und ich Urlaub machen oder zu Fortbildungen unterwegs sind.

1. Februar 2000

„Guten Morgen!"

Schlagartig wird es leise um mich herum, ich erwache aus meinen Erinnerungen. Eine junge Frau hat den Klassenraum betreten, steht nun vorne vor der Tafel und wartet, bis alle zur Ruhe gekommen sind. „Einige neue Gesichter." Sie lässt den Blick schweifen. „Dann beginnen wir einfach mit einer Vorstellungsrunde." Mit diesen Worten schreibt ihren Namen an die Tafel. „Ich unterrichte Mathematik und bin zugleich eure Klassenlehrerin. Fang du doch bitte an, sag deinen Namen, welche Schulbildung du hast und was dich bewegt, hier zu sein."

Damit weist sie mit ihrem Kreidestück in der Hand auf eine Mitschülerin in der ersten Reihe. Kurz zuvor hat sie noch darauf hingewiesen, dass sie es bevorzugen würde, wenn wir uns duzen. Für mich zunächst ein komisches Gefühl, die Lehrerin zu duzen. Namen und Lebensläufe ziehen im Eiltempo an meinem Kopf vorbei. Kaum einen kann ich mir merken. Nur das altbekannte

Gefühl stellt sich ein: Alle können mehr als ich, sind besser als ich, und ich werde das hier niemals schaffen. Das alte Schultrauma sitzt tief.

Zwischen Euphorie und Niedergeschlagenheit schwankend verlasse ich nach meinem ersten Schultag mit meinem Stundenplan in der Tasche die neue Stätte meines Wirkens. Vieles ist fremd und neu. Vor dem Lernen habe ich keine Angst, Lernen ist etwas Wunderbares, begeistert mich und ist das, was ich immer wollte. Außerdem habe ich ständig irgendwas gelernt: Nach meiner Ausbildung zur Kinderpflegerin wurde ich Zahnarzthelferin, später dann ZMF, und nach der Geburt von Hannah hat mich das Arbeitsamt in einen Umschulungskurs zur Textverarbeitungskorrespondentin gesteckt. Zahnarzthelferinnen gab es damals wie Sand am Meer, passend zur Ärzteschwemme. Keine Aussicht auf eine Stelle hat es geheißen, aber das Neue, das mit den Computern, das sei jetzt groß im Kommen. Wie recht sie hatten, die Leute vom Arbeitsamt. Wordstar hieß das Textverarbeitungsprogramm, das ich neben vielem anderen dort erlernte und gleich nach der Praxisgründung schon für Arztbriefe und andere Korrespondenz nutzen konnte. Für die Röntgenscheine habe ich gelernt, erst für die Zahnmedizin, später für die Humanmedizin.

Und privat habe ich Segeln gelernt, mit dem dazugehörigen Sprechfunk, erst auf einer kleinen Jolle, später dann auch mit einem Segelboot. „Auf keinen Fall geht ihr zusammen auf ein Boot", meinte der Segellehrer beim Jollenkurs. „Bei Eheleuten gibt es immerzu Krach, und darunter leidet dann die ganze Gruppe. Das kommt nicht infrage!" Natürlich haben wir uns durchgesetzt, wir wollten später ja auch zusammen segeln. Wir hatten nie Probleme, weder auf einem Boot noch im Auto und auch nicht in der Praxis. Die Zauberworte hießen „Aufgabenteilung" und „gegenseitiger Respekt", und das haben wir immer sehr ernst genommen. Achtung vor dem Tun des anderen, Vertrauen und klare Aufgabenteilung, nicht so schwer mit einem Mann wie meinem. Das Lernen ist für mich daher nicht das Problem. Aber alle Mitschüler sind deutlich jünger als ich und geben an, so viel schon zu wissen. Wieder einmal fühle ich mich klein, wertlos und dumm. Kann ich das schaffen? Zumindest versuchen, das ist klar! Ich will mein Leben wieder in den Griff kriegen.

8. März 2000

„Ihr Befund ist unauffällig."

So richtig freuen kann ich mich über dieses Ergebnis kaum noch. Wieder einmal wurde der Liquor entnommen, ich musste tagelang liegen. Alle Untersuchungen ergeben keinen pathologischen Befund. Ich entscheide, dass es die letzte Lumbalpunktion sein soll. Die langen Nadeln im Rückenmark machen mich nicht froh und führen zu nichts. Die Inkontinenz hat zugenommen, die Vorlagen werden größer, reichen aber bis auf wenige Ausnahmen noch aus. Schlafen kann ich nach wie vor maximal zwei Stunden am Stück, danach liege ich oft sehr lange wach, bevor ich wieder einschlafe. Eine knappe Woche später werde ich entlassen: Alles wie immer, keiner weiß was, aber die Impfung kann definitiv nicht zu meinen gesundheitlichen Problemen geführt haben. Die Weißkittel sind da unerbittlich, geschlossen in ihrer Ansicht und wenig gesprächsbereit. Was ich zu dieser Zeit noch nicht weiß, ist, dass der Lebendimpfstoff, Sabin OPV, den ich vor sechs Jahren erhalten habe, seit 1998 in Europa nicht mehr empfohlen wird. Hier und da, zwar äußerst selten, aber eben hier und da ist es zu unerwünschten Nebenwirkungen gekommen. Darunter gab es auch Fälle einer Impf-Poliomyelitis, einer Kinderlähmung also, die durch die Impfung ausgelöst worden ist.

Meinem Antrag auf Anerkennung als Schwerbehinderte ist stattgegeben worden. Mitte Februar halte ich es schwarz auf weiß oder vielmehr schwarz auf grün, in den Händen: Grad der Schwerbehinderung 50, Organisches Nervenleiden und eine Blasenentleerungsstörung. Ich nehme das so hin, obwohl ich nicht an einer Blasenentleerungsstörung leide, sondern das genaue Gegenteil der Fall ist. Meine Blase ist überaktiv, sie entleert sich zu oft, vor allem, ohne dass ich es will. Es soll nicht der letzte Fehler einer Behörde bleiben, aber das weiß ich in diesem Moment noch nicht.

16. April 2000

„Mir reicht es jetzt. Wir müssen etwas unternehmen!"

Nachdem mein Mann seit einem Jahr nächtelang Berichte studiert hat, um etwas über die Hintergründe der Myelitis zu erfahren, bucht er kurz entschlossen einen Flug für uns nach Rochester, Minnesota. Er ist nach wie vor der Meinung, dass ein Zusammenhang zu der Impfung gegeben ist. Vor dem 18. November 1994 war ich eine kerngesunde Frau, sportlich, agil, lebendig. Jetzt bin ich nur noch ein Schatten meiner selbst, der tagtäglich alles gibt, um dem Alltagsleben gerecht zu werden. Hanns hat in der internationalen medizinischen Literatur Berichte über zwei Fälle gefunden, in denen der Zusammenhang einer Myelitis nach einer Schluckimpfung gegen Kinderlähmung beschrieben wird.

Herr Dr. Weinshenker an der Mayo-Clinic in Rochester ist bereits damals eine Koryphäe im Bereich von MS und demyelisierenden Erkrankungen des zentralen Nervensystems und somit auch der Neuromyelitis optica. Hanns hat im Vorfeld mit ihm telefoniert und meine MRT- und CT-Aufnahmen nach Amerika geschickt. Gleich als wir in der Klinik ankommen, ist die erste Amtshandlung die Frage nach unserer Kreditkarte. Sie wird im Vorfeld mit einer Anzahlung belastet.

Vom 17. April an durchlaufe ich verschiedene Abteilungen in dieser riesigen anonymen und unpersönlichen Klinik. Sie mutet an wie eine Gesundheitsfabrik, endlos lange Flure mit unzähligen Türen und offenen Sammelpunkten, wo Hunderte von Patienten warten. Ein alter Mann wird aufgerufen, während wir ebenfalls dort sitzen. Mühsam erhebt er sich. Es ist deutlich zu erkennen, wie schwer es ihm fällt, und dass er große Schmerzen haben muss. Mit schweißnasser Stirn lächelt er die Dame im weißen Kittel an. „Könnte schlechter sein", ist seine Antwort auf die Frage, wie es ihm gehe. Ich sehe ihm lange nach; so viel Gelassenheit und Duldsamkeit beeindrucken mich sehr.

Mir wird Blut abgenommen, der Augenarzt schaut mir tief in die Augen, und Dr. Weinshenker spreche ich einmal zu Beginn und ein weiteres Mal am Ende meines Aufenthaltes. Dazwischen schlagen wir die Zeit tot. Rochester ist keine attraktive Stadt, und wegfahren können wir nicht, dazu gibt es zwischen den Terminen nicht ausreichend Zeit. „Ich glaube, jetzt muss ein Rollstuhl her." Als wir am dritten Tag unseres Aufenthaltes in einer Mall stehen, die sich über viele Etagen mit langen Gängen vor mir erstreckt, leiht Hanns einen Rollstuhl für mich aus. Da sind die Amerikaner vorbildlich. Barrierefreiheit kennen sie schon zu Beginn des neuen Jahrtausends. Natürlich zögere ich. Mich in den Rollstuhl zu setzen, kostet mich Überwindung. Der Satz des Chefarztes klingt in meinem Kopf: „Möglicherweise müssen Sie nie im Rollstuhl sitzen; es kann aber auch sein, dass Sie morgens aufwachen und an allen Vieren lahm sind." Ist jetzt die Zeit gekommen? Bin ich auf dem Weg zur vollständigen Lähmung?, schießt es mir durch den Kopf. Wieder einmal ist es Bonhoeffers Lied, das mir Gelassenheit gibt: „... erwarten wir getrost, was kommen mag". Und ich habe allen Grund dazu. Hinter mir steht Hanns, wahrscheinlich selbst mit den Tränen kämpfend, und nimmt mit einem aufmunternden „Hops!" der ganzen Situation die Schärfe. Dann schiebt er mich – geisterbahnähnlich – erst schnell, dann wieder stark abbremsend und die Kurven eng nehmend, durch die Mall. Es ist gar nicht so schlimm im Rollstuhl, jedenfalls nicht jetzt, wo Hanns dem Ganzen den Schrecken nimmt. Wir lachen viel und helfen uns so gegenseitig, dem Neuen, Unbekannten, Bedrohlichen die Macht über uns zu nehmen.

Das Ergebnis der Untersuchungen ist enttäuschend, gleichwohl bin ich erleichtert. Der Augenarzt, der mich dort untersucht, bestätigt die Diagnose des Makulaödems und findet keine Anzeichen für eine NMO. Inzwischen ist die NMO zu einer bekannten Größe geworden und hat die Position des Spitzenreiters übernommen. Multiple Sklerose ist klar auf Platz zwei meiner Angstliste verdrängt worden, wobei es sich allerdings um die Wahl zwischen Pest und Cholera handelt. Brian G. Weinshenker M.D. spricht in seinem Entlassungsbrief von einer komplexen Situation, da einige Merkmale nicht zu einer typischen MS passen würden. Trotzdem halte er eine atypische MS nicht für ausgeschlossen, empfiehlt wachsam zu bleiben und nennt meinem Mann den Namen eines Neurologen in Würzburg. Einen Zusammenhang mit der Impfung hält er für ausgeschlossen.

Am 22. April fliegen wir ohne neue Erkenntnisse, aber um viele US-Dollar und die Flugkosten leichter, zurück nach Deutschland. Meine Krankenkasse hat eine Kostenbeteiligung erwartungsgemäß abgelehnt. Der Neurologe in Würzburg will mich gar nicht sehen: zu uninteressant, mein Fall. Außerdem sei schon alles gesagt. In den nächsten Jahren folgen nur noch regelmäßige Verlaufskontrollen im MRT. Sie sind lange ohne Befund, mein Schlumpf-Dorf wächst.

20. Dezember 2002

„... möchte ich mich vor allem für die Unterstützung unserer Familien bedanken, die es ermöglicht haben, dass wir heute hier stehen.“

Ich lasse den Blick über all die Menschen schweifen, die im Raum sitzen und mich erwartungsvoll ansehen. Ich kann kaum atmen. Reden vor vielen Menschen an exponierter Stelle, wie hier auf dem Rednerpult, ist für mich nach wie vor Höchststrafe. Aber ich bin die Kursmutti, mit Abstand die älteste Abiturientin. Da muss ich wie selbstverständlich die Rede halten und habe es auch fast schon geschafft. Noch zwei, drei Sätze, dann darf ich das Pult verlassen und mit meiner Familie feiern.

Alle freuen sich mit mir. Sarah wird im kommenden Sommer auch ihr Abitur machen. Sie ist so erwachsen geworden. In der ersten Hälfte der elften Klasse war sie zum Auslandsaufenthalt in Neuseeland. Als sie zurückkam, überraschte sie uns mit dem Wunsch, die beiden letzten Schuljahre im Internat verbringen zu dürfen. Und, als wäre das nicht genug, hat sie sich auch noch auf ein Internat am Bodensee fixiert. Das ist nicht nur eine finanzielle Hausnummer für uns, sondern auch ein völlig neuer und zunächst fremder Gedanke. Aber sie hält eisern an der Idee fest und erklärt, sogar auf das zum Abitur in Aussicht gestellte Auto verzichten zu wollen, wenn sie nur nach Überlingen dürfe. Wir legen ihr keine Steine in den Weg. Bildung und Reisen wollen wir unseren Kindern nach Möglichkeit finanzieren, darin sind wir uns einig.

Vor eineinhalb Jahren sind Sarah und ich daher gemeinsam zum Internat in Überlingen gefahren. Wir haben es Sarah überlassen, den Schulleiter davon zu überzeugen, dass sie eine Bereicherung für die Schule wäre. Das Auswahlverfahren ist nicht ohne, längst nicht alle Bewerber werden aufgenommen. Es gab nur noch zwei Plätze, Sarah hat einen bekommen. Nun ist sie schon in der Oberprima oder dreizehnten Klasse, wie man inzwischen sagt. Sie hat gute Noten und möchte Medizin studieren. Ich beneide sie ein bisschen, bin ich selbst noch völlig ohne Plan, wie es weitergehen soll. Nur eines ist sicher: Zahnmedizin fällt aus meiner Lebensplanung raus. Ich müsste mich gegen viele Krankheiten impfen lassen, und obwohl alle Ärzte in ihren weißen Kitteln sich einig sind, dass die Impfung nicht der Auslöser war, sind sie sich auch einig, dass ich weitere Impfungen nicht erhalten soll. Außerdem verstehe ich genug von der Zahnheilkunde um zu wissen, dass es nicht hilfreich ist, als Zahnärztin im Rollstuhl zu sitzen. Sicher nicht unmöglich, für mich kommt es aber nicht infrage.

Mein Grad der Behinderung ist nach wie vor 50, ein Änderungsantrag im März 2002 wurde abgelehnt, obwohl sich die mir mögliche Gehstrecke deutlich reduziert hat. Sie beträgt noch etwa fünfhundert Meter unter allergrößter Anstrengung, sehr langsam mit vielen Pausen. Aber der Amtsarzt war der Meinung, es reiche nicht aus, da brauche es mehr, um „auf der GdB-Leiter nach oben zu klettern", wie er es nannte. Mein Verstand begreift das nicht. Wie so oft in den letzten Jahren fühle ich mich ausgeliefert: den Weißkitteln und neuerdings auch den Entscheidungen der Ämter. Mein Gefühl sagt mir, dass das noch nicht das Ende ist, und der Rollstuhl durchaus langfristig eine alternativlose Realität werden kann.

Neben dem prima Abitur habe ich aber einen weiteren Grund, glücklich zu sein. Gleich in der ersten Woche nach Beginn meiner Schullaufbahn am Abendgymnasium habe ich eine Mitschülerin, Alexa, etwas besser kennengelernt. Sie hat vor mir gesessen und mir ein paar ihrer Unterlagen aus dem Vorsemester geliehen. Einige meiner Mitschüler hatten schon ein halbes Jahr die Schulbank gedrückt, als ich dazugestoßen bin. „Krass, dass du dir das in deinem Alter noch zutraust", waren ihre ersten Worte an mich. Nicht unbedingt das, was ich hören wollte, aber wir sind so ins Gespräch gekommen.

Alexa ist wie ich Zahnarzthelferin und möchte mehr vom Leben. Sie finanziert sich durch eine Teilzeitstelle in einer Kieferorthopädischen Praxis, mit ambulanter Fußpflege und später noch mit Nagelmodellagen. Eine unglaublich toughe Frau. Obwohl sie fünfzehn Jahre jünger ist als ich, passt die Chemie sofort. Seite an Seite lernen wir in den nächsten Jahren, lachen, weinen, verzweifeln, triumphieren und motivieren uns immer wieder gegenseitig. Trotz des Altersunterschieds werden wir Freundinnen und wissen, dass wir uns immer aufeinander verlassen können. Und später wird sie mir noch einen Weg weisen, aber das wissen wir beide im Augenblick noch nicht.

26. Dezember 2002

„Zeugnis der Allgemeinen Hochschulreife“

Es klingt noch so fremd, und doch halte ich es schwarz auf weiß in meinen Händen. Bei meinem Mann hieß es noch „Zeugnis der Reife“, aber ich muss einräumen, ein überholter Begriff. Über die Weihnachtstage überlegen wir nun gemeinsam in der Familie, was ich mit meinem „Reifezeugnis“ anfangen kann. Mit meinem Notendurchschnitt und meiner Schwerbehinderung stehen mir alle Türen offen. Ich weiß aber, dass mein Leistungsvermögen begrenzt ist. Das Studium sollte daher in Bielefeld möglich sein, damit ich neben Haushalt, Praxisverwaltung und Studium nicht auch noch lange Wege in Kauf nehmen muss. Außerdem ist mein Lebensmittelpunkt hier in der Stadt, da will ich auf keinen Fall weg. Leider gibt es hier wenig, was mich wirklich interessiert. Während ich auf der Webseite der Uni Bielefeld herumstöbere und die verschiedenen Fakultäten in Augenschein nehme, stolpere ich auch über die Seite der Juristischen Fakultät. Und da ist es wieder: dieses innere Schwingen, ein Signal, das mir sagt, bleib da dran, das ist ein guter Weg.

Am zweiten Weihnachtstag sitzen wir wieder alle um den Esstisch. Wenige sind wir geworden im Gegensatz zu früher. Damals waren Detlef und Erika dabei, meine Schwiegereltern und meine Mutti. Nachdem mein Schwiegervater den Schlaganfall erlitten hat, ist er auf seinen Wunsch in ein nahe gelegenes Seniorenstift gezogen. Dort bewohnt er ein kleines Appartement, kann aber das

Bett nicht mehr verlassen. Er fehlt in dieser Runde ebenso wie Erika, die drei Monate nach meiner Schwiegermutter verstorben ist.

Wieder bin ich es gewesen, die am Telefon die Nachricht bekommen hat, dass jemand aus der Familie gestorben sei. Meine Schwägerin ist ihrem Mann gefolgt. Auf derselben Autobahn, nur wenige Kilometer vom Unfallort meines Schwagers entfernt, ist zehn Tage vor ihrem Tod ein Aneurysma in ihrem Kopf geplatzt. Sie war mit einer Freundin unterwegs, als sie bei einer Geschwindigkeit von 160 km/h über dem Lenkrad zusammengesackt ist. Zum Glück gelang es der Freundin, den Wagen an die rechte Leitplanke zu lenken und dort abzubremsen. Nach zehn Tagen auf der Intensivstation ist Erika, ohne das Bewusstsein noch einmal zu erlangen, gestorben. Im November ihres Sterbejahres wäre sie zweiundvierzig Jahre alt geworden. Hannah sagt später einmal zu mir: „Immer muss ich auf Beerdigungen, ich möchte mal auf eine Hochzeit.“ Die vielen Todesfälle, die unsere Familie treffen, legen in die Kinderseele ein Samenkorn, aus dem eine übermächtige Trennungsangst erwachsen wird. Aber was kann ich tun, außer mein Kind tröstend in den Arm nehmen?

Hanns, meine Mutti, Sarah, Hannah und ich sind aber da. Wir hören im Hintergrund leise Weihnachtslieder, die Hunde liegen nach einem ausführlichen Spaziergang auf ihren Decken. Es riecht leicht nach nassem Hund. Ich liebe das, es ist so behaglich. Dazwischen Kaffeeduft und der Geruch nach Bienenwachs und Mandarinen. „Was haltet ihr davon, wenn ich Jura studiere?“, lasse ich die Bombe platzen.

Innerlich halte ich mich für größenwahnsinnig. Das Studium soll sehr anspruchsvoll sein, nicht alle halten durch und schaffen es bis zum Ende. Tapfer schaue ich in die Runde. Fragende Gesichter erwidern meine Blicke. „Jura?“ Unisono klingt es mir entgegen. „Wie kommst du jetzt auf Jura?“ In unserer Familie gibt es keinen Juristen, und für meine naturwissenschaftlich interessierten Familienangehörigen ist es ein unglaublich langweiliges Fach. Aber ich gebe alles, um sie für meine Idee zu begeistern. „Es gibt tatsächlichen einen Grund, ich hatte es nur vergessen", meine Stimme wird fester. „Und ihr wart noch zu klein, um etwas mitzubekommen."

Es ist Weihnachten, wir haben Zeit, und alle Menschen im Raum interessieren sich für mein Leben. Hanns ist der Einzige, der weiß, was jetzt kommt. Er schaut mich aufmunternd an. „Du warst gerade geboren, vielleicht ein Jahr alt", wende ich mich an Hannah. „Da gab es ein Ereignis, das mich jetzt auf diese Idee bringt: Vor Sarahs Geburt habe ich lange in der Zahnarztpraxis von Gisela in Essen gearbeitet, das wisst ihr ja. Schon während meiner Schwangerschaft, als klar war, dass ich bei ihr aufhören werde, habe ich immer wieder versucht, meiner Chefin alles zu erklären, was mit der sehr komplexen Abrechnung der prothetischen Versorgung der Patienten im Zusammenhang stand. Sie interessierte sich leider kein bisschen dafür."

„Was ist eine prothetische Versorgung bei Zahnärzten?" Es ist Hannah, die mich das fragt. Klar, ich setze immer voraus, dass meine Familie diese Begrifflichkeiten kennt, aber das ist natürlich nicht immer der Fall. „Davon spricht man, wenn Patienten Zahnersatz bekommen. Das können Kronen oder Brücken, aber auch herausnehmbare Prothesen sein", kläre ich meine kleine Tochter daher auf. Hannah nickt mir verstehend zu. „Meine Nachfolgerin wollte von mir nicht eingearbeitet werden", fahre ich daher fort. „Sie sei in Abrechnung gut geschult, sozusagen eine perfekte Kraft, nicht nur auf diesem Gebiet, betonte sie immer wieder. Irgendwie hat sie mich immer abgelehnt, obwohl wir uns nie persönlich begegnet sind. Mir war das nicht geheuer, aber Gisela wollte nichts davon hören und war überzeugt, eine gute Wahl mit Frau Anders getroffen zu haben.

Etwa zwei Jahre nachdem ich die Praxis verlassen hatte, rief Gisela bei uns an. `Würdest du bitte mal ein oder zwei Wochen in die Praxis kommen und schauen, was hier los ist? Seit du nicht mehr hier bist, bricht mir der Umsatz weg.` Ich habe sie erinnert, dass ich zwei kleine Kinder habe, einhundertfünfzig Kilometer entfernt wohne und zurzeit in einer vom Arbeitsamt finanzierten Maßnahme zur Textverarbeitungskorrespondentin umgeschult werde. Allenfalls während der Schulferien könne ich ein oder zwei Tage durch ihre Papiere schauen. Ihr war alles recht, ich solle bitte nur kommen."

Mit jedem Satz wird die Erinnerung deutlicher. Alle schauen mich erwartungsvoll an. Was soll das jetzt mit Jura zu tun haben?, kann ich in ihren Gesichtern lesen. „‚Du stehst mit einem Fuß im Gefängnis', klärte ich sie auf, als ich drei Wochen später in ihrer Praxis stand und die Unterlagen gesichtet hatte. ‚Deine Frau Anders schickt hier Vereinbarungen rum, auf denen steht: *Bitte unterschreiben und an die Praxis zurückschicken! Auf keinen Fall der Krankenkasse vorlegen!*' Persönlich war ich damals sprachlos über so viel Dummheit. Gisela ist, wie ihr ja wisst, eine fantastische Zahnärztin mit viel Gefühl für Ästhetik und hohem Anspruch an ihre Leistung, aber was ihre Abrechnungen anging, leider vollkommen planlos. Sie unterschrieb diese Vereinbarungen völlig blind, wie sie alles unterschrieben hat, was man ihr vorlegte. Na ja, und jetzt wollte sie wissen, ob ich ihr helfen könne, und genau diese Frage hatten Papa und ich schon erwartet", fuhr ich an meine drei aufmerksamen Hörer gewandt fort. Hanns war inzwischen in die Küche gegangen und räumte die Spülmaschine ein.

‚Mach mir ein Angebot', habe ich ihr daraufhin geantwortet. Wir hatten damals doch Rita für euch, weil ich bei dieser Umschulung war, und ihr wart bei ihr tagsüber in den allerbesten Händen. Sie war nicht nur Kinderfrau, sie wuppte auch den Haushalt, kaufte ein und kochte. Und so habe ich mich darauf eingelassen, noch einmal ein halbes Jahr zurückzukommen, Ordnung in die Papiere zu bringen und eine neue Helferin einzuarbeiten. Frau Anders erhielt am selben Tag ihre Kündigung, und ich nahm sofort nach Ende der Umschulung meine Arbeit bei Gisela wieder auf. Und dann ging plötzlich alles ganz schnell. Ich war etwa seit einem knappen halben Jahr wieder in Essen in der Praxis, als ich morgens dort ankomme. Damals bin ich jeden Morgen mit dem

Zug nach Essen und nachmittags wieder zurück."

Ich atme tief durch. Bei der Erinnerung an das, was jetzt kommt, stockt mir immer noch der Atem: „Jedenfalls standen da fünf Herren in Anzügen mit großen Umzugskisten und schauten mich mit fragenden Augen an. ‚Sie sind Frau Pörtner?' Der Herr, der diese Frage an mich richtete, stand direkt hinter der Anmeldung, da, wo mein Platz war. Statt zu antworten habe ich mich suchend umgesehen. Weder Gisela noch meine Kolleginnen waren zu sehen. Also habe ich genickt und meinerseits gefragt, was diese Situation zu bedeuten habe. ‚Staatsanwaltschaft Essen, mein Name ist Köttgen", stellte der Anzugträger sich nun endlich auch mir vor. ‚Die Herren sind von der Kriminalpolizei, uns liegt eine Anzeige gegen Frau Dr. Frank wegen Verdacht auf Manipulation bei der Abrechnung vor.'

Ihr könnt euch vorstellen, dass mir der Schreck in die Glieder gefahren ist. Genau das hatte ich befürchtet, als ich die Abrechnungsunterlagen meiner Vorgängerin gefunden hatte, trotzdem war ich fassungslos. ‚Wo sind meine Chefin und die Kolleginnen?' – ‚Frau Dr. Frank ist oben in der Wohnung, und die Damen sitzen im Aufenthaltsraum. Ich möchte Sie bitten, jede Unterhaltung zu unterlassen.' Super! habe ich damals gedacht, jetzt bleibt der ganze Mist an mir hängen."

Hanns kommt aus der Küche zurück. Er ist fertig und nimmt fünf Weingläser aus dem Schrank. Unsere Töchter sind fast erwachsen, da gibt es für jede ein Glas Wein. In meinem Glas schwimmen drei Eiswürfel, um den Alkoholgehalt zu verdünnen. Auch Alkohol ist neurotoxisch, also Gift für mein zentrales Nervensystem. Ich bin dankbar für die kurze Unterbrechung. Mich wühlt die Erinnerung mehr auf, als ich erwartet habe. Gleichzeitig spüre ich, wie mich die Ameisen anfluten. Jede Aufregung ist Gift, aber ich möchte das jetzt mit meiner Familie klären. Je mehr ich darüber nachdenke, desto sinnvoller und verlockender erscheint mir ein Jura-Studium.

„Na ja, um das jetzt abzukürzen: Herr Köttgen hat seine Leute angewiesen, alle Karteikarten einzupacken. Zwischendurch kamen Patienten zu Terminen, denen ich irgendeine Story erzählen musste, warum ihr Termin geplatzt war. Zum Glück konnte ich wenigstens durchsetzen, die Nachmittagspatienten anzurufen und die Termine zu verlegen. Herr Köttgen stand die ganze Zeit wie ein Schatten neben mir, als habe er die Befürchtung, ich könne in irgendeinem Geheimcode mit irgendwem etwas konspirativ aushecken. Eine echt skurrile Situation. Zum Totlachen - hätte ich nicht so unfassbare Angst gehabt.“ Ich trinke einen Schluck Wein, brauche eine kleine Pause. Ich möchte dem Ganzen ein bisschen die Dramatik nehmen, was schwierig ist, weil ich damals wirklich Panik empfunden habe und mich in die Situation zurückversetzt fühle.

„Mutzel, das ist ja irre. Ich würde mir in die Hose machen, wenn plötzlich Kripo und Staatsanwaltschaft vor mir stehen würden!“ Sarah weiß gar nicht, wie recht sie hat. Mir ist es nicht anders ergangen. Hannah nickt zustimmend. „Gut, dass du damit gar nichts zu tun hattest. Du warst zum Glück erst kurze Zeit wieder in die Praxis.“ „Das stimmt nur zum Teil. Aber ich mach mal der Reihe nach weiter: Köttgen und Konsorten haben mich mit aufs Präsidium genommen. Es war inzwischen lange nach Mittag, und ich war seit fünf Uhr auf den Beinen. Ich hatte riesigen Hunger und eine Heidenangst. Die ganze Zeit im Auto stellte ich mir vor, wie erfahren und geschult so ein Staatsanwalt wohl sein müsse, und dass er nichts anderes wollen würde, als mich aufs Glatteis zu führen. Ich zwang mich, ruhig zu bleiben und ausnahmsweise mal erst zu denken und dann zu sprechen. Um etwas Zeit zu schinden habe ich ihm gesagt, dass ich erst zu einem Gespräch bereit sei, wenn ich etwas gegessen hätte.

Gleich mit der ersten Frage eröffnete er das Feuer: „Ist Ihnen klar, dass es hier um Betrug geht?“ Das Gespräch, das folgte, war ein einziges Ping-Pong-Manöver. Herr Köttgen bombardierte mich mit Fragen, zum Teil sehr suggestiv, und ich träumte trotzdem in meiner Naivität davon, ihm alles erklären zu können und damit die Sache zu erledigen. Ich war sehr blauäugig damals und bin auch gar nicht auf die Idee gekommen, einen Anwalt dazuzurufen. Jedenfalls habe ich dem Staatsanwalt den Ablauf der sogenannten Abdingung erklärt. Es gab Formulare von der Kassenzahnärztlichen Vereinigung, die sich Muster 1, 2 oder 3 nannten. Das Muster 3 machte einen Kassenpatienten für die komplette Behandlung zu einem Privatpatienten, war also so etwas wie ein privater Behandlungsvertrag. Die Kassen erstatteten ihren Anteil dann nur, wenn der Patient die Rechnung im Vorfeld komplett bezahlt hatte. Das war den wenigsten Patienten möglich, weil es um recht hohe Beträge ging. Daher wurde diese Möglichkeit nur sehr selten von uns gewählt.

Mit dem Muster 1 aber konnte für Teilleistungen eine private Vergütung vereinbart werden, zum Beispiel für Kronen mit einer Keramikverblendung. Problematisch dabei war allerdings, dass viele Krankenkassen davon ausgingen, dass auch eine Kunststoffverblendung ausgereicht hätte. Warum sonst hätte eine private Höhervergütung vereinbart werden sollen? Den Sachbearbeitern waren die Unterschiede nicht beizubringen, und sie hätten ja auch gar nichts ändern können. Standard waren damals Goldkronen oder kunststoffverblendete Kronen, eine Keramikverblendung war eher selten, jedenfalls im Seitenzahnbereich. Gisela hat in ihrer Praxis grundsätzlich keine Kunststoffverblendungen angeboten. Es war schon damals bekannt, dass Kunststoff aufgrund seiner Porosität im Laufe der Jahre Gerüche aufnimmt und später sogar anfängt zu stinken. Außerdem verfärbte er sich und führte zu Zahnfleischreizungen und -entzündungen. Es war einfach unhygienisch und kosmetisch nicht schön.

In Giselas Praxis wurde eine qualitativ sehr hochwertige Zahnmedizin angeboten. Sie war dafür weit über Essen hinaus bekannt und betrieb dabei einen außergewöhnlich hohen zeitlichen Aufwand, der von den Krankenkassen nicht honoriert wurde, weil die Gebühren der Krankenkassen unabhängig von der Qualität der Leistung gelten. Zusätzlich haben wir immer bei fast allen Versorgungen die Kiefergelenke vermessen. Das ist wichtig, damit die Kauflächen von Ober- und Unterkieferzähnen, beziehungsweise der neu anzufertigenden Kronen, ineinanderpassen und so das Kiefergelenk geschont wird. Das war eine reine Privatleistung, die aber komischerweise von vielen Ersatzkassen bezuschusst wurde."

Mein kleiner technischer Ausflug ist nötig, damit meine Zuhörer mir folgen können. Ich versuche mich auf das Nötigste zu reduzieren, aber es fällt mir schwer. Das Fieber der Zahnmedizin packt mich jedes Mal, wenn ich darüber erzählen kann. Jedoch ist dieser Traum ausgeträumt, und ich muss neue Ufer erobern, so viel ist klar. „Vor Sarahs Geburt habe ich in der Praxis die Verkaufs- und Beratungsgespräche geführt", zwinge ich mich, den Fokus auf das Wesentliche zu richten. „Gisela hat den Behandlungsplan erstellt und manchmal noch einen alternativen Plan. Den hat sie den Patienten ausführlich erläutert. Wir haben aber schnell erkannt, dass die Patienten in diesem ersten Gespräch vieles an Informationen nicht mitbekommen oder wieder vergessen hatten, und deshalb zeitnah ein zweites Beratungsgespräch bei mir angesetzt. Dazu kam, dass viele gegenüber einer Helferin nicht so große Hemmungen hatten, nachzufragen oder auch über Geld zu reden, wie mit der Zahnärztin. Ich habe den Patienten alle Fragen beantwortet und jeden darauf hingewiesen, dass es viele Zahnärzte gäbe, die billiger arbeiten würden. Billiger habe ich bewusst gesagt, damit klar wurde, dass es für weniger Geld auch weniger gute Leistung geben würde. Unsere Patienten gingen nach der Präparation der Zähne in das zahntechnische Labor, wo der Techniker die Farbe direkt im Mund auf die Kronen malte. Manchmal sogar in verschiedenen Sitzungen, damit alle Lichtverhältnisse berücksichtigt werden konnten. Das alles war im Aufpreis enthalten, den wir mithilfe der Musterformulare vereinbarten."

Meine Zuhörer sind nach wie vor bei der Sache. Ich versuche, alles möglichst kindgerecht zu erklären und sie weiter bei der Stange zu halten. Es war eine komplizierte Materie damals. Auf den Fortbildungen, die ich häufig und gerne besucht habe, hat man uns mit dieser Problematik weitestgehend allein gelassen. „Macht es so, aber sprecht nicht groß drüber“, war die überall gleiche Ansage der Dozenten, falls mal gezielt nachgefragt wurde. „Seid ihr noch bei mir? Interessiert euch das wirklich?“, frage ich aber trotzdem in die Runde. Heftiges Nicken zeigt mir, ich soll fortfahren. Sie sind groß geworden, unsere Mädels. – „Ich habe damals die Einzelpreise addiert, also die Aufschläge für die Keramikverblendungen und die Vermessung des Kiefergelenks. Dann habe ich die Einzelheiten mit den Patienten besprochen und angeboten, alles in einer Summe zusammenzufassen und nur den Gesamtbetrag unter der Kiefergelenksanalyse auszuweisen. Der Preis dafür war frei verhandelbar, es gab keine Gebührenordnung hierfür, die uns an die Leine gelegt hätte. Der Vorteil lag allein bei den Patienten. Sie mussten nicht den Gesamtbetrag der Kronen oder Brücken zahlen, sondern bekamen so wenigstens den bestmöglichen Zuschuss von der Krankenkasse. Retrospektiv mag das wie Kassenbetrug aussehen, aber damals war ich der Ansicht, alles richtig zu machen und unseren Patienten zu helfen. Und wenn ich es genau betrachte, bin ich immer noch davon überzeugt.“

Ich halte kurz inne, lasse das Gesagte in mir wirken. Ja, damals wollte ich es den Patienten leichter machen, sich im Dschungel der Bürokratie zu behaupten. Und nach wie vor bin ich der Meinung, dass das nicht vollkommen falsch gewesen sein kann. „Bevor ich damals die Praxis verlassen habe, habe ich versucht, Gisela die Zusammenhänge zu erklären, aber es interessierte sie schlichtweg nicht. Ihre Frau Anders hatte nun die Einzelpreise ausgewiesen und auf dem Formular vermerkt: Unterschreiben, aber nicht an die Kasse weiterleiten. Super! Von Durchblick keine Spur, aber behaupten, sie sei sooooo gut ausgebildet!“ Die Ironie trieft nur so von meinen Lippen. In mir kocht die alte Wut hoch. So eine ignorante, selbstverliebte und dabei dumme Person. Sie hatte uns den ganzen Mist eingebrockt und sich reingewaschen. Der Staatsanwaltschaft gegenüber hat sie damals in ihrer – übrigens sehr kurzen – Vernehmung behauptet, Gisela habe sie erpresst, sie habe so handeln müssen, sonst hätte Gisela ihr mit Kündigung gedroht.

So eine Schlange." – „Und weiter?" „Tja, irgendein Sachbearbeiter bei der AOK war wohl ein helles Köpfchen und hat eins und eins zusammengezählt. Eine alte Dame hatte den ganzen Antrag nebst allen Unterlagen an die AOK weitergereicht, und schneller als man bis drei zählen konnte, kam es: Anzeige gegen Frau Dr. Frank wegen Verdachts auf Manipulation bei der Abrechnung, also schlichtweg Betrug."

Ich sehe die Szene deutlich vor mir, wie ich in diesem kalten weißen Behördenzimmer sitze, den mich ständig fokussierenden Staatsanwalt im korrekten Anzug mir gegenüber und ich schlotterndes Angstbündel mit aller Kraft versuchend, den Schein zu wahren. „Etwa fünf Jahre zuvor hatte es auch noch einen Riesenskandal wegen Altgold bei den Zahnärzten gegeben", fahre ich fort. „Einige Zahnmediziner haben sich damals das Leben genommen, als Staatsanwaltschaft und Steuerfahndung ihre Praxen und Wohnhäuser stürmten. Unter anderem hatten die Zahnärzte ihren Patienten das Altgold, das sie aus deren Mündern entfernt hatten, nicht zurückgegeben, sondern behalten und verkauft, auch noch, ohne es wenigstens ordnungsgemäß zu versteuern. Und wie, um allem die Krone aufzusetzen, hat mich Herr Köttgen nach fast vier Stunden Vernehmung danach auch noch gefragt. Ganz süffisant, so als kenne er die Antwort bereits, wollte er wissen, wie wir denn mit dem Altgold verfahren seien. Und da ist mir dann endlich der Kragen geplatzt. `Nicht allein der Umstand, dass Frau Dr. Frank Zahnärztin ist, macht sie auch gleich zur Verbrecherin`, habe ich dem Köttgen entgegengeschmettert. `Es gibt auch korrupte Staatsanwälte`, habe ich noch einen draufgesetzt."

„Touché", das war Sarah. Sie lacht, „meine Kampf-Mutzel. Da ist sie wieder!" „Du glaubst es nicht, genau das ist Herrn Köttgen in dem Moment auch entschlüpft. Ich glaube, er hat gemerkt, dass ich bei der Frage die Panik abgestreift habe und ehrliche Wut in mir hochgestiegen ist. Zum Glück habe ich das Altgold immer korrekt ausgehändigt und mir in den Karteikarten von den Patienten quittieren lassen. Das konnte ich Köttgen zeigen, und die Angelegenheit war sofort vom Tisch." „Und die andere Sache? Kind, ich weiß davon ja gar nichts", jetzt ist es meine Mutti, die sich zu Wort meldet. „Du hast eben gesagt: Das stimmt nur zum Teil, dass du raus warst aus der Sache. Wurde denn gegen dich auch ermittelt?" „Später, ja. Erst einmal dauerten die Ermittlungen ewig an, und Gisela war ein Häufchen Elend. Fragt mal Papichen, wie oft sie hier nachts angerufen hat, alles habe keinen Sinn mehr, sie könne nicht mehr, sähe keinen Ausweg mehr. In dem Stadtteil, wo sie ihre Praxis hatte, waren Flugblätter verteilt und an die Litfaß-Säulen geklebt worden. Sie wurde vorverurteilt und hingehängt. Es gibt immer Menschen, die nur darauf warten, jemand anderen fertigzumachen. Da gilt keine Unschuldsvermutung." Tief durchatmend nehme ich einen Schluck Wein. „Außerdem haben sich alle an die Vorwürfe drangehängt: Ihr drohten Kassen- und sogar Approbationsentzug, es war grauenhaft. Erst lange später bekam ich dann Post von der Staatsanwaltschaft. Im Januar 1989 lag der Brief im Kasten. Die Anschuldigung hieß *Beihilfe zum Betrug aus dem Jahr 1984*. Ein Jahr später wäre das Ganze verjährt gewesen."

Nun brauche ich noch einen Schluck. Die Geschichte hat mich damals sehr belastet, und die Erinnerungen, jetzt einmal ausgesprochen, wühlen mich immer mehr auf. „Ich bin fast gestorben, als ich das gelesen habe. Rechtlich konnte ich das alles nicht einordnen; wir kannten nur Ärzte, keine Rechtsanwälte, mit denen ich darüber hätte sprechen können. Die Furcht davor, verurteilt und eingesperrt zu werden und von euch getrennt sein zu müssen, raubte mir den Schlaf. Damals bin ich fast durchgedreht. Gisela wurde von einem renommierten Anwalt mit einer großen, repräsentativen Kanzlei vertreten. Da ist viel Geld geflossen. Papa und ich hätten uns das zu der Zeit niemals leisten können.

In meiner Not bin ich in die Kanzlei dieses Anwalts mit dem großen Namen gegangen. Ich dachte, dass der Rechtsanwalt wohl Jura könne, aber eben keine zahnmedizinische Abrechnung. Vor allen Dingen auch, weil er ein Fachanwalt für Steuerrecht war, also kein Spezialist für Kassenabrechnungen, dachte ich, es könne hilfreich sein, ihm einige Zusammenhänge zu erklären. Also bot ich ihm meine Unterstützung an. Er saß in seinem riesigen Ledersessel hinter dem überdimensionalen Mahagoni-Schreibtisch, der auf einem Perserteppich stand. Kalter Zigarrenrauch lag in der Luft, ich fand das abstoßend. Er lächelte mich herablassend an, wippte in seinem Sessel und meinte dann, nachdem er sich meinen Vorschlag angehört hatte: ‚Ach, Frau Pörtner, das ist ja wirklich ein ganz reizendes Angebot, aber überlassen Sie das Denken besser denen, die das gelernt haben.' Als ich da raus bin, hatte ich das Gefühl, meine Chefin sei dort nicht gut vertreten."

Mein Glas ist fast leer. Ich halte es meinem Mann hin, der es wieder auffüllt, diesmal ohne Eiswürfel. Er weiß, wie mich all das hier gerade anstrengt. „Fieberhaft habe ich überlegt, wie ich beweisen kann, dass ich im guten Glauben gehandelt habe und niemanden betrügen wollte. Plötzlich wussten es alle besser: Das sei doch klar gewesen, dass man so nicht vorgehen dürfte. So etwas für die Patienten zu tun, sei so ultradumm, dümmer gehe überhaupt nicht mehr. Stundenlang habe ich mich in Büchereien rumgetrieben und nach Literatur gesucht, die mir irgendeinen Hinweis bieten konnte. Das Internet gab es in der heutigen Form schließlich noch nicht. Gisela war mir keine Hilfe. Sie arbeitete mechanisch die Patienten ab, die noch kamen, und machte auf geprügelten Dackel. Bei allem Verständnis war mir das zutiefst zuwider. Erst nicht kümmern und dann hängen lassen. Und ich sollte den ganzen Schlamassel jetzt mit ausbaden."

Die Spannung in der Luft ist jetzt fast greifbar. Meine Familie teilt meinen Zorn, das spüre ich. Ich ringe nach Luft. So eine Wut ist in mir, immer noch, nach fast fünfzehn Jahren. Das Kribbeln ist fast unerträglich geworden, jetzt fangen auch noch die Spastiken an. Aber ich will da jetzt durch, es ist fast ein bisschen wie eine Therapie. Ich atme tief durch: „Ich habe damals zwei Bücher gefunden: *Das Recht in der Zahnarztpraxis* und *Recht und Risiko in der Zahnarztpraxis*. Susanne Tiemann, die Autorin des ersten Buches war Zahnärztin und Juristin, und ich fand in beiden Büchern meine Rechtsauffassung bestätigt, nämlich, dass ein Patient, der aufgeklärt ist und für die Behandlung zuzahlen möchte, das auch vertraglich vereinbaren kann. Der Autor des zweiten Buches, bezog sich auf ein Urteil des Oberlandesgerichts Frankfurt aus 1977 und verwies zudem auf die allgemeine Vertragsfreiheit, die auch in diesem Bereich gelte. Ohne eine Spur Ahnung von Juristerei habe ich mich sofort hingesetzt und einen Brief an die Staatsanwaltschaft verfasst. Ein glühendes Plädoyer für Giselas außergewöhnlich hochwertige Arbeit und meinen fehlenden Wunsch, irgendjemand betrügen zu wollen. Dabei habe ich mich darauf berufen, dass auch die Literatur eben jene Vorgehensweise empfohlen habe. Es war unglaublich. Ich wurde noch einmal zur Vernehmung geladen und am 18. Mai 1989, Giselas Geburtstag, wurde das Ermittlungsverfahren gegen mich eingestellt."

Meine Mutti lässt die hochgezogenen Schultern sinken. Ich habe ihr mit meiner Geschichte sehr viel zugemutet. Sie wird bald dreiundachtzig Jahre alt, und meine Erzählung hat sie aufgewühlt. „Kind, Kind, Kind. Was für eine Aufregung, und du hast nie was gesagt." Vielleicht ist sie deswegen verletzt, ich weiß es nicht. Aber ich bin keine große Rednerin, wenn mich Dinge sehr belasten. Das habe ich als Kind gelernt: alles mit mir selbst ausmachen. Nur Hanns lasse ich an mich heran, wenn es mir nicht gut geht. „Ich glaube, Köttgen war stinksauer. Ohne es zu wissen, hatte ich genau richtig argumentiert: Ich hatte den Vorsatz zerstört, und ohne Vorsatz gibt es keinen Betrug. Dabei war Köttgen am Anfang so siegessicher und wollte ein großes Ding daraus machen. In der Zeit hatte die Staatsanwaltschaft die Zahnärzte auf dem Kieker, später waren es die Zahntechniker, dann die Apotheker und so weiter." „Und was ist mit Gisela passiert?" Hannah ist noch nicht zufrieden, die Geschichte noch nicht zu Ende. „Da habe ich die Ladung zur Verhandlung im Januar 1990 bekommen. Der Prozess war am 17. August 1990 um neun Uhr im Amtsgericht Essen. An dem Tag habe ich meinen persönlichen Erfolg noch ein zweites Mal gefeiert. Der Richter hat das Verfahren gegen Zahlung einer Geldsumme eingestellt. Gisela war dadurch nicht vorbestraft, und

Kassen- und Approbationsentzug waren vom Tisch. Nachdem der Richter seine Gründe für die Entscheidung verkündet hatte, hat er sich noch mal an Gisela gewandt: ‚Eins sollte Ihnen klar sein, Frau Dr. Frank. Ohne Ihre Frau Pörtner hätte das hier anders ausgehen können.' Ich war schon ziemlich stolz damals, vor allem, als der Anwalt, der gelernt hatte zu denken, den Saal grußlos verlassen hat."

Meine Mädchen feiern die Geschichte euphorisch. „Mutzel, Jura, das ist dein Ding. Das ist Wahnsinn, wie du das gewuppt hast." In ihrem jugendlichen Übermut sind sie sofort begeistert bei der Sache. „Immer langsam mit den jungen Pferden", versuche ich die überschäumende Begeisterung zu stoppen, obwohl es genau das ist, was ich mir erhofft habe. Jetzt möchte ich die Geschichte auch zu Ende erzählen. „Nach der Verhandlung bin ich allein aus dem Gericht in die Praxis gefahren, bin noch einmal durch alle Räume, habe den Schlüssel auf die Anmeldung gelegt und Abschied von meiner Arbeit als Zahnarzthelferin und der Praxis genommen. Ich hatte mein Versprechen erfüllt und wollte keinen Tag länger nach Essen fahren und von euch getrennt sein. Außerdem hatte Rita inzwischen andere Pläne. Nun also konnte ich Rita entlassen und mich selbst um euch kümmern. Rita hatte damals schon ihren späteren Mann kennengelernt und wollte gerne in seinem Laden arbeiten. So sind wir ohne Groll auseinandergegangen. Das ist jetzt zwölf Jahre her, und damals war ich noch jung und gesund."

„Jung bist du jetzt auch noch", schmeichelt mir Hannah und Sarah ergänzt: „Und du bist nicht krank, du hast nur eine Behinderung." Ich muss lachen, irgendwie haben beide recht. Ich fühle mich nicht alt, will noch was machen mit meinem Leben. Und mein größter Feind ist nicht die Gehbehinderung, sondern das Fatigue-Syndrom, diese immerwährende Erschöpfung und Müdigkeit, die in den überwiegenden Fällen Hand in Hand mit einer Myelitis daherkommt. „Aber ich wäre oft in der Uni, könnte nicht mehr regelmäßig kochen und müsste sicher mehr lernen als für das Abi." – „Sternchen, unsere Kinder sind keine Babys mehr." Hanns zerstreut meine Bedenken sofort. „Ein bisschen mehr Eigenverantwortung kann nicht schaden. Sarah ist ohnehin in Überlingen, und Hannah möchte im Sommer ein halbes Jahr nach Kanada. Ich bleibe mittags einfach in der Praxis, verhungern werde ich schon nicht." Mein Mann bringt es mal wieder auf den Punkt. „Ich mache jetzt Abendbrot." Für ihn ist alles gesagt und das Thema durch. Er traut mir alles zu und meine Mädels auch.

Es gibt zwei weitere Gründe für mich, Jura zu wählen: Inzwischen bin ich sicher, dass die Impfung meine Myelitis ausgelöst hat, aber niemand außer Hanns glaubt mir und will mich unterstützen. Die weiß bekittelten Alleskönner und Besserwisser sind sich weltweit einig: Ein Zuckerstückchen macht keine Lähmung. Daneben habe ich zwei Anwälte um Rat gefragt. Auch sie zeigen Schulterschluss in ihrer Einschätzung: Selbst, wenn der Impfstoff verantwortlich wäre, beweisen könne ich das niemals, aussichtslos, Punkt, Schluss. Eine der beiden Fraktionen möchte ich verstehen, und zwar die Juristen. Vielleicht bedeutet viel Wissen auch in diesem Fall ein besseres Verstehen. Einen Versuch wäre es auf jeden Fall wert. Und schließlich – sollte ich das Studium schaffen, was ich für einen verwegenen Gedanken halte, wäre es nicht spannend, aus dem Schatten der weißen Kittel herauszutreten und stattdessen selbst einen schwarzen Kittel zu tragen? Diese Gedanken behalte ich im Moment für mich, es ist einfach zu viel, was gerade in meinem Kopf passiert. Ich sage also dem Fatigue-Syndrom den Kampf an und schicke gleich am Wochenende meinen Antrag für einen Studienplatz in Rechtswissenschaften an der Uni Bielefeld zur ZVS, der Zentralen Vergabestelle für Studienplätze, nach Dortmund.

1. April 2003

„Hey, was machst du denn hier?"

Ich erschrecke. Bin ich gemeint? Aber hier kennt mich doch keiner. Ich drehe mich um und sehe, wie der junge Kerl, der gerufen hat, einer Studentin um den Hals fällt. Ich stehe inmitten eines Riesengebrumsel und Gewimmel in der großen Unihalle. Stimmengewirr, aus dem sich einzelne Rufe hervortun, dringt an mein Ohr. Junge Leute, wohin das Auge schaut. Bunt gekleidet, schlank oder dick, groß gewachsen oder klein, braun- oder rothaarig, manche blond, alles ist vertreten. Ich komme mir mit meinem Lockenkopf, in dem ich die zunehmend vielen grauen Strähnen schon seit geraumer Zeit färbe, meinen Lachfalten und ersten Altersflecken auf den Händen uralt vor. Meine Bewegungen sind nicht geschmeidig wie die der jungen Menschen, sondern hölzern und ungelenk. Nur meine Kleidung ist angepasst: Jeans, Sneakers und Pulli. Es riecht nach Kaffee, nassen Mänteln und Druckerschwärze, eine Kombi, die mir bisher unbekannt ist. Man erkennt sofort, wer neu ist. Während die alten Hasen zumeist in Grüppchen zu dritt oder viert auftreten, und genau wissen, wohin sie wollen, schauen die Neulinge mit großen Augen suchend in die Gegend, stehen zumeist allein und strahlen noch nicht den Habitus erfahrener Studenten aus.

Meine Bewerbung ist angenommen worden, und ich habe den ersehnten Studienplatz – wie gewünscht – zugewiesen bekommen. Ich bin jetzt ordentliche Studentin an der Fakultät für Rechtswissenschaften der Universität Bielefeld. So steht es auf meinem Ausweis, den ich eben im Studierendenbüro abgeholt habe. Dazu gab es ein Passwort für den Zugang in die elektronischen Dateien der Uni-Bibliothek, die sich in der ersten Etage befindet. Eine eigene Emailadresse habe ich bekommen, auch hierfür ist das Passwort nötig. Die Uni Bielefeld zeichnet sich dadurch aus, dass sämtliche

Fakultäten in einem großen Gebäude untergebracht sind. Man muss den Campus nicht verlassen, um von Hörsaal zu Hörsaal zu gelangen. Im Erdgeschoss im Zentrum gibt es ein paar kleine Läden, eine Buchhandlung mit einem unerschöpflichen Repertoire an juristischer Literatur, zwei Restaurants und viele Stehcafés, an denen Kaffee, Kakao oder Tee ausgeschenkt werden. Ein Geldautomat der Sparkasse und ein Druckershop runden das Angebot ab. An der anderen Seite, links neben dem Haupteingang, geht es in die Mensa. In Schlangen stehen die Studenten davor und warten darauf, an das Fließband vorzurücken, auf dem die Tabletts aus der Küche im Kellergeschoss nach oben befördert werden. Sogar ein Band für vegetarische Gerichte gibt es, ein Eintopfband und eine Salatbar. Für das leibliche Wohl ist gesorgt.

Überall in der Halle stehen Bänke, an denen sich die Studenten sammeln. Eng aneinandergedrückt sitzen oftmals viele nebeneinander und schauen in Bücher oder Aufzeichnungen, es können auch Skripten sein. Viele haben einen Laptop auf dem Schoß. Große Buchstaben weisen auf die verschiedenen Bereiche der Fakultäten hin. Mir ist noch nicht klar, wie ich mich hier zurechtfinden soll. So ein Gewimmel, so viele Menschen und alle so alt wie meine Töchter. Auf dem Abendgymnasium war ich schon die Älteste. Aber da gab es noch Mitschüler, die die Dreißig überschritten hatten. Inzwischen bin ich siebenundvierzig Jahre alt, und die Kids hier sind alle um die Zwanzig. Die aufsteigende Unsicherheit schlucke ich entschlossen runter. Ich will dem Ganzen eine Chance geben. Erst sollen die jungen Leute sich finden, entscheide ich. Eine Zeitlang werde ich allein zurechtkommen. Und dann kann ich nur hoffen, in die Gemeinschaft der Studenten aufgenommen zu werden. Meine größte Sorge ist allerdings, dass vielleicht der Eindruck entstehen könnte, ich nähme Jüngeren einen Studienplatz weg. Jura ist NC-Fach, da kann der Gedanke schon mal aufkommen. Eine junge Frau kommt auf uns zu. Ich stehe mit etwa achtzig anderen an dem vereinbarten Sammelpunkt. Sie ist eine Studentin aus dem Hauptstudium, das heißt, sie hat die Zwischenprüfung bestanden. Mitte Zwanzig wird sie sein, vermute ich. „Leute, ich habe gesehen, Raum A 233 ist frei. Da treffen wir uns in zehn Minuten und besprechen, was wir in der Ersti-Woche veranstalten“, schon ist sie in der Menge verschwunden. Die Ersti-Woche soll die Studenten miteinander bekannt machen. Und genau das gelingt. Schnell habe ich raus, wer von den jungen Leuten auf meiner Wellenlänge schwimmt. Wellenlängen sind nicht altersspezifisch, sie funktionieren über alle Generationen hinweg.

Dieses erste Semester geht schnell vorbei. Ich schreibe eine Klausur im Zivilrecht und bin sehr zufrieden, als ich sie abgebe. Das Ergebnis ist ernüchternd: Acht Punkte. Erfolgsverwöhnt von der Schule bin ich enttäuscht, bis ich erfahre, dass acht Punkte für einen Juristen eine recht gute Leistung sind. Die Juristerei kennt achtzehn Punkte. Man zählt wie in der Schule, wobei die Punkte zehn, elf und zwölf das sogenannte Voll-Befriedigend bewerten und dadurch die Skala für Gut und Sehr Gut bis achtzehn Punkte hochtreiben. Ein Voll-Befriedigend ist als Examensnote bereits ein Prädikatsexamen, also richtig, richtig gut. Mit einer solchen Note kann man sich als Richter bewerben, und auch die Türen von großen Kanzleien öffnen sich da fast wie von selbst. Später werde ich erfahren, dass in meinem Abschlussjahrgang 2009 in NRW nur 11,97 % dieses Ziel erreicht haben. Ich lerne also Bescheidenheit. Acht Punkte: Super! Eine Arbeit im öffentlichen Recht läuft sogar noch besser: neun Punkte. Strafrecht liegt mir weniger, mit sechs Punkten habe ich aber dennoch bestanden.

17. Juli 2003

„Verstehst du auch nicht, wovon die reden?“

Mein Blick richtet sich auf Mila, die junge Kommilitonin, die auch sitzen bleibt, während alle anderen nach draußen gehen, eine rauchen oder Kaffee trinken. Etwa zehn Leute aus meinem Semester haben sich verabredet, unsere erste Hausarbeit in der Unibibliothek zu schreiben. Es gibt dort Arbeitsräume, in denen darf gesprochen werden, während das Sprechen in der Uni-Bib ansonsten streng verboten ist. Es scheint diesbezüglich einen Ehrencodex unter den Studenten zu geben, daran halten sich alle. Mila schaut mich an. „Ich bin vollkommen verzweifelt. Allein mit diesem blöden Gutachtenstil komme ich schon nicht zurecht." Sie wirkt noch ratloser als ich. „Was hältst du davon, wenn wir uns separieren und zu zweit weitermachen? Wir sind einfach zu viele, und alle reden durcheinander." Sie scheint erleichtert, stimmt sofort zu. Diese Zweisamkeit wird mich durch das Studium tragen. Die Hausarbeit gelingt für uns beide zufriedenstellend, unsere Zusammenarbeit ist nicht zu toppen. Mila hat ein unübertreffliches Gespür für passende Literatur, sie sucht mit traumwandlerischer Sicherheit die letzten Meinungen irgendeines Kommentators auf, und ich habe Gefühl für Gliederungen und Formulierungen. Der Gutachtenstil bereitet mir keine Probleme. Juristen dürfen erst nach bestandenem ersten Examen, wenn das Referendariat sich anschließt, im sogenannten Urteilstil schreiben. Vorher muss alles infrage gestellt werden, im Gutachtenstil erörtert werden, vereinfacht etwa so: Sachverhalt: Der A wird von der Polizei aufgegriffen. In seinen Händen hält er ein blutverschmiertes Beil, auch seine Kleidung ist blutverschmiert. Zeugen sagen aus, dass der A kurz vorher aus dem Heuschober des Bauern nebenan gekommen sei. Bei genauer Inspektion des Heuschobers wird der B im Heu liegend aufgefunden. Sein Schädel ist gespalten, die Polizistin kann keinen Puls tasten. Der Blick des B ist starr und gebrochen. Strafbarkeit des A?

Im Gutachtenstil könnte es dann heißen:

a) Es könnte sein, dass der A den B ermordet hat.

    a. Dann müsste der B tot sein.

b. B liegt mit gespaltenem Schädel ohne messbaren Puls und starrem, gebrochenen Blick im Heu.

c. B ist tot.

Und so weiter. Da füllen sich schnell die Seiten, und man verliert sich leicht in der Masse der erforderlichen Prüfungen. Vergisst man an entscheidender Stelle etwas, zum Beispiel, ob der B wirklich tot ist, fällt die Arbeit rasch unter die ersehnten vier Punkte und ist damit nicht bestanden. Oft bedeutet das, das gesamte Semester muss wiederholt werden, denn neben den Klausuren des neuen Semesters noch eine oder zwei aus dem Vorsemester zu wiederholen, ist kaum zu schaffen.

So dünnt sich auch schnell unser Semester aus. Aus den höheren Jahrgängen stoßen Studenten zu uns, und einige unserer Leute fallen zurück. Ich komme mit fast allen gut klar. Es bilden sich Grüppchen, und ich werde sogar zu WG-Partys eingeladen. Mein Alter interessiert hier keinen. Wir haben ein gemeinsames Ziel, das macht uns aus. Wir wollen Juristen werden, haben Träume. Und die Semesteroma ist keine Konkurrenz, weder bei den Jungs noch im Beruf. Ich höre mir so manche Liebeskummergeschichte an, habe immer ein offenes Ohr oder mal fünf Euro zu verleihen und finde tatsächlich zwischen all diesen wunderbaren jungen Menschen einen festen Platz. Mila aber bleibt mein Buddy. Seite an Seite nehmen wir alle Hürden. Selbst durch den Fremdsprachennachweis in Englisch, der im Grundstudium erbracht werden muss, lassen wir uns den Spaß an der Freude nicht nehmen. A short Introduction to English Law and Legal English ist ganz furchtbar, aber wir kommen ohne Stolpern durch. Es ist herrlich: Ich habe wieder einen Menschen gefunden, der mit mir einen gemeinsamen Traum träumt. Mit Mila und auch den anderen Kommilitonen fühle ich mich eng verbunden und bin jeden Tag glücklich, wenn ich die große, wimmelige Unihalle betrete.

2. August 2003

„Du bist gestern gar nicht gekommen."

Das Klingeln des Telefons hat mich aus meiner Arbeit gerissen. Ich sitze mit meinem Laptop auf unserer Terrasse und gebe meiner Hausarbeit den letzten Schliff. Übermorgen ist Abgabetermin, bis morgen muss alles fertig sein. Montag muss ich mein Werk noch binden lassen und bei der Sekretärin unseres Zivilrecht-Profs abgeben. Die Stimme meiner Mutti klingt verwaschen. Sofort bin ich alarmiert. „Ich habe dich nicht erreicht und dir doch eine Nachricht auf deinen AB gesprochen, dass ich am Wochenende nicht kommen kann wegen meiner Hausarbeit. Hast du die nicht abgehört?" „Ich habe auf dich gewartet." Sofort habe ich ein schlechtes Gewissen. Gleichzeitig steigen Trotz vermischt mit eiskalter Angst in mir auf. Es kribbelt, die Ameisen sind zurück. Stress ist Gift für mich! „Mutti, ich mach mich gleich auf den Weg, bin ich einer knappen halben Stunde da."

Was ich da am Telefon höre, klingt besorgniserregend. So hat sich meine Mutti noch nie angehört. Alarmiert lasse ich alles stehen und liegen und gehe zum Auto. Family first, das galt und gilt immer noch. Auf dem Weg nach Vlotho male ich mir die schlimmsten Szenarien aus. Meine Mutti lebt allein in ihrer Wohnung in ihrem alten Elternhaus in Vlotho. Sie ist sehr agil, bis letztes Jahr noch sehr reiselustig gewesen und begeistert mit ihren selbst zusammengestellten und live von ihr kommentierten Diashows die Menschen in ihrer Gemeinde in Vlotho. Was, wenn ihr etwas zugestoßen ist? Ein Schlaganfall vielleicht? Ich kenne die Symptome noch gut von meinem Schwiegervater. Was, wenn es sie auch so schlimm erwischt hat? Meine Beine tragen mich kaum ins Haus, als ich endlich in der Südstraße angekommen bin. Mit dem Schlüssel öffne ich die Wohnungstür und finde meine Mutti im Nachthemd auf dem Küchenstuhl vor. Sie wirkt erschöpft, ist zusammengesunken, nimmt mich kaum wahr.

F-A-S-T geht mir durch den Kopf. „Mutti, lächle mich doch bitte mal an". Mit schiefem Mund versucht sie, meiner Bitte zu folgen. F für Face, das erste Symptom weist schon auf einen Schlaganfall hin. Bitte nicht, bitte, bitte nicht, flehe ich innerlich. „Wunderbar, Mutti. Jetzt hebe bitte mal beide Arme gleichzeitig nach vorne und dreh die Handinnenflächen nach oben." Den linken Arm kann sie nur mit Mühe heben, er sinkt sofort wieder ab. A für Arms passt auch zu meiner laienhaften Diagnose. Mir schießen die Tränen in die Augen. Ich hätte gestern kommen sollen, vielleicht hätte ich früher reagieren können. Diese blöde Hausarbeit. Ich hasse mich dafür. S für Speech brauch ich gar nicht abfragen. Ihre Aussprache ist ein einziges Desaster. Verwaschen, undeutlich, kaum zu verstehen. Jetzt gilt es für mich, schnell zu sein. Der letzte Punkt, T für Time, läuft bereits viel zu lange.

Ich packe ein paar Sachen ein, irgendwas, was mir sinnvoll erscheint und begleite meine Mutti zu meinem Auto. Schrittchen für Schrittchen kommen wir voran. Unterwegs rufe ich Hanns an. „Fahr direkt in die Klinik, ich melde euch an und bin dann auch da." Wie gut, seine Stimme zu hören. Mutti sitzt still und eingefallen auf dem Rücksitz. Sie reagiert nicht mehr auf meine Ansprache. In der Klinik übernimmt mein Mann. Es ist ein Schlaganfall, Mutti kommt auf die Stroke-Unit und wird jetzt gut versorgt. In der Neurologie kenne ich mich aus. Das beruhigt mich ein bisschen. Aber ich fühle, dass jetzt alles anders sein wird. Ich werde wieder die Verantwortung für sie tragen müssen.

15. September 2003

„Ich fahre gleich nach Bad Oeynhausen und hole Mutti ab."

Mein Mann nickt mir zu und macht sich, zusammen mit Sarah, auf den Weg in die Praxis. Zum Glück ist noch vorlesungsfreie Zeit, und ich kann meinen Tag frei gestalten. Sarah hat ihr Abitur mit einem NC von 1,8 bestanden und sich bei der ZVS um einen Studienplatz für Humanmedizin in Freiburg beworben. Ihre Zimmergenossin aus dem Internat ist eine totale Überfliegerin. Sie hat einen 1,0 Schnitt nach Hause gebracht und wird in Freiburg Zahnmedizin studieren. Deshalb möchte Sarah auch dorthin. Wir haben sie machen lassen. Hätten wir mal besser ein Auge auf die Bewerbung geworfen. Mit 1,8 gehört sie nicht zur Crème de la Crème, die offene Türen bei der Zentralen Vergabestelle für Studienplätze wegen eines Medizinstudienplatzes einlaufen. In Berlin oder Greifswald hätte das gelingen können, aber Freiburg? Da will jeder und jede hin, und so kommt es, wie es kommen muss: Sie bekommt eine Absage. Jetzt ist guter Rat teuer, mein Kind ist völlig entsetzt, aber um eine Erfahrung reicher. Sie beginnt eine Ausbildung als Medizinische Fachangestellte in der Praxis meines Mannes. Wegen der schulischen Vorbildung darf sie direkt in das zweite Ausbildungsjahr einsteigen. Hannah ist vor zwei Wochen nach Sydney, Nova Scotia, Kanada geflogen und wird bis Januar nächsten Jahres bei ihrer Gastmutter bleiben.

Ich räume den Tisch ab, stelle die Spülmaschine an und mache mich auf den Weg. Inzwischen brauche ich Unterarmgehstützen, um mich zu stabilisieren. Es ist nicht zu leugnen: Besser wird es nicht mit mir. In der Reha-Klinik wartet Mutti schon auf mich. Sie hat sehr abgenommen und gefällt mir überhaupt nicht. Jedes Mal, wenn ich sie besucht habe, habe ich mich erneut über ihren Gesundheitszustand erschreckt. Sie ist verlangsamt im Denken, und ihre Gleichgültigkeit erinnert mich an die Zeiten in Neuss, als sie tablettensüchtig und selbstmordgefährdet war. Trotzdem will ich versuchen, sie in Vlotho wieder in ihrer häuslichen Umgebung einzubetten. Ich habe eine Pflegestufe beantragt und einen Pflegedienst beauftragt. Sie bekommt Essen auf Rädern, und ich fahre nahezu täglich zu ihr.

Neben Studium und Praxisverwaltung, zusammen mit meiner Erkrankung eine Herkulesaufgabe. Mein Mann und Sarah unterstützen mich nach Leibeskräften, meine Geschwister lassen mich im Stich. Keine Zeit, kein Geld, wie ich mir das vorstellen würde? Sie seien doch berufstätig und ich viel näher dran. Nein, da solle ich mal sehen, wie ich klarkomme. Es funktioniert nicht. Weihnachten gebe ich auf und hole Mutti zu uns. Sie ist ein Schatten ihrer selbst und geistert geradezu in unserem Haus herum. Es ist für alle Beteiligten anstrengend. Hannah kommt zurück und hat kein Zimmer mehr. Die Oma wohnt jetzt darin.

Ich melde Mutti in dem Seniorenstift an, in dem auch mein Schwiegervater wohnt. Es ist kein Platz frei. Wir beißen die Zähne zusammen und halten durch. Alle rücken zusammen, meine Familie ist großartig. Alle, bis auf meine Geschwister und deren Ehepartner. Sogar, als ich das Haus meiner Mutter räumen muss, um es zu verkaufen, kommt keine Hilfe von Rieke und Peter. Sie lassen mich allein die vielen Wege machen, die mich wahnsinnig erschöpfen und an den Rand dessen bringen, was ich leisten kann. Mutti bekommt das zum Glück nicht mit. Sie versteht nicht, was um sie herum passiert, und dass ihre Kinder, wie sie meine Geschwister noch immer nennt, sich einen feuchten Kehricht um sie scheren.

Im Sommer 2004 wird ein Zimmer im Seniorenstift frei. Wir machen es ihr so schön wie möglich, diesmal hilft Peter uns. Ein wenig von der Kunst, die sie auf ihren vielen Reisen gesammelt hat, hängen wir an den Wänden auf. Sie bekommt ihren Lieblingssessel ins Zimmer gestellt und eine Stehlampe dazu. Sie hat schon immer gerne gelesen. Jetzt verschlingt sie alle Bücher buchstäblich. Das scheint ihre Insel zu sein.

23. April 2004

„Ist eine zum Rentenantrag führende Erwerbsminderung / Schwerbehinderung ganz oder teilweise Folge eines Unfalls oder durch andere Personen verursacht worden?“

Da haben wir es wieder … Ich kreuze „Nein“ an. Nach langem Überlegen habe ich mich entschlossen, einen Antrag bei der Deutschen Rentenversicherung zu stellen. Ich halte es für möglich, dass ich wegen einer teilweisen Berufsunfähigkeit eine Rente erhalten könnte. Sorgfältig fülle ich die Formulare aus und informiere die Rentenversicherung auch über die Aufnahme meines Studiums.

Inzwischen bin ich im dritten Semester, habe alle Scheine und Hausarbeiten bestanden und fühle mich gut in die Studentenschaft integriert. Es ist ein Leben in zwei Welten. Das studentische Miteinander, geprägt von ständiger Sorge wegen leerer Portemonnaies und möglicherweise nicht bestandener Prüfungen steht im totalen Gegensatz zu meinem bürgerlichen wohlhabenden Erwachsensein mit Verantwortung für die Kinder, all die Tiere, die nach wie vor bei uns in Haus und Garten leben, für Schwiegervater und Mutti und natürlich meinen Mann und die Praxis. Die Feiern in unserem Freundeskreis, teilweise dekadent in ihrem Überfluss, unsere Reisen, Autos, all das behalte ich für mich. Das gehört nicht in die Uni, da verhalte ich mich unauffällig und passe mich wie ein Chamäleon der Umgebung an.

Das Laufen ist immer schwieriger. Ich schaffe noch einhundert Meter mit großer Anstrengung und starte – zeitgleich mit dem Rentenantrag - einen erneuten Versuch, meinen Grad der Behinderung mit 70 anerkennen zu lassen. Damit würde ich dann einen Parkausweis aG-light bekommen. Er ist etwas weniger wert als der Rollstuhlparkausweis, aber ich dürfte damit im eingeschränkten Halteverbot drei Stunden parken, was eine große Erleichterung bedeuten würde. Es verlangt mir große Disziplin ab, mein Leben, so, wie ich es gerade gewählt habe. Mein Schlaf ist nach wie vor stark gestört, das Laufen erschöpft mich bei jedem Schritt. Die Missempfindungen, die in den Füßen starten und sich den Körper hochschlängeln, verursachen mir in der Körpermitte ein Gefühl, als säße dort ein breiter Stahlreif, der zugezogen wird. Ich muss dann bewusst dagegen atmen, um ausreichend Luft zu bekommen. Später erfahre ich, dass dieses „Fassreifengefühl" typisch für die Myelitis ist.

Ich versuche, Nischen zu finden und einen Tagesrhythmus herzustellen, der für mich gangbar ist. Leider ist die Tagesform jeden Tag anders, so dass ich an guten Tagen einige Stunden konzentriert arbeiten kann, an anderen aber eine halbe Stunde schon eine Überforderung darstellt. Trotzdem besuche ich mit eiserner Konsequenz die Vorlesungen. Ich will auf keinen Fall etwas verpassen. Oft lege ich mich ins Bett, zusammen mit meinen Skripten oder Büchern. Die dicken Gesetzestexte schleppe ich tagein, tagaus mit mir herum. Im Liegen lassen die Spastiken nach, und ich halte länger durch. Eigentlich müsste ich mich heute noch um meine Schlüsselqualifikation kümmern. Dieser besondere Schein dient dem Nachweis, vor einem großen Publikum frei referieren zu können und ein juristisches Thema verständlich darzulegen. Nächste Woche Mittwoch soll ich meinen Vortrag im Audimax vor etwa dreihundert Mitstudenten halten. Wenn ich nur daran denke, sterbe ich tausend Tode. Und dann noch das Thema: Es geht um Straftheorien, konkret die absolute Straftheorie verdeutlicht am Inselbeispiel von Immanuel Kant. Egal, wie oft ich es durchlese, ich verstehe es einfach nicht. Und wie bitte soll ich etwas souverän und verständlich vortragen, was ich gar nicht verstanden habe? Mila kann ich nicht fragen. Sie hat ein ähnlich undurchschaubares Thema und schmort im eigenen Saft. Ich reiße mich vom Schreibtisch los. Mutti hat morgen Geburtstag. Inselbeispiel hin oder her, erst muss ein Kuchen gebacken werden.

28. April 2004

„Sieht aus, als würde der Beamer nicht arbeiten, der Hausmeister ist unterwegs.“

Frau Prof. Wulfen ist ganz gelassen, als sie vor den vielen Studenten im Audimax steht. Ganz anders als ich. Meine Hände sind schweißnass, unter meinen Achselhöhlen möchte ich derzeit nicht wohnen, und mein Herz rast. Und jetzt funktioniert auch noch der Beamer nicht! Ein Königreich für ein Mauseloch, denke ich in einem Anflug von Galgenhumor. Zwar bin ich gut vorbereitet auf meine Schlüssel-Quali, aber nur dank meiner Power-Point-Präsentation. Zum Glück habe ich am Montag im Internet eine Darstellung des Inselbeispiels gefunden, die so kindgerecht war, dass ich sie nicht nur verstanden habe, sondern auch umsetzen konnte. Noch acht Minuten! Bitte, bitte, lass den Hausmeister rechtzeitig kommen, schicke ich ein Stoßgebet in den Himmel. Frau Wulfen mustert mich argwöhnisch. Ich muss aufhören zu zappeln. Noch immer habe ich mich nicht endgültig daran gewöhnt, nur Frau Wulfen zu denken und nicht Frau Prof. Wulfen. Tatsächlich lassen sich die Juristen an meiner Uni nicht mit ihrem akademischen Titel anreden. Mir ist das gleich in meiner ersten Vorlesung aufgefallen, als ein Student den Professor mit Herr Winke ohne Titel angesprochen hat. Damals bin ich regelrecht zusammengezuckt und habe auf ein Donnerwetter gewartet. In der Welt der Halbgötter in Weiß, aus der ich komme, ein unverzeihlicher Fauxpas. Aber der Professor ist vollkommen entspannt geblieben und hat ohne Kommentar zur Anrede die Frage beantwortet. Als ich bei anderer Gelegenheit später einmal einen Lehrstuhlinhaber ansprechen wollte, habe ich direkt nach der üblichen Anrede gefragt. „Sie kommen bestimmt aus irgendeinem medizinischen Sektor“, wurde die Antwort auf meine Frage eingeleitet. „Wir sind da nicht so eitel, in der Juristerei hier an der Uni ist es eher unüblich, den

Titel in der Anrede zu formulieren." Wir, damit waren die Rechtswissenschaftler gemeint, also all die, die einen irgendwie gearteten schwarzen Kittel tragen dürfen. Was für ein Unterschied zwischen schwarz und weiß.

Im Saal wird es lauter. Fast alle Studenten habe ihre Plätze eingenommen und reden fröhlich durcheinander. So sehen keine Feinde aus, keine Menschen, die mich hinrichten wollen, versuche ich, mich zu trösten. Du willst Juristin werden, reiß dich zusammen. Was soll passieren? Niemand wird dich fressen. Im schlimmsten Fall lachen dich alle aus, oh nein! Das bitte nicht. Bevor ich in völlige Panik verfalle, kommt der Hausmeister. Das Kabel hat einen Wackelkontakt, er hat zu meiner großen Erleichterung ein neues dabei.

„Liebe Kolleginnen und Kollegen", sofort ist es still, als die Lehrstuhlinhaberin zu reden beginnt, wie mir scheint, viel zu still. „Die Kollegin Pörtner wird Ihnen jetzt die absolute Straftheorie anhand von Kants Inselbeispiel erläutern." Sacht schiebt meine Professorin mich vor meinen Laptop. Ich zwinge mich, meine Zuhörer anzuschauen: „Mit dem Inselbeispiel aus dem Jahr 1797 wollte Kant den Sinn der Strafe als reine Vergeltung hervorheben. Schauen wir uns mal an, was er ausdrücken wollte." Ich klicke das erste Bild an und halte mich an meinem Laserpointer fest. Bin ich froh, dass ich etwas in der Hand halten darf. Eine Seite nach der anderen rufe ich auf, gebe die Erklärungen dazu ab und danke, ziemlich genau nach den vorgeschriebenen zehn Minuten, meinen Zuhörern für ihre Aufmerksamkeit. Beifall kommt auf, Frau Wulfen legt zufrieden ihre Hand auf meine Schulter. „Da kann man nichts hinzufügen, das war sehr gut. Haben Sie noch Fragen an die Kollegin?", wendet sie sich noch einmal an die Zuhörer. Ein, zwei Fragen werden gestellt, die ich zu meiner eigenen Verwunderung beantworten kann. Noch ein kurzer Beifall, dann werde ich mit einem Kopfnicken entlassen.

„Kommen Sie bitte nach der Stunde in mein Büro", raunt mir meine Strafrechtsprofessorin noch ins Ohr, bevor ich im großen

Hörsaal in der Menge untertauche. Alle Zellen in meinem Kopf, die denken können, feiern eine Party. Ich habe es überstanden, es gab sogar Beifall und Lob, gar nicht so schlecht! Wahnsinn! Dieser Schein ist meiner. Es kommt noch besser. Als ich nach der Stunde rauf in den dritten Stock fahre und Frau Wulfen aufsuche, erwartet sie mich schon. „Das war eine klasse Leistung!" Sie klatscht dabei sogar in die Hände. „Sie meinen das hier richtig ernst, oder?" Ich bin nicht sicher, was sie von mir hören will. „Ich will ehrlich sein. Es sitzen immer einige, hm, sagen wir ältere Zuhörer in den Vorlesungen. Das sind in der Regel Gasthörer, die sich für ein bestimmtes Thema interessieren. Es wäre schade, wenn Sie das hier auch nur als Zeitvertreib ansehen würden. Das eben war richtig großes Kino, Sie könnten eine gute Juristin werden." Ich glaube, meinen Ohren nicht zu trauen. Sie reicht mir den Schein mit der Quali rüber: 18 Punkte – ACHTZEHN PUNKTE! „Danke", stammele ich und noch mal: „danke, ich freu mich so!" – „Was auch immer Sie bewegt, bleiben Sie dran. Ich gründe gerade einen Gesprächskreis. Den *Club der Denkerinnen und Denker*. Es geht um Strafrechtsphilosophie. Es wäre schön, wenn Sie eines meiner Gründungsmitglieder sein möchten." Ich nicke, schniefe, strahle sie an und verlasse das Büro. „Danke, danke, danke", ist alles, was ich noch herausbringe. Jetzt würde ich gerne über die Flure tanzen, mich drehen, hüpfen und springen. Aber das geht schon lange nicht mehr. Falsch! rufe ich mich zur Ordnung. Tanzen, mich drehen, hüpfen und springen kann ich auch in meinem Kopf.

17. Juni 2004

„So, und jetzt bitte auf das rechte Bein stellen."

Die Deutsche Rentenversicherung hat zur Prüfung meines Antrags einen Facharzt für Neurologie und Psychiatrie in Bielefeld damit beauftragt, ein Gutachten zur Frage meiner Erwerbsfähigkeit zu erstellen. Herr Dr. Banch empfängt mich im Keller seines Wohnhauses, wo ich über verschiedene Kabel und Leitungen steigen muss, um am Ende in einem Raum, ähnlich einem Hobbyraum, auf einer Bank Platz nehmen zu dürfen. Er ist ein freundlicher älterer Herr, befragt mich nach meinen körperlichen Symptomen und wie es mir damit gehe. Mich überrascht, dass er auch nach meiner Ursprungsfamilie fragt; ich bin als Begutachtungssubjekt vollkommen unerfahren. Meinen schleifenden Gang stuft er als „Schonhaltung" ein. Er schaut mir in den Mund, ich muss die Zunge herausstrecken. Als er mich bittet, mich auf das rechte Bein zu stellen, fange ich an, unkontrolliert zu wackeln. Links ist es nicht besser. In seinem Gutachten steht später, ich stünde unter hohem Leidensdruck. Von der Persönlichkeit her würde ich einen vollstrukturierten, aber schwer belasteten Eindruck machen.

6. August 2004

„Auf Ihren Antrag erhalten Sie Rente wegen voller Erwerbsunfähigkeit."

Als ich von der Uni nach Hause komme, liegt ein Brief von der Deutschen Rentenversicherung im Kasten. Ich rechne damit, dass mein Antrag abgelehnt worden ist. Man hört immer wieder, wie schwer es sei, vorzeitig eine Rente wegen Berufs- oder Erwerbsunfähigkeit zu bekommen.

Als ich den Bescheid in Händen halte, muss ich mich erst einmal setzen. Was ist das denn? Ich hatte gehofft, eine Rente wegen teilweiser Berufsunfähigkeit zu bekommen, weil ich nicht mehr in der Praxis arbeiten kann, und jetzt schreiben die mich komplett kaputt? Statt mich zu freuen, bin ich entsetzt. In meinem Kopf reihen sich die Fragen aneinander. Bin ich so krank? So untauglich? Was hat Dr. Banch gesehen, was ich nicht wahrnehme? Ich möchte doch mein Studium fertig machen, den schwarzen Kittel anziehen dürfen und noch was anfangen mit meinem Leben. Es dauert eine Weile, bis ich mich gefangen habe. Einer der seltenen Momente, wo ich froh bin, allein im Haus zu sein. Als ich das Gutachten anfordere, finde ich, zum Glück schon wieder etwas gefestigt, den Satz: „Das Denken ist über weite Strecken auf negative Inhalte ausgerichtet, da die Patientin für sich und ihr Leben keine positive Perspektive darstellen kann". Ich kann mich in dieser Beschreibung nicht wiederfinden, und so entscheide ich mich, davon auszugehen, dass Herr Dr. Banch ein netter Mensch ist, der mir einfach wohlgesonnen war.

13. August 2004

„Ihr Grad der Behinderung (GdB) beträgt 60 (sechzig)."

Das Versorgungsamt kommt da zu einem völlig anderen Ergebnis. Zwar werde ich hochgestuft von einem Grad der Behinderung von 50 auf 60, aber das hilft mir nicht, weil ich für die Parkerleichterung einen GdB von 70 vorweisen muss. Wieder ist die falsche Diagnose „Blasenentleerungsstörung" aufgeführt. Bei einer Blasenentleerungsstörung kann die Blase entweder nicht willkürlich oder nicht vollständig entleert werden oder viel zu selten. In der Folge kann es nötig werden, einen Katheter zu benutzen. Bei mir ist das Gegenteil der Fall: Viel zu häufig verspüre ich heftigen Harndrang, ganz besonders kurz vor Erreichen der Toilette. Bis ich dann dort angekommen bin mit meinen langsamen, aber immer noch sehr tapfer kämpfenden Beinen, ist es oft zu spät, und der Urin läuft mir die Beine hinunter.

Inzwischen habe ich mir die „Anhaltspunkte für die ärztliche Gutachtertätigkeit im sozialen Entschädigungsrecht und nach dem Schwerbehindertenrecht" gekauft, ein Buch, in dem Maßstäbe vorgegeben sind, die bei allen versorgungsärztlichen Begutachtungen anzuwenden sind. Alles ist hier zu finden: die Anforderungen an die Ärzte, die die Gutachten erstellen, und wie eine gutachterliche Untersuchung ablaufen sollte. Die Gutachter sollen danach dafür sorgen, dass gleiche Sachverhalte einer einheitlichen Bewertung zugeführt werden. Das soll mittels sachgerechter und einwandfreier Begutachtung geschehen. Ich finde das ausgesprochen sinnvoll. Wäre es anders, könnten viel zu viel ungerechte Beurteilungen erfolgen. Als ich weiterlese, komme ich zu der Überzeugung, dass das Gutachterwesen in Deutschland großartig geregelt ist. Jedenfalls in der Theorie. Dass in der Praxis vieles davon abweicht, kann ich mir zu diesem Zeitpunkt noch nicht vorstellen.

Es finden sich die präzisen Beschreibungen unterschiedlichster Krankheitsbilder in verschiedensten Ausprägungen und der in jedem speziellen Fall anzuerkennende Grad der Behinderung. Unter „Schäden der Harnwege" ist zu lesen, dass eine Entleerungsstörung der Blase einen Grad der Behinderung von 20 – 40 bewirkt und auch eine Harninkontinenz wie z. B. eine Stressinkontinenz Grad II-III ebenfalls zu einem GdB von 20 – 40 führt. Das Ergebnis bringt zwar die gleichen Prozentsätze, aber das Krankheitsbild ist ein völlig anderes. Und sollte das nicht Ärzten und Behörde bekannt sein? Bedauerlicherweise werde ich lernen müssen, dass meine Vorstellung in dieser Beziehung vollkommen naiv ist.

So lege ich Widerspruch gegen den Bescheid ein, fordere Einsicht in die Unterlagen an und stelle meine Begründung in Aussicht. Das Versorgungsamt hat Anfragen an meine behandelnden Ärzte verschickt, und auch das für die Rentenversicherung erstellte Gutachten findet sich in der Akte. Zur Begründung meines Widerspruchs führe ich an, dass ich mich benachteiligt fühle. Anders als bei gesunden Fußgängern, denen es ohne Mühe gelingt, innerhalb der drei Minuten erlaubter Haltezeit im eingeschränkten Halteverbot Brötchen vom Bäcker zu holen oder einen Brief in den Briefkasten zu werfen, sei mein Radius innerhalb dieser Zeit stark verkleinert. Zudem werden in Bielefeld nahezu alle Parkuhren durch Parkscheinautomaten ersetzt, was für mich bedeutet, dass meine Gehstrecke bereits ausgeschöpft ist, wenn ich nur den Parkschein aus dem Automaten gezogen und in mein Auto gelegt habe.

Eine Anfrage bei der Stadt hat ergeben, dass in absehbarer Zeit nicht mit dem Einsatz elektronischer Parkkarten zu rechnen sein wird. In Spanien gibt es so etwas längst. Aber die freundliche Dame bei der Stadtverwaltung informiert mich über die Möglichkeit der Parkerleichterung durch den Ausweis „aG light". Voraussetzung ist ein GdB von 70 und ein Aktionsradius von maximal einhundert Metern. Daran bin ich nun gerade vorbeigerutscht, obwohl alle meine Ärzte übereinstimmend in den Fragebögen mitgeteilt haben, dass ich keine hundert Meter mehr am Stück gehen kann. Schließlich weise ich noch auf die Fehldiagnose der Harnblasenentleerungsstörung hin, werfe den Brief ein und harre der Dinge, die da kommen werden.

15. November 2004

„Frau Pörtner, Sie können bitte in der Behandlung 3 Platz nehmen."

Das lasse ich mir nicht zweimal sagen. Das Wartezimmer der Orthopädischen Praxis ist brechend voll, und ich darf direkt von der Anmeldung in das Behandlungszimmer. Privatpatientin und Kollegenfrau, die Kombination ist ein Türöffner in nahezu jede Bielefelder Praxis. Den Orthopäden möchte ich um Rat fragen, weil mein Körper sich eine neue Schikane ausgedacht hat: Wenn ich gehe, schlägt das linke Knie manchmal nach hinten durch und verriegelt da. Dadurch bleibt das Bein in der Vorwärtsbewegung hängen, weil ich den Fuß ohne die Kniebeugung nicht nach vorne heben kann. Ein paarmal bin ich deswegen schon gestürzt. Herr Dr. Meiners kennt mich noch nicht. Ich bin zum ersten Mal in seiner Praxis. Als ich ihm erzähle, dass meine Grunderkrankung nach der Impfung aufgetreten ist, ist er der Erste außer meinem Mann, der einen Zusammenhang für möglich hält. „Das ist ein dickes Ding. Meinen Bruder hat es nach einer Hepatitis-Impfung erwischt. Er klagt schon seit Jahren vor dem Sozialgericht, sieht aber nicht gut aus. Die denken sich immer neue Gründe aus, warum es nicht die Impfung gewesen sein kann."

Dabei untersucht er mit routiniertem Griff meine Beine, besonders die Knie, aber er bittet mich auch, ein paar Schritte zu gehen. „Haben Sie das schon als Schwerbehinderung anerkennen lassen?" Kurz erzähle ich ihm, dass ich hoffe, den GdB von 70 und aG light zu bekommen. Das Wartezimmer ist voll, ich will seine Zeit nicht über Gebühr in Anspruch nehmen. Er hingegen scheint alle Zeit der Welt für mich zu haben. „Ich schreib Ihnen was. Die muskuläre Stabilisierung in Ihren Knien ist nicht altersentsprechend. Das hängt klar mit der Myelitis zusammen." Sein Angebot kommt überraschend für mich, aber ich nehme es nur zu gerne an. „Das Blöde ist", fährt er fort, „dass Sie kein konventionelles Muskeltraining machen können. Die neuromuskuläre Übertragung ist gestört, und Überbelastung macht mehr kaputt als guttut."

Wahnsinn, denke ich, als ich mit kleinen, unsicheren Schritten über den Parkplatz zu meinem Auto gehe. Es ist schon fast dunkel, Nieselregel durchnässt mich in kurzer Zeit. Wegen der Unterarmgehstützen kann ich keinen Schirm halten. Ich spüre die nasse Kälte kaum, bin viel zu fasziniert, dass dieser Orthopäde meine Probleme besser einstufen kann als die Neurologen, die offensichtlich immer noch im Dunklen tappen. Aber vielleicht war es gar nicht der Orthopäde in dem Mann im weißen Kittel, der mich so genau angesehen und verstanden hat, sondern der Bruder eines Mannes, dem offensichtlich auch eine Impfung nicht gut bekommen ist. Drei Tage später halte ich einen ausführlichen ärztlichen Befundbericht von ihm in den Händen, in dem bestätigt wird, dass ich nach seiner Einschätzung die Voraussetzungen für aG light erfülle.

22. Dezember 2004

„Kommen Sie mit!"

Vor drei Wochen habe ich ein Schreiben des Chefarztes der Neurologie in einer Klinik im Lipperland in der Post gefunden. Heute solle ich mich zur Begutachtung einfinden. Die Untersuchung erfolge aufgrund meines Widerspruchs im Auftrag des Versorgungsamtes. Mein Mann hat mir vorsorglich noch eine ärztliche Stellungnahme mitgegeben. Auch er weist noch einmal darauf hin, dass ich an einer Urge-Inkontinenz leide, die medikamentös nicht mehr zu beheben sei. Dieses Schriftstück und die ärztliche Stellungnahme von Herrn Dr. Meiners drücke ich Herrn Dr. Solck in die Hand. Ein großer, hagerer Mann im doppelreihigen weißen Kittel, ein bisschen, wie aus der Zeit gefallen. Das dunkle Haar sorgfältig gescheitelt, die dicken Brillengläser auf Hochglanz poliert. Er strahlt Autorität aus.

Mit großen Schritten eilt er mir voraus den Flur entlang. Ich schaue ihm hilflos nach. Dieses Tempo ist für mich seit zehn Jahren nur noch eine schöne Erinnerung. Ich mache mich mit meinen Unterarmgehstützen auf den Weg. Bis ich die ersten Schritte hinter mich gebracht habe, ist er bereits aus meinem Blickfeld verschwunden. Er wird es schon merken, wenn ich nicht da bin, grummele ich in mich hinein. Oder ist es vielleicht ein Test? Ein Internist aus unserem Bekanntenkreis, der auch Gutachten schreibt, hat mal erzählt, dass er bei einer Rentenbegutachtung immer gerne etwas vom Tisch fallen lasse. Wenn der zu Begutachtende dann aufspringe, um ihm zu helfen, sage ihm das, dass sein Gegenüber simuliere. Seitdem sehe ich unseren Bekannten mit völlig anderen Augen. Egal, denke ich, ich kann eh nicht schneller und setze weiter einen Fuß vor den anderen.

Tatsächlich, dahinten an der Ecke entdecke ich den Gutachter. Vor zwei Minuten war er dort nicht zu sehen, und jetzt steht er regungslos da und beobachtet mich, wie ich langsam näherkomme. In seinem Untersuchungszimmer folgt das mir inzwischen bekannte Spiel: Er fragt, ich antworte. Später untersucht er mich und geht mit mir über den Flur. Immer wieder brauche ich eine Pause. Ich habe schlecht geschlafen in der Nacht zuvor, schlechter als sonst, bin ein bisschen angestrengt wegen der Untersuchungssituation und beantworte seit über zwei Stunden seine Fragen. Ich bin heilfroh, als er mich entlässt.

10. Januar 2005

„Stadt Bielefeld, Versorgungsamt, Frau Pörtner?"

Ich bestätige, dass ich am Telefon bin. „Frau Pörtner, mir liegt jetzt das Gutachten von Herrn Dr. Solck vor. Er befürwortet den Nachteilsausgleich aG-light, kommt aber nur auf einen Gesamt GdB von 60. Ich bin etwas ratlos." – „Schicken Sie mir doch bitte eine Kopie des Gutachtens, ich melde mich dann bei Ihnen", bitte ich die mir offensichtlich wohlgesonnene Mitarbeiterin beim Versorgungsamt, verabschiede mich und lege auf. Spontan fällt mir nichts dazu ein, vor allen Dingen kann ich zum jetzigen Zeitpunkt kaum glauben, dass solch ein Fehler einem ausgewählten Sachverständigen passiert.

14. Januar 2005

„Jetzt bloß keinen Konfrontationskurs fahren …"

Ich muss sehr an mich halten, nachdem ich das Schreiben gelesen habe, auf das ich seit Montag warte. Dr. Solck hat das Gutachten schon am Tag nach meiner Untersuchung erstellt. Das ist ungewöhnlich schnell, wie ich später noch erfahren soll. Es umfasst zwölf DIN A-4-Seiten und ist rasch gelesen. Der Anruf der Behördenmitarbeiterin hat mich alarmiert. Wieso weiß Herr Dr. Solck nicht, dass das aG-light zwingend an einen GdB von mindestens 70 gebunden ist? Auch das ist in den *Anhaltspunkten* zu finden. Als Sachverständiger, wie die Gutachter auch gerne bezeichnet werden, müsste er das wissen. Beim Lesen werden meine Augen immer größer. Aus unserem Gespräch legt er dar, dass ich Juravorlesungen besuchen würde, um eine Aufgabe zu haben. So habe ich das mit Sicherheit nicht geschildert. Er beschreibt weiter, dass ich ein Schreiben des ärztlichen Kollegen Dr. Pörtner beigebracht hätte, in dem eine Urge-Inkontinenz bei Querschnittsmyelitis testiert werde. Er gibt völlig richtig wieder, dass ich ihm berichtet habe, dass der Harndrang manchmal so stark sei, dass etwas danebengehe. Im Ergebnis kommt er dann zu einer Harnblasenentleerungsstörung und einem organischen Nervenleiden. Den Gesamtbehinderungsgrad gibt er mit 60 an und befürwortet, wie ich ja schon aus dem Telefonat mit der Behördenmitarbeiterin weiß, den Nachteilsausgleich aG-Light.

Die Gedanken wirbeln durch meinen Kopf. Warum ist so vieles falsch in diesem Gutachten? Wenn er doch die Dranginkontinenz aus Hanns' Brief aufgenommen hat, wieso fasst er es dann mit der schon oft fälschlicherweise in der Akte aufgenommenen Diagnose Harnblasenentleerungsstörung zusammen? Was auch immer ich mir ausmale, ich komme zu keinem Ergebnis. Aber ich bin so nah dran an dem von mir erhofften Erfolg. Was ist jetzt schlau, wie weitermachen? Ärzte sind oft so eitel, nichts ist fataler, als sie auf einen Fehler hinzuweisen. Ich erinnere mich gut, wie beleidigt mein behandelnder Chefarzt reagiert hat, als wir ihm von unserem Ausflug in die Mayo-Klinik berichtet haben. Wie ist die Kuh jetzt vom Eis zu holen? Auf keinen Fall die Fronten verhärten, nur im äußersten Notfall, wenn alle Güteversuche nicht getaugt haben. Das habe ich an der Uni schon gelernt, aber auch das richtige Leben mit meiner Erkrankung hat mich das gelehrt. Ich rufe die nette Dame vom Versorgungsamt an.

„Meinen Sie, dass Herr Dr. Solck sich vielleicht nur verschrieben hat? Er weiß doch bestimmt, dass aG-Light nur zusammen mit siebzig Prozent Behinderung geht. Kann auch ein Fehler aus dem Schreibbüro sein", baue ich eine Brücke, über die Herr Dr. Solck hoffentlich gehen kann, ohne etwas von seiner Kompetenz offen einbüßen zu müssen. Es funktioniert. Sie unterdrückt ein Lachen, durchschaut mich sofort. Wie schön! Eine kluge Frau! „Ich rufe ihn mal an, das lässt sich bestimmt klären", springt sie auf meinen Zug auf. Am 28. Januar liegt der Abhilfebescheid im Kasten. GdB 70, Nachteilsausgleich aG-Light wird mir gewährt. Diagnose: organisches Nervenleiden, psychovegetative Störung, Harnblasenentleerungsstörung. Ich belasse es erstmal dabei.

3. Februar 2005

Es riecht nach Druckerschwärze, Papier, Büchern und Kaffee. Inzwischen ein vertrauter, lieb gewonnener Geruch für mich. Im Prinzip kann man in der Juristischen Fakultät in jedes Büro gehen, der Geruch ist überall der gleiche. Vielleicht riecht es bei den Biologen anders oder bei den Chemikern. Da bestimmt, schießt es mir durch den Kopf, als ich vor dem hohen Tresen des ASTA stehe. ASTA, das steht für Allgemeiner Studierendenausschuss, das musste ich erst lernen. Einer meiner Mitstudenten, ein sehr netter junger Mann, der im Rollstuhl sitzt, hat mir gesagt, dass ich mit meiner Schwerbehinderung die Kosten für das Semesterticket erstattet bekomme. „Beim ASTA", hat er hinzugefügt, und ich habe ihn groß angesehen. „Da kannst du auch versuchen, ob du einen Parkplatz hinterm Haus bekommst", war dann noch sein Ratschlag, eh er in seinem Hörsaal verschwand.

Das Mädchen auf der anderen Seite des hohen Holztisches sieht auf: „Kann ich dir helfen?" Das ist so sympathisch, dieses unbeschwerte „Du" unter allen Studenten. Hier gibt es kein Alt oder Jung, dabei sein ist ausschlaggebend. „Bekomme ich mit meiner Schwerbehinderung die Kosten für das Semesterticket erstattet? Ich fahre nie mit den Öffis, das wäre echt super, wenn das ginge." Sie schiebt mir ein Formular rüber. „Füll das aus! Und gib es mit einer Kopie deines Schwerbehindertenausweises wieder rein. Brauchst du einen Parkplatz?" Sie hat wohl gesehen, wie schwer mir das Gehen fällt. „Geht das denn?" Der Weg vom Uni-Parkhaus bis in die große Halle und die Hörsäle ist durchaus beschwerlich für mich. „Kein Problem. Ich gebe dir eine Karte für die Schranke, dann kannst du über den Lieferanteneingang rein und auf einem der Behindertenparkplätze parken. Hast du Studienzeitverlängerung?" Keine Ahnung, was sie meint. Dabei ist diese Frage die allerwichtigste und wird mir den Weg ebnen, dieses Studium wirklich zu einem erfolgreichen Abschluss zu bringen. In diesem Moment ist mir das noch nicht klar. „Danke für die Karte, ich freu mich grad so", das scheint sie nicht oft zu hören. Ein Lächeln huscht über ihr sommersprossenverziertes blasses Gesicht. Hübsch ist sie, stelle ich jetzt fest und so aufmerksam und hilfsbereit. „Was ist Studienzeitverlängerung? Ich bekomme doch kein BAföG, ist es da nicht egal, wie lange ich studiere?"

„Wenn ich das hier richtig sehe, machst du Jura im vierten Semester. Bist du mit dem Grundstudium dann durch? Hast du im fünften Semester alle Scheine?“ Ich nicke: „Wenn nichts mehr schiefläuft, ja.“ Ich bin lieber vorsichtig. „Bisher ist alles glatt gegangen.“ „Kennst du denn die Freischuss-Regelung und Abschichten?“ Beides, ich kenne beides. Freischuss bedeutet, dass Studenten, die sich nach dem achten Semester zum ersten Staatsexamen anmelden, einmal durchfallen dürfen, und das wird nicht gezählt. Drei Versuche gibt es offiziell, fällt man bei allen durch, ist die Juristenkarriere ein für alle Mal beendet. Mit Freischuss hat man vier Versuche. Eine verlockende Vorstellung, aber: „Freischuss ist für mich unerreichbar. Das schaff ich niemals, jetzt in zwei Jahren schon Examen machen. Ich weiß sowieso nicht, wie ich alle sechs Klausuren im Block schreiben soll.“ Einen Moment überfällt mich maßlose Traurigkeit. Einmal ausgesprochen, wird mein Problem riesengroß. Es ist meine geheime Sorge, dass ich es nicht schaffen werde, alle drei Fächer, Zivilrecht, öffentliches Recht und Strafrecht gleichzeitig so vorzubereiten, dass ich innerhalb von eineinhalb Wochen sechs Klausuren à fünf Stunden auf mindestens Vier-Punkte-Niveau anfertigen kann. Und dabei habe ich inzwischen Blut geleckt für dieses Studium, das ja eigentlich nur meine zweite Wahl ist.

„Und da kommt Abschichten ins Spiel.“ Das rothaarige Sommersprossenmädchen lacht mich an. Es versucht, mir Mut zu machen, mich aufzumuntern. Hoffentlich studiert die junge Frau Erziehungswissenschaften oder Sozialpädagogik, schießt es mir durch den Kopf. Sie ist ein Geschenk für ihre Mitmenschen, so freundlich und entgegenkommend, wie sie mir gegenübertritt. „Nach sieben Semestern bin ich erst recht nicht so weit“, erwidere ich dennoch mutlos. Ich weiß, dass Abschichten eine breite, stabile und tragfähige Brücke ist, die das Justizprüfungsamt uns da baut. Aber man muss schnell sein, um diese Brücke zu erreichen. Meldet man sich bereits nach sieben Semestern zum Examen an, darf man nämlich die Klausuren der drei Fächer über ein Semester lang verteilen. Das bringt Zeit, Zeit zum Lernen.

Davon hat jeder Jurastudent zu wenig. „Melde dich beim Amtsarzt und lass dir bescheinigen, dass du wegen deiner Behinderung oder Erkrankung oder was immer du hast, mehr Zeit brauchst. So kannst du maximal vier Semester zusätzlich bekommen, die nicht berechnet werden.“ Sie strahlt mich an, sicher, mich in die Spur gebracht zu haben. „Geh nach Hause“, lache ich sie an, „du hast dein gutes Werk für heute getan.“ Ich stecke zehn Euro in die ASTA-Spardose, schenke dem wunderschönen Mädchen ein Lächeln, das tief aus meinem Herzen kommt, bedanke mich und gehe, nein, schwebe aus dem hässlichen, stickigen ASTA-Büro, das für mich gerade der schönste Ort auf der Welt war und mir völlig neue Möglichkeiten offenbart hat.

27. Oktober 2005

„Wenn Sie hier bitte unterschreiben möchten.“

Der Notar schiebt mir den Kaufvertrag zu. Wir sitzen in Westerland auf Sylt in einem Notariat und sind über unseren eigenen Mut erstaunt. Vor drei Monaten haben wir das Elternhaus meines Mannes in Neuss verkauft. Es ist ein Mehrfamilienhaus. Die große Hauptwohnung mit Garten haben bis zu ihrem Umzug nach Bielefeld meine Schwiegereltern bewohnt, danach haben wir sie vermietet. 1995 haben sich Hanns‘ Eltern entschlossen, auch in die schöne Stadt am Teutoburger Wald zu ziehen. Wir haben eine ansprechende Dreizimmerwohnung in unmittelbarer Nähe unseres Hauses gefunden und konnten uns so viel besser um die beiden alten Herrschaften kümmern. Über der ehemaligen Wohnung der Schwiegereltern liegen fünf Zweizimmerwohnungen, die immer schon vermietet wurden. Für Vermietung und Verwaltung bin ich die letzten Jahre zuständig gewesen, eine Aufgabe, die mir aufgrund des häufigen Mieterwechsels und der Entfernung von immerhin fast zweihundert Kilometer allmählich über den Kopf gewachsen ist. Als nun wieder Mieter gekündigt und zudem größere Investitionen angestanden haben, hat mein Mann den Gedanken zugelassen, das Haus zu verkaufen. Es hat sich sehr schnell ein Käufer gefunden, die Abwicklung war unproblematisch.

Lange haben wir überlegt, wie wir die Kaufpreissumme reinvestieren wollen, und dann ist uns der Zufall zu Hilfe gekommen. Schon seit über fünfzehn Jahren verbringen wir große Teile unseres Urlaubs auf Sylt. Immer in derselben Mietwohnung in unmittelbarer Strandnähe mit einem wunderbaren, unverbaubaren Blick über ein Naturschutzgebiet und beide Meere, wie es so schön heißt. Links liegt die Nordsee, die sich still und unaufgeregt zeigen kann oder aber tosend, wütend und laut. Rechts schaut man auf das immer ruhige Wattenmeer. Problematisch ist, dass in diesem Haus für Mieter keine Hunde erlaubt sind und zu unserem Leben Hunde und andere Tiere gehören, wie die Luft zum Atmen. Außerdem liegt die von uns gemietete Wohnung im ersten Obergeschoss des Hauses und die Schlafzimmer unter dem Dach. In Anbetracht meiner Erkrankung gehen wir davon aus, dass ich es in einigen Jahren nicht mehr schaffen werde, die Treppen hochzusteigen.

Vor ungefähr einem Jahr habe ich in alle Briefkästen im Haus ein Schreiben eingeworfen, dass wir interessiert seien, eine Wohnung im Erdgeschoss des Hauses zu kaufen. Wir wollen die Maklergebühr sparen und unbedingt in diesem Haus bleiben. Da ist es naheliegend, einfach bei den Eigentümern anzufragen. Geraume Zeit ist nichts passiert. Vor zwei Monaten nun, kurz nach dem Hausverkauf in Neuss, hat sich der damalige Bauherr bei uns gemeldet. Er hatte das Haus 1982 gebaut, die schönste Wohnung behalten und alle anderen verkauft. Nun ist sein Interesse erloschen, und er kann sich vorstellen, seine Wohnung an uns zu veräußern. Der Tausch war eins zu eins. Das sehr gute Mieteinnahmen erzielende Mehrfamilienhaus am Rand der Neusser Innenstadt deckte ziemlich genau den geforderten Kaufpreis für die kleine Dreizimmerwohnung auf Sylt. Die Wohnung war in den letzten Jahren nicht gepflegt worden und wirkte runtergekommen. Aber unsere Herzen waren verloren, als wir bei der Besichtigung diesen unglaublichen Blick auf die Nordsee und das Wattenmeer vor Augen hatten, der durch die jetzt zu leistende Unterschrift für immer zu uns gehören könnte.

Das Zögern währte nur kurz. Mein Mann ist kein Zögerling. Zwar kann er sich nicht entscheiden, ob er die blaue oder die schwarze Jeans kauft, aber wenn es drauf ankommt, macht er Nägel mit Köpfen. Am Abend feiern wir, dieses kleine Goldstück erworben zu haben. In den nächsten Monaten werden wir die Wohnung renovieren, neu einrichten und einer Appartementvermietung für die Vermietung anvertrauen. Es soll eine der besten wirtschaftlichen Entscheidungen sein, die wir je getroffen haben.

19. Januar 2006

„Chronisch entzündliche Erkrankung des zentralen Nervensystems"

Heute erstellt die Amtsärztin ein Schreiben an den Vorsitzenden des zuständigen Justizprüfungsamts. Gestern war ich bei ihr und habe wegen einer möglichen Studienzeitverlängerung angefragt. Mein behandelnder Neurologe hat mir freundlicherweise ein Schreiben mitgeben, in dem er sich für eine maximale Studienzeitverlängerung ausspricht. Das würde bedeuten, dass ich vier Semester länger studieren dürfte. Die Amtsärztin übernimmt die Diagnose des Neurologen, und sie befürwortet aus amtsärztlicher Sicht, dass bei mir bei der Berechnung der Fachsemester für den sogenannten Freiversuch vier Semester für Studienverzögerungen infolge der Behinderung unberücksichtigt bleiben.

8. Februar 2006

„Happy Birthday to you, happy Birthday to you, happy Birthday, liebe Mami, happy Birthday to you ...“

Die Stimmen meiner Lieben klingen in mein Ohr. Wo die Mädels „Mami“ oder „Mutzel“ singen, lässt Hanns ein liebevolles „Sternchen“ erklingen. Es ist das wohlbekannte Kuddelmuddel in der Mitte des Liedes, dass zu jedem Geburtstag eines Familienmitglieds zum Wecken durch das Haus tönt. Eigentlich war mein Spitzname „Pünktchen“. Das Pünktchen habe ich mir erarbeitet, als ich Hanns‘ Doktorarbeit getippt habe. Zur Belohnung hätte ich mindestens das Pünktchen nach den zwei Buchstaben verdient, habe ich damals gemeint. Und als Hanns dann seine Dissertation am 8. Februar 1985, meinem 29. Geburtstag, verteidigt und seinen Titel bekommen hat, hieß ich fortan „Pünktchen“.

Später wurde aus dem Pünktchen ein Sternchen, von „du bist mein Augenstern“. Lachend meinte mein wunderbarer Mann aber damals: „Ein wenig Volumen hast du ja zugelegt, da kann ein Pünktchen schon mal ein Sternchen werden.“ Auf meinem Geburtstagstisch stehen fünfzig Teelichter in Form eines Herzens, fünfzig rote Rosen und ein Geburtstagskuchen mit dem Lebenslicht in der Mitte. Und in Hanns‘ Augen reflektiert sich das Kerzenlicht und die tiefe, große Liebe, die ich von ihm geschenkt bekomme. Am Mittag kommt die Post. Der Brief von Justizprüfungsamt ist da. Die vier Semester sind bewilligt worden. Ein großartiges Geburtstagsgeschenk! Fast frage ich mich, ob der Vorsitzende diesen Termin extra so abgepasst hat, aber das ist natürlich Blödsinn. Trotzdem ein schöner Gedanke. Vier Semester mehr, das bedeutet, dass ich die Klausuren zeitlich auseinanderziehen kann und mehr Zeit habe, mich vorzubereiten.

Wir lassen die Korken knallen, ich kann es kaum fassen – das mit dem Studium hat jetzt eine echte Chance, zu Ende gebracht zu werden. Am Abend hole ich meine Mutti zu uns. Wir wollen gemeinsam essen und sie hochleben lassen. Seit ich selbst Mutter bin, schenke ich ihr jedes Jahr zu meinem Geburtstag einen großen Blumenstrauß und verbringe einen Teil dieses Tages mit ihr. Vor fünfzig Jahren hat sie Großartiges geleistet, als sie mich nach über zehn Stunden in den Wehen zur Welt gebracht und mir damit das Leben geschenkt hat. Dafür werde ich ihr ewig dankbar sein.

16. Februar 2006

„Haben Sie alle Unterlagen dabei?“

Die Arzthelferin in der Neurologischen Praxis in einem Vorort von Bielefeld sieht mich fragend an. Ich händige ihr eine riesige Tüte mit CT- und MRT-Bildern und einen Hefter mit Arztbriefen und Laborbefunden aus. Das Licht im Raum, in dem ich auf einer Untersuchungsliege sitze, ist grell und nicht sehr einladend. Die Einrichtung wirkt steril und unpersönlich. Mein Rollstuhl steht neben mir. Die Krankenkasse hat mir einen Rollstuhl mit einem abnehmbaren Elektroantrieb genehmigt. So kann ich bei längeren Strecken den Antrieb zu Hilfe nehmen, im Haus aber nur den Rollstuhl nutzen, der ohne Antrieb viel leichter ist. Seit einigen Monaten benutze ich nun dieses Hilfsmittel, um mir die Qual längerer Wege zu ersparen. Ich bin oft gefallen in letzter Zeit. Auf dem Boden zu liegen und angestarrt zu werden, ist für mich unerträglich. Die Menschen reagieren sehr unterschiedlich. Einige helfen spontan und ohne viel Worte, andere machen einen Bogen um mich, als sei ich betrunken oder ansteckend oder aussätzig oder alles zusammen. Ich empfinde es als würdelos, wenn ich so daliege und angestarrt werde. Ein Rollstuhl schützt da. Er informiert alle um mich herum, dass ich ein Mensch mit Behinderung bin, und sofort ändert sich die Wahrnehmung. Ich muss lernen, nachsichtig zu werden. Wie sollen meine armen Mitmenschen auch wissen, dass ich eine Myelitis habe, die mich stolpern lässt.

Frau Dr. Bauer kommt ins Zimmer. Sofort verliert der Raum die kalte Ausstrahlung. Die Ärztin ist einiges älter als ich, hat einladende Lachfältchen um die Augen, trägt ihren weißen Kittel lässig offen über weißer Kleidung und strahlt etwas Vertrauenswürdiges aus. Sie nimmt sich viel Zeit für mich. Die Rentenversicherung hat sie beauftragt, ein neues Gutachten anzufertigen. Die zunächst befristete Rente kann möglicherweise weitergezahlt werden. Die Sachverständige ist nicht nur Neurologin, sondern auch Fachärztin für Psychiatrie. Nachdem sie mich ausgiebig untersucht hat, und ich die üblichen Testungen über mich ergehen lassen musste, fragt sie mich zu meiner Kindheit, meiner Ursprungsfamilie und meiner Ehe. Sie findet es prima, dass ich mich aufgemacht habe, um mein Leben neu zu gestalten, zu studieren, nach vorne zu schauen. „Ich weiß nicht, was der Kollege da gesehen hat. Eine Depression kann ich absolut nicht erkennen." Erleichtert atme ich auf. Wie ein Damokles-Schwert hat diese Diagnose über mir gehangen, zu nah ist die Erinnerung an meine depressive Mutter. Ich könnte die Ärztin umarmen. Depression ist bei mir negativ belegt: Tagelang im Bett liegen, die eigene Pflege vernachlässigen, weinen, Hunger und Einsamkeit, das sind die Symptome einer Depression, wie ich es bei meiner Mutter gelernt habe, und die Auswirkungen, die sie für mich als Kind hatten. Allein gelassen von meiner Familie mit der damals psychisch schwer kranken Frau, habe ich mich nur auf mich selbst verlassen können. Frau Dr. Bauer scheint alle Zeit der Welt für mich zu haben; ich bin fast vier Stunden in ihrer Praxis. „Das mit der Impfung – verlieren Sie das nicht aus den Augen." Habe ich mich verhört? Die Frage muss in meinem Gesicht zu lesen sein. „Das ist eine Möglichkeit, wirklich, ich halte es durchaus für möglich, dass die Impfung Ihre Myelitis ausgelöst hat." Als ich die Praxis verlasse, bin ich vollkommen erschöpft, aber glücklich. Da war ich in guten Händen, das weiß ich.

17. Februar 2006

„Ein Nein habe ich schon, ein Ja kann ich noch bekommen."

Jetzt gibt es kein Halten mehr. Dieser Anstoß von Frau Dr. Bauer hat mir noch gefehlt, um meinen Antrag auf Beschädigtenversorgung nach dem Infektionsschutzgesetz zu stellen. Schon lange trage ich den Gedanken mit mir herum, aber niemand außer dem empathischen Orthopäden hat mir Mut gemacht, überall bin ich gegen Wände gelaufen. Wobei das so nicht ganz richtig ist. Mein Mann unterstützt den Gedanken in jeder Hinsicht, und nach seiner umfangreichen Recherche ist der Zusammenhang eigentlich klar.

Eine junge Anwältin empfängt mich kurzfristig. Sie hat sich gerade erst niedergelassen und ist dankbar für jedes neue Mandat. Dennoch macht auch sie mir nur wenig Mut. Was habe ich zu verlieren, vertrete ich meine Devise. Naiv, wie ich bin, denke ich, dass ich hier ein faires Verfahren in Gang setzen werde. Mein Gegenspieler ist schließlich keine Privatperson, sondern eine Behörde. Und die Behörde muss den Sachverhalt umfassend aufklären, so habe ich es gelernt. Amtsermittlungs- oder Untersuchungsgrundsatz ist das Zauberwort, in das ich so große Hoffnungen setze. Danach muss alles erforscht und abgewogen werden. Alles, was gegen meine These spricht, aber auch alles, was meine Gedanken untermauert, muss in die Waagschale geworfen werden. Ich habe uneingeschränktes Vertrauen in unseren Rechtsstaat, über dessen Aufbau und Organe ich in den letzten drei Jahren mit großem Interesse detaillierte Kenntnisse erworben habe.

Etwa zwei Stunden später ist der Antrag ausgefüllt. Es wurde nach dem Krankheitsverlauf gefragt, meinen behandelnden Ärzten, den Krankenversicherungen seit meiner Geburt, einem eventuellen Rentenbezug und meiner Kontoverbindung. Zusammen mit der Vollmacht für die Rechtsanwältin und einer beglaubigten

Kopie meines Impfpasses macht sich der Antrag auf den Weg zum Versorgungsamt Bielefeld. Es geht los!

3. April 2006

„Die neue Studienordnung tritt mit Beginn des Sommersemesters 2006 in Kraft.“

Mein siebtes Fachsemester beginnt heute. Laut der neuen Studienordnung der Uni Bielefeld gibt es nun für das erste Staatsexamen sowohl einen universitären Teil als auch einen staatlichen Teil. Für mich bedeutet das, dass ich für den staatlichen Teil insgesamt sechs Klausuren in den Fächern Zivilrecht, öffentliches Recht und Strafrecht schreiben muss. Danach steht eine mündliche Prüfung an, die aus einem freien Vortrag und der eigentlichen mündlichen Prüfung in allen drei Fächern besteht. Im universitären Teil muss ein Schwerpunktbereich gewählt werden, der über zwei Semester belegt wird. Abgeschlossen wird das Ganze mit einer Hausarbeit, einer Klausur und einer mündlichen Prüfung.

Für mich gibt es keine Qual der Wahl. Arbeitsrecht und Soziales wird angeboten, und ich schreibe mich sofort ein. Dem Sozialrecht gilt meine Leidenschaft. Es umfasst das gesamte Sozialgesetzbuch, also Kranken-, Pflege-, Renten-, Unfall- und Arbeitslosenversicherung, aber auch Schwerbehindertenrecht, Sozialhilfe. Ein kleiner Einblick in das Asylrecht kommt obendrauf, kurz: eine bunte Mischung von allem, was unseren Sozialstaat ausmacht. Auch Arbeitsrecht ist spannend. Seit Jahren bin ich für die Mitarbeiterinnen in Hanns‘ Praxis verantwortlich, da kann es nicht schaden, mein Wissen in dieser Beziehung zu vertiefen. Letztes schlagendes Argument für meine spontane Entscheidung sind aber die Lehrstuhlinhaber, die den Schwerpunkt gestalten.

Die Vorlesungen von Herrn Prof. Manns sind unterhaltsam und kurzweilig, er kann herrlich über sich selbst lachen und nimmt sich überhaupt nicht wichtig. Frau Prof. Krüger lehrt Arbeitsrecht. Sie ist eher von der ruhigen Sorte, aber sehr strukturiert, anspruchsvoll und klar in ihren Ansagen. Ein unschlagbares Team. Mila und ich haben lange überlegt, ob wir erst den Schwerpunkt belegen und danach den staatlichen Teil absolvieren, oder andersherum. Wir kommen leider nicht überein. Während ich durch meine vier Semester Studienzeitverlängerung geschenkte Zeit habe, möchte Mila versuchen, sich nach dem achten Semester zum Freiversuch anzumelden. Sie ist auch noch nicht so entschlossen in der Wahl ihres Schwerpunktes, Mila könnte sich auch Kriminalwissenschaften vorstellen. So kommt es, dass Mila nur noch zu den Vorlesungen in die Uni kommt und im Übrigen bereits das Repetitorium zur Vorbereitung der staatlichen Prüfung besucht.

Ich hingegen bleibe an der Uni und stürze mich mit Begeisterung in den Schwerpunkt. Wir sind zu Beginn nur zwölf Studenten, die sich diese Fächer ausgesucht haben. Mit Sozialrecht lässt sich später kein großes Geld verdienen. Strafverfahren und Strafverteidigung oder Unternehmens- und Wirtschaftsrecht sind die Renner, da sitzen fast hundert Leute im Hörsaal. Zwölf Leute heißt aber auch, Farbe bekennen. Da kann niemand mehr in der anonymen Masse untertauchen und sich hinter seiner Matrikelnummer verstecken. Erneut kriecht die Angst in mir hoch, man könne mir mein spätes Studium übelnehmen, etwa nach dem Motto: Das lohnt sich doch gar nicht mehr. Meine Sorge ist unbegründet. Eine so kleine Gruppe ist schnell zusammengewachsen, und unsere Lehrer kennen bald jeden persönlich. Wir lernen viel und schnell; es ist, als würde man in ein Labyrinth eintauchen, in dem man sich von Tag zu Tag besser zurechtfindet. Wie ein trockener Schwamm sauge ich alles in mich auf, fühle mich wohl in der kleinen Gemeinschaft und ignoriere die zunehmende Verschlechterung meines Gesundheitszustandes.

28. April 2006

„Auf Ihren Antrag erhalten Sie Rente wegen voller Erwerbsunfähigkeit. Die Gewährung der Rente gilt unbefristet.“

Mein Gefühl bezüglich Frau Dr. Bauer hat mich nicht getäuscht. Die Deutsche Rentenversicherung schickt mir einen neuen Bescheid. Die Rente wird ab 1. Juli 2006 unbefristet gezahlt. Im Gutachten der Neurologin und Psychiaterin findet sich kein einziger Fehler. Es ist offensichtlich vollkommen altmodisch mit einer Schreibmaschine geschrieben, aber inhaltlich tadellos. Sie hat die Myelitis in ihrer Diagnose richtig aufgenommen, und sie hat verstanden und beschrieben, dass es sich um eine fortschreitende Erkrankung handelt. Die Dranginkontinenz verwechselt sie nicht mit einer Harnblasenentleerungsstörung, und auch das Fatigue-Syndrom findet einen Platz unter den Diagnosen. Was für ein Geschenk! Eine unabhängige Ärztin, die sich selbst ihr Bild macht und nicht unkontrolliert und gedankenlos aus der Akte abschreibt. Ein sehr seltenes Exemplar; allmählich bekomme ich eine Ahnung von den doch sehr unterschiedlichen Qualitäten der Gutachter.

27. Juni 2006

„Guten Tag, Frau Bern, darf ich hereinkommen?“

Gerade habe ich an die Tür vom Prüfungsamt in der Uni geklopft, die leicht geöffnet ist. Frau Bern nickt. Sie kennt mich aus den letzten Semestern. Wir bekommen bei ihr immer unsere Klausurergebnisse oder die der Hausarbeiten. Meine alte Nase ist ihr über die Zeit aufgefallen, und eines Tages hat sie mich angesprochen. Während viele junge Studenten vor ihr zittern, ist sie zu mir immer sehr hilfsbereit und freundlich. „Matrikelnummer 1638256. Haben Sie das Thema meiner Hausarbeit für mich?“ – „Machen Sie was draus“, fordert sie mich auf, während sie mir den verschlossenen Umschlag in die Hand drückt. „Sie können das“, lächelt sie mir ermutigend zu. Die Hausarbeit im Schwerpunktbereich wird in der vorlesungsfreien Zeit zwischen den beiden Schwerpunkt-Semestern geschrieben. Es versteht sich von selbst, dass ich mich für eine Arbeit aus dem Sozialrecht entschieden habe. Kaum aus der Tür, reiße ich den Umschlag auf. Mir wird ganz anders als ich das Thema lese, es geht um eine Problematik in der Unfallversicherung, grundsätzlich interessant, aber auch sehr komplex. Zunächst bin ich mir nicht sicher, was ich damit anfangen soll. Dann aber grabe ich mich in die Thematik und fülle Seite um Seite. Eins ergibt das andere und am Ende der Bearbeitungszeit von drei Wochen habe ich siebenundsiebzig von den maximal erlaubten achtzig Seiten geschrieben.

31. Juli 2006

„Ich habe Post vom Versorgungsamt. Ihr Antrag wurde leider abgelehnt.“

Obwohl das zu erwarten war, bin ich enttäuscht, als ich die Worte meiner Anwältin höre. „Aber wie kann das sein? Ich war doch kerngesund vor der Impfung?“ „Die Impfung sei nicht als ursächlicher Zusammenhang mit Ihrer Myelitis auszumachen, schreibt das Versorgungsamt. Nach den Anhaltspunkten Randnummer 57 wird als Impfschaden nach einer Schluckimpfung eine schlaffe Lähmung über einen Zeitraum von mindesten sechs Wochen verlangt. Das hatten Sie nicht. Vor allen Dingen aber spielt eine

Rolle, dass Sie von 1994 bis 1999 nahezu symptomfrei gewesen sind. Im Prinzip ist das eingetreten, was ich Ihnen schon avisiert hatte. Große Hoffnung hatte ich von Anfang an nicht." – „Aber ich verstehe das nicht, das ist doch so nicht richtig", versuche ich, mir Gehör zu verschaffen. „Das mag sein, aber Sie werden es nicht beweisen können", erwidert sie genau das, was ich bereits von anderer Seite immer wieder zu hören bekommen habe. „Bitte legen Sie trotzdem Widerspruch ein und fordern Sie die Akte an", bitte ich sie. So viel verstehe ich schon von der Juristerei. Auf keinen Fall werde ich das einfach so hinnehmen. Zumindest möchte ich im Detail lesen, welche Gedanken die Behörde sich zu dieser Absage gemacht hat.

Das Gesagte lässt mir allerdings den Atem stocken. Ich war nicht symptomfrei in den Jahren nach der Impfung. Mich hat nur niemand ernst genommen, beziehungsweise keiner hat die Ursache gefunden. Und jetzt wird das so gedreht? Und meine Anwältin zitiert diese Aussage dermaßen unkritisch? Mein Vertrauen in die Behörden zersplittert in diesem Moment wie eine hauchdünne Weihnachtskugel, die auf einen Steinboden fällt. Den Widerspruch kann man nur innerhalb einer bestimmten Frist einlegen, oft ist das ein Monat. Gleichzeitig fordert man die Akte an, um zu sehen, was zu der Ablehnung geführt hat. Die Begründung schickt man dann erst hinterher, wenn alles bekannt ist, um nichts, und zwar rein gar nichts, außer Acht zu lassen. „Das mache ich gerne, ich melde mich, wenn die Akte hier eingegangen ist."

13. September 2006

„Die Schwerpunkthausarbeiten des SPB 7 können ab dem 13. September 2006 beim Prüfungsamt, Raum T 3 – 151, abgeholt werden."

Die E-Mail in meinem Postfach verursacht in Sekundenbruchteilen einen neuen Ausflug der Ameisenscharen. Obwohl ich weiß, dass in diesen Tagen die Ergebnisse ausgegeben werden sollen, starre ich wie gebannt auf den Bildschirm. Ich muss sofort da hin! Mila hat mir angeboten, mich in der Uni zu treffen, damit ich nicht allein bin, wenn die Hiobsbotschaft kommt. Natürlich rechne ich damit, durchgefallen zu sein. Mein Selbstvertrauen kommt immer wieder an seine Grenzen. Als ich die Arbeit abgegeben habe, war ich eigentlich ganz zufrieden. Aber jeder Tag, der ins Land strich, ließ Zweifel wachsen und jetzt, nach Wochen, bin ich sicher, dass alles großer Mist war, was ich geschrieben habe. „Und?" Mila ist mindestens so aufgeregt wie ich, als ich den Umschlag abgeholt habe. Die erste Examensarbeit, die einer von uns beiden geschrieben hat. Meine Hände sind eiskalt und zittern, ob vor Schwäche oder vor Aufregung, ich weiß es nicht.

Ich reiße den Umschlag auf. Dann verlässt mich der Mut. „Schau du bitte nach." Ich reiche das Papier an Mila weiter. Sie blickt darauf und schaut mich mit kugelrunden Augen an. „So schlimm? Bitte, ich hatte doch ein ganz gutes Gefühl!", flehe ich sie an, als ob sie noch etwas am Ergebnis ändern könnte. „Ganz gut?" sie zieht es in die Länge. „Du hast bestanden", sie schreit es fast. „Und wie! Wahnsinn! Ich kenne jetzt jemand, der im Examen eine zweistellige Punktzahl geschrieben hat. Das ist ein VB, ein Vollbefriedigend", fügt sie fast schon andächtig hinzu. Wir umarmen uns, dann mache ich mich auf den Heimweg. Alles vibriert in mir. Total erschöpft schleppe ich mich die Treppe nach oben und lege mich ins Bett. Innerlich jubele ich, alles singt und schwingt in mir. Zehn Punkte, das ist besser als jede Cortisontherapie.

27. Oktober 2006

„Jan, super, dass du da bist!"

Ich begrüße unseren DJ für den heutigen Abend. Hanns hat gestern seinen fünfzigsten Geburtstag gehabt, meiner liegt schon ein halbes Jahr zurück. Wir haben uns entschieden, zusammen ein großes Fest zu feiern und alle unsere Freunde einzuladen. Es werden an die achtzig Personen sein. Freunde aus unserer Jugend gehören dazu, viele aus dem Tennisclub, aber natürlich auch die, die Freunde geworden sind, seit wir vor über fünfzehn Jahren in unser Haus gezogen sind. Ich habe lernen müssen, dass Freunde kommen und gehen, Lebensphasen zuzuordnen sind, und es völlig in Ordnung ist, wenn man sich nach einem Stück gemeinsamer Lebenszeit wieder aus den Augen verliert. Heute wollen wir versuchen, möglichst viele noch einmal zu versammeln.

Matti, unser Gastgeber, betreibt das Restaurant des nahe gelegenen Tennisclubs. Er ist Spanier, und sein Fingerfood ist unübertrefflich. Neben ein paar Tischen hat er Hochtische aufgebaut und eine große Tanzfläche freigeräumt. Auf allen Tischen liegen weißen Tischtücher, an den Hochtischen sind sie mit breiten roten Schleifen etwa fünfzig Zentimeter über dem Boden zusammengebunden. Eine rote Rose steht auf jedem Tisch, alles ist festlich eingedeckt.

Zur Begrüßung gibt es Prosecco mit oder ohne Schuss, und nach und nach trudeln die Gäste ein. Jan legt Musik auf, er macht das großartig. Er ist der Sohn von Freunden und im Alter unserer Töchter. Gerade hat er sein erstes juristisches Staatsexamen bestanden. Ein wenig beneide ich ihn darum. Unsere Mädels haben ein paar Leute in ihrem Alter eingeladen, so ist es eine bunte Mischung, die sich bald auf der Tanzfläche tummelt. Die Stimmung könnte nicht besser sein. Wohin man sieht, gute Laune und frohe Gesichter, man hört Lachen und angeregte Gespräche, und ich sitze an unserem Tisch, schaue in die Runde und bin in mir ganz wohlig und warm. Glücklich bin ich in diesem Moment, weil ich immer noch da bin, weil es kein Tumor war, damals, und weil ich eine so wunderbare Familie und Freunde habe.

„Sitz nicht rum, komm tanzen“, Fritz, ein alter Freund ist es, der mich am Arm fasst. Wir haben uns viele Jahre nicht gesehen, er weiß nichts von meiner Impfung und den daraus resultierenden Problemen. Vollkommen überrumpelt lasse ich mich hochziehen und gehe die wenigen Schritte bis zur Tanzfläche. Die Musik ist sehr laut, wir können uns nicht gut verständigen. Vor allen Dingen kann ich ihm nicht zwischen Tür und Angel erzählen, dass ich nicht mehr Herr meiner Beine bin. Zu allem Überfluss spielt Jan noch einen Rock'n'Roll. Fritz hält mich auf Armlänge von sich weg und zieht mich wieder an sich ran. Ich stolpere über meine Beine und drohe zu fallen. Mein Tanzpartner hat schon ordentlich getankt und bekommt gar nicht richtig mit, in welcher Not ich bin. Tränen schießen mir in die Augen. Mir ist gar nicht so bewusst gewesen, dass auch Tanzen für mich nur noch eine schöne Erinnerung sein wird.

Als Hannah etwa ein halbes Jahr alt war, hat Hanns mir einen Tanzkurs geschenkt. Wegen der chaotischen familiären Verhältnisse zur Zeit meiner Pubertät, als alle meine Freunde und Klassenkameraden tanzen lernten, hatte ich ganz andere Sorgen, und so kam es, dass ich nie einen Tanzkurs besuchte hatte. Zufällig hatten sich in dem Kurs, den Hanns ausgesucht hatte, drei weitere Paare zusammengefunden, von denen die Männer allesamt Ärzte und somit Kollegen von Hanns waren. Wir freundeten uns damals schnell an, und so folgten viele Tanzkurse, in denen wir uns bis zum Gold-Stadium hochtanzten und neben den Standardtänzen in Perfektion auch Samba und Lambada tanzten bis zur völligen Erschöpfung. „Sternchen, komm", mein Mann nimmt meine Hand, zieht mich von Fritz weg und stützt mich. „Wir kriegen das hin." Jan hat einen Blues aufgelegt, und Hanns dreht sich ganz langsam mit mir auf der Tanzfläche. Es wird mein letzter Tanz sein.

5. Dezember 2006

Hanns hat stundenlang recherchiert. Das Deutsche Institut für Medizinische Dokumentation und Information (DIMDI) stellt eine Datenbank zur Verfügung, in der weltweite Veröffentlichungen medizinischer Fallberichte zu finden sind. Letzten Monat wurde in einer medizinischen Fachzeitschrift ein Aufsatz veröffentlicht, in dem die akute Polioinfektion als Sonderform der Myelitiden dargestellt wird. Dabei könnte diese sowohl als schlaffe Lähmung als auch als inkomplette Querschnittslähmung gekennzeichnet sein.[1] In diesem Artikel wird Bezug auf eine Veröffentlichung aus Amerika genommen, die Hanns bereits zuvor im DIMDI gefunden hat. So eine inkomplette Querschnittslähmung kann auch ich nach der Impfung vorweisen, anders als die bisher geforderte schlaffe Lähmung, und so ist der Artikel für mich ein Strohhalm, an den ich mich klammern kann, um den Zusammenhang mit der Impfung zu belegen.

Fast noch wichtiger sind zwei Aufsätze aus den Jahren 1999 und 2006, ebenfalls aus Amerika, in denen sogar der Zusammenhang zwischen einer Polioschluckimpfung und einer Myelitis beschrieben wird. Ich bin inzwischen im achten Semester meines Studiums und habe schon einiges gelernt. Im öffentlichen Recht liegt mein Schwerpunkt, nicht zuletzt aus eigenem Interesse. Meine inzwischen sehr zögerliche Anwältin versteht die medizinischen Erkenntnisse nicht, die ich ihr erläutern will. Es ist ein sehr komplexer Sachverhalt und sprengt schon jetzt den Rahmen dessen, was ein halbwegs wirtschaftlich denkender Anwalt für die zu erwartende Vergütung leisten kann. Die in der anwaltlichen Gebührenordnung vorgegebenen Vertragsrahmengebühren richten sich im Sozialrecht, anders als im Zivilrecht, nicht nach dem Streitwert, sondern pauschaliert nach dem jeweiligen Verfahrensabschnitt.

1 Deutsches Ärzteblatt 44/103 vom 03.11.06 Seite 2948

Sie sind verhältnismäßig gering, weil die Verfahren in aller Regel auch nicht so umfangreich sind. Klagen gegen das Jobcenter wegen fehlerhafter Hartz-IV-Bescheide oder gegen die Rentenversicherung, aber auch wegen Ein- oder Höherstufung in eine Pflegestufe oder Feststellung des Schwerbehindertenstatus sind in aller Regel Standard und schnell bearbeitet. Dann reicht die Vergütung gut aus. Bei mir allerdings scheint es komplizierter zu werden, da ist gar nichts mehr Standard.

Immer wieder vertiefe ich mich in juristische und medizinische Lektüre. Mein Mann erklärt mir mit Engelsgeduld die Zusammenhänge, die er den Aufsätzen der medizinischen Kollegen entnimmt. Auf meinem Schreibtisch stapeln sich Kommentare zum Bundesversorgungsgesetz, Sozialgerichtsgesetz, spezielle Literatur zu Impfschäden. Die Anhaltspunkte liegen auf meinem Nachttisch und sind allabendliche Literatur. Immer mehr lichtet sich der Nebel, je mehr ich lese, desto transparenter erscheinen mir die Hintergründe und Beziehungen der vielen Gesetze und Paragrafen untereinander. Ein neues Gefühl macht sich in mir breit: Das mache ich am besten selbst, denke ich und straffe innerlich meinen Rücken, gestärkt von dem neuen Selbstbewusstsein. „Frau Münzer, ich bin Ihnen sehr dankbar für Ihre Unterstützung bis hierher. Ab hier möchte ich gerne selbst übernehmen." Ich glaube, förmlich die Erleichterung meiner Anwältin am anderen Ende der Leitung zu hören, als sie meine Worte vernimmt. „Schicken Sie mir bitte die Rechnung, und teilen Sie dem Versorgungsamt mit, dass Sie mich nicht länger vertreten." Tagelang sitze ich an der Begründung meines Widerspruchs. Ich beziehe mich auf die Untersuchungen und Fallbeschreibungen der amerikanischen Ärzte, verweise auf bereits jetzt schon mehrfach in der Akte aufgetauchte Differenzen in den Aussagen der mich untersuchenden Ärzte und lege dar, dass die von der Behörde behauptete Unterbrechung der Kausalitätskette zwischen der Impfung und dem Eintritt meines Gesundheitsschadens nicht gegeben ist. Eine Woche später bringe ich meine hundertfach überarbeitete Widerspruchsbegründung zur Post.

3. Januar 2007

„Marie?“

Die Stimme meines Bruders Peter stört mein gemütliches Aufwachen. Gestern ist es spät geworden, wir hatten spontan Besuch bekommen. Heute ist Mittwoch, Hanns ist schon in der Praxis. Die Uni fängt allerdings erst am Montag wieder an, und ich gönne mir ein wenig morgendlichen Schlaf, ehe ich mich an meinen Schreibtisch setze, um zu lernen. Ende Dezember habe ich die Examensklausur im Schwerpunkt geschrieben, und meine mündliche Prüfung ist für den 30. Januar 2007 angesetzt. Da es mir zunehmend schwerfällt, die Treppen in den Hörsälen zu gehen, hat mir das Prüfungsamt einen Platz in der letzten Reihe zugewiesen. So muss ich nach Betreten des Hörsaals nur einige Schritte gehen, um an meinen Platz zu kommen. Es ist ein gutes Gefühl zu wissen, wieviel Unterstützung mir zuteilwird.

Der Termin für die mündliche Prüfung gilt jedenfalls für den Fall, dass ich auch die Klausur bestanden haben sollte. Die Ergebnisse sollen um den 22. Januar herum bekannt gegeben werden. Ich reibe mir die Augen, den Telefonhörer zwischen Schulter und Wange geklemmt, und setze mich auf. Ein mulmiges Gefühl steigt in mir hoch. „Peter, was gibt`s?“ Es ist eher selten, dass mein Bruder mich anruft. „Der Sohn von Anita hat sich eben bei uns gemeldet.“ Jetzt ahne ich schon, was kommen wird. „Anita ist tot in ihrer Wohnung aufgefunden worden. Sie hat sich das Leben genommen“, seine Stimme klingt betroffen. Anita war die zweite Frau unseres Vaters. Mein Vater ist bereits in der Neujahrsnacht 1990 gestorben, genau genommen am Morgen des Neujahrstages. Unser Kontakt war über die Jahre zwar besser geworden, aber eine richtig innige Tochter-Vater-Beziehung habe ich nicht zu ihm aufbauen können. Er war immer sehr dominant und anspruchsvoll mir gegenüber gewesen, hatte mich eingeschüchtert und oft in die Defensive gebracht. Einen liebevollen, verständnisvollen Vater, wie Hanns es für unsere Töchter ist, habe ich vergeblich in ihm gesucht.

Als er damals nach seinem Schlaganfall kurz vor Weihnachten 1989 ins Krankenhaus gekommen ist, und Anita mich telefonisch darüber informiert hat, habe ich sofort alles stehen und liegen lassen und bin nach Hamburg zu ihm gefahren. Er war schließlich mein Vater und mein Anspruch an die Behandlung von Familienmitgliedern war nach wie vor hoch. Obwohl er zu diesem Zeitpunkt erst zweiundsiebzig Jahre alt war, hatte ich ein undefinierbares Gefühl in mir, das mir riet, nicht zu zögern und keine Zeit verstreichen zu lassen. Jeden zweiten Tag war ich bei ihm, während Peter gar nicht kam und Rieke lediglich ein einziges Mal am zweiten Weihnachtstag. Zu diesem Zeitpunkt hatte ich seit etwa sechs Jahren nichts mehr von meinem Bruder Peter gehört. Zuletzt hatte ich ihn und seine Frau Regine zu unserer Hochzeit eingeladen. Damals rief er mich an und beschimpfte mich. Wie wir denn Hochzeit feiern könnten, wo so viele Menschen auf der Welt verhungerten? Ich war völlig fassungslos ob dieses Vorwurfs und habe ihn angefleht, doch zu kommen. Wir könnten auch mit Kartoffelsalat und Würstchen feiern, das sei doch nicht wichtig. So gerne hätte ich ihn dabeigehabt, war er doch der Einzige in der Familie gewesen, der während der schlimmen Jahre im Haus meiner Mutter wenigstens ab und zu mal vor Ort war. Aber er lehnte kategorisch ab, all mein Bitten blieb ungehört.

Als ich ihn damals angerufen und über den Zustand unseres Vaters informiert habe, wirkte er ungehalten: „Ihr seht das immer so medizinisch", warf er mir vor. Geradezu belästigt schien er zu sein, und unser Verhältnis war zum damaligen Zeitpunkt ganz und gar nicht so, als dass ich ihm hätte sagen könne, dass es mein Gefühl war, was in mir Alarm schlug. „Wie sollen wir es denn auch sonst sehen, wenn die Ärzte sagen, es könnte zu Ende gehen?", habe ich ihn damals gefragt, aber er wollte davon nichts wissen. Mein Vater war wohl sehr traurig, weil sein Sohn nicht mehr zu ihm kam, aber inzwischen habe ich verstanden, dass ich die Welt nicht retten kann, und jeder für sein Tun und Handeln selbst verantwortlich ist. So sah Peter unseren Vater nicht mehr, nur Rieke konnte sich am zweiten Weihnachtstag zu der weiten Reise von Mülheim nach Hamburg durchringen. „Schön, dass du es einrichten konntest", waren die Worte meines Vaters an die älteste Tochter. Wie er das meinte, weiß ich bis heute nicht und werde es auch nicht mehr erfahren. Für mich haftete den Worten unseres Vaters jedenfalls deutliche Enttäuschung an.

Als ich ihn am Abend des 30. Dezember nach einem meiner Besuche wieder verließ und mich mit den Worten: „Morgen ist Silvester, aber am Neujahrstag komme ich wieder", verabschiedete, entgegnete er: „Dass du wiederkommst, da habe ich keine Sorge." Es waren seine letzten Worte an mich. Auf der Trauerfeier habe ich später von einer Freundin der Familie erfahren: „Sie waren das Liebste, was Ihr Vater hatte." Warum hat er mich das nie spüren lassen, habe ich mich damals gefragt. Heute meine ich, zu verstehen, dass auch er durch den Krieg und seine Kriegsgefangenschaft gezeichnet war. Die russische Kriegsgefangenschaft war es auch, die meine Mutter mir gegenüber fälschlicherweise mit Gefängnis übersetzt hatte.

Nun ist Anita ihm also gefolgt. Ich fürchtete immer, dass sie sich eines Tages das Leben nehmen würde, auch, dass es in einer Neujahrsnacht passieren würde, aber jetzt? Wir haben am Silvesterabend noch telefoniert und über Belanglosigkeiten gesprochen. Nichts hat darauf hingewiesen, dass sie ihren endgültigen Abschied für diese Nacht geplant hatte. Rein gar nichts. Anita hatte eine sehr klare Haltung zum Leben und zum Sterben: „Die Menschen werden viel zu alt", meinte sie. „Die Medizin treibt es auf die Spitze mit den Therapien, nur um jeden am Leben zu halten. Aber nicht mit mir!" Da war sie unnachgiebig und entschlossen. „Es muss wohl gestern geschehen sein", mutmaßt mein Bruder.

„Nein, *es* war in der Neujahrsnacht, wie bei Papi", erwidere ich. „Warum hat sie das gemacht? Und woher willst du wissen, wann?"

„Weil ich sie kenne", gebe ich zurück. „Du weißt ja, dass sie nicht mehr sehen konnte, und die feuchte Makuladegeneration war so weit fortgeschritten, dass sie nahezu erblindet war. Das konnte und wollte sie nicht akzeptieren. Und auf keinen Fall wollte sie in ein Heim." Ich beende das Gespräch, möchte für mich sein. Es war keine ausgesprochen herzliche Beziehung, die ich zur Witwe meines Vaters hatte, aber sie war gewachsen über all die Jahre. Ich empfinde großen Respekt vor der Entscheidung dieser unbeugsamen und starken Frau, die niemandem zur Last fallen wollte, am wenigsten sich selbst.

5. April 2007

„Sylvie, Herr Fischer spricht mir dir. Könntest du dein Handy eine Sekunde aus der Hand legen?"

Nun ist es doch passiert. Ich bin über mein Alter und meine Anschauungen gestolpert, habe wieder einmal erst geredet und dann gedacht. Ein neuer Professor ist an die Uni gekommen und bekleidet einen Lehrstuhl im öffentlichen Recht. Attraktiv, jung, kumpelhaft, klug und charmant ist er sofort der Star der jungen weiblichen Zuhörer.

Nach der Vorlesung stellt er sich in der Juristen-Cafete mit uns an den Hochtisch, die Unterhaltung ist angeregt. Wir haben unsere dampfenden Kaffeetassen vor uns stehen und diskutieren über Fragen des Europarechts. Ich habe einen Platz auf der Eisenstange ergattert, die den Bereich der Cafete gegenüber der Unihalle abgrenzt. Überall suche ich nach Möglichkeiten, mich zu setzen, ohne dass es groß auffällt. Wie ein Analphabet, der geschickt sein Defizit kaschiert, entwickle auch ich zunehmend Geschick darin, mein abnehmendes „Standvermögen" nicht allzu offensichtlich werden zu lassen. Eine Kommilitonin, Anfang zwanzig, blond, hübsch mit enger Jeans und weitem Pulli tackert auf ihrem Handy rum. Sie schaut nicht auf, beteiligt sich aber an der Unterhaltung. Multitasking ist gut und schön, manchmal aus meiner Sicht aber geradezu ungezogen.

„Wie ist Ihre Meinung dazu?", spricht Prof. Anton Fischer meine handybessenene Mitstudentin direkt an. Weil sie nicht aufsieht, bemerkt sie nicht, dass sie persönlich angesprochen worden ist. Neben ihr steht Sabine und gibt ihr einen Schubs. „Was ist deine Meinung dazu?", wiederholt sie die Frage. Meine mehrfach angesprochene Kommilitonin bleibt unbeeindruckt. In mir kocht es hoch. Da ist es, das Muttertier in mir, das nach Ordnung und einem gewissen Maß an Höflichkeit und Disziplin verlangt. Meinen Kindern würde ich die Ohren langziehen, wenn sie sich an der Uni so respektlos verhalten würden.

Sylvie schaut mich fassungslos an, als meine unerwartete Zurechtweisung über sie hereinbricht. „Wie gut, dass ich so tolerant bin", versucht der Professor sichtlich belustigt die Wogen zu glätten. Doch da geht es erst richtig mit mir durch. „Das ist ja noch schlimmer", platzt es aus mir raus. „Ihre vermeintliche Toleranz setzt keine Grenzen und hat keinerlei Vorbildfunktion für die jungen Leute hier."

Habe ich das gerade wahrhaftig gesagt? Alle schauen mich an, als wäre ich aus der Zeit gefallen. Ein Relikt aus früheren Jahrhunderten. Anton Fischer geht souverän darüber hinweg. Ein halbes Jahr später wird er mich allerdings darauf ansprechen und mir zustimmen. „Diesem undisziplinierten Haufen kann man nur mit klaren Ansagen entgegentreten, Sie hatten damals völlig recht", meint er, als wir uns in der Unihalle zufällig begegnen. Er erklärt mir auch, wie es zu seinem Sinneswandel gekommen ist. Eine Studentin, die stottert, war tatsächlich im Hörsaal ausgelacht worden. „Da bin ich wütend geworden und habe den Sauhaufen zusammengestaucht. Nächstes Mal höre ich auf eine weise Studentin wie Sie." Damit geht er schmunzelnd weiter. Mir fallen Steine vom

Herzen. Was für eine Geschichte. Fortan werde ich meine Klappe besser im Zaum halten, definitiv. Aber so hat er etwas dazugelernt und ich erst recht.

17. April 2007

„Sie haben dreißig Minuten Zeit."

Die Leuchtstofflampe flackert und macht mich wahnsinnig. Seit fünf Minuten sitze ich im Vorbereitungsraum, bewacht von den Argusaugen des wissenschaftlichen Mitarbeiters. Vor mir liegt der Text, über den ich in fünfundzwanzig Minuten einen Vortrag vor meiner Prüfungskommission abhalten soll. Meine Klausur habe ich bestanden, aber nach der Nachricht von Anitas Tod habe ich Frau Bern im Prüfungsamt gebeten, meinen Termin für die mündliche Prüfung zu verschieben. Sie hatte großes Verständnis, als ich ihr erklärt habe, dass ich überraschend eine nahe Angehörige verloren habe und mich um die Trauerfeierlichkeiten kümmern möchte.

Meine Geschwister hatten mir die Abwicklung des Nachlasses überlassen, sie hätten weder Zeit noch das juristische Verständnis, das mir offensichtlich schon jetzt zugestanden wurde. Zur Abwicklung des Erbes gehörte der Verkauf der Eigentumswohnung, die mein Vater damals erworben hatte, aber auch die Kündigung sämtlicher Verträge, das Erstellen einer Übersicht über die gesamte Erbschaft, Antrag auf Ausstellung eines Erbscheins und all die Kleinigkeiten, die anfallen, wenn ein gesamter Haushalt aufgelöst wird. Wegen der Bestattung hatte sich der einzige Sohn von Anita, Jochen, bei mir gemeldet. Wir hatten uns zuvor nie persönlich kennengelernt; Anita hat es immer verhindert. Ich schlug während des Telefonats vor, nach Hamburg zu kommen, wenn das Gespräch mit dem Bestatter stattfinden würde. Er stimmte zu und teilte mir Termin und seine Anschrift mit, der Bestatter würde ihn zuhause aufsuchen. Hanns bot sich an, mich zu begleiten.

Als wir an der Tür klingelten und er uns die Tür öffnete, war mir in Sekundenbruchteilen klar, warum es bisher nie zu einem gemeinsamen Treffen gekommen war. Vor mir stand ein verwahrloster Mann mit fettigen Haaren in Unterhemd und Trainingshose. DAS soll der Sohn von Anita sein? Meine Stiefmutter war eine überaus gepflegte, gebildete und repräsentative Erscheinung; ich konnte kaum glauben, dass dieser etwa Sechzigjährige ihr Sohn sein sollte. Er bat uns herein. In dem Wohnzimmer, in das er uns führte, stand ein überdimensionaler Flachbildfernseher in einer Eichenwohnwand. Fast ist es schon zu klischeehaft, ich jedenfalls war sehr froh, dass Hanns an meiner Seite war. Doris, Jochens Frau, saß auf dem leicht verschlissenen Sofa, vor sich eine brennende Zigarette im Aschenbecher. Der Bestatter war bereits eingetroffen und erhob sich zur Begrüßung. Anita hatte verfügt, dass sie eine Urnenbestattung wünschte und unter einem Baum in einem Friedwald beigesetzt werden wollte. Daher waren die Themen Sarg, Ausstattung und Blumenschmuck recht schnell besprochen, und es ging nun um die Musik, die gespielt werden sollte. Rieke hatte mich gebeten, dass *My Way* von Frank Sinatra gespielt werden solle. Jochen und Doris waren sofort einverstanden. Ein christliches Lied kam nicht in Betracht, Anita war keine Christin.

„Was war sie denn für ein Mensch?“, fragte der Bestatter, als wir über weitere Lieder nachdachten. „Sie ist gerne spazieren gegangen“, erwiderte Jochen, „am liebsten am Meer.“ Ehe ich dazwischenkam oder etwas ergänzen konnte, hatte der Herr im schwarzen Anzug mit der schwarzen Krawatte über dem blütenweißen Hemd einen Vorschlag: „Dann wäre doch ein Seemannslied nett, etwa: *Junge, komm bald wieder.*“ In dem Moment musste ich alle Konzentration darauf verwenden, meine Gesichtszüge unter Kontrolle zu behalten. Meinen Mann durfte ich gar nicht anschauen, ich wusste nur zu gut, wie er schaute und was er dachte. Ich befürchtete, komplett die Haltung zu verlieren und laut loszulachen. „Ich glaube nicht, dass das so eine gute Idee ist", bemühte ich mich um Schadensbegrenzung, als ich die Fassung wiedergewonnen hatte. Allein um dieses Lied zu verhindern, hatte sich die Fahrt nach Hamburg gelohnt. Ich schlug zwei rein musikalische Stücke vor, auch das war Jochen und Doris recht. Überhaupt schienen sie froh zu sein, dass sie nicht allzu viel planen und bestimmen mussten. Nach einer Dreiviertelstunde war alles besprochen, der Bestatter verabschiedete sich. Wir blieben noch sitzen, dachten, dass die beiden vielleicht noch das eine oder andere auf dem Herzen haben könnten, aber es herrschte Schweigen. Kurz nachdem der Bestatter aufgebrochen war, erhoben Hanns und ich uns und verließen Sohn und Schwiegertochter meiner verstorbenen Stiefmutter.

Aber nun, drei Monate später, habe ich alles erledigt, sogar die Wohnung ist schon veräußert, und ich kann meine Ausbildung weiter vorantreiben. Mit fliegenden Fingern streiche ich Textstellen an und mache mir Notizen. Das Gesetz liegt vor mir, es ist ein Fall aus dem Betriebsverfassungsgesetz. Die dreißig Minuten vergehen wie im Flug. Noch unterwegs zum Prüfungsraum überlege ich fieberhaft, was ich noch anfügen könnte. Ich habe zehn Minuten Vortragszeit, die gilt es, präzise einzuhalten.

Es gelingt mir, meine Lösung halbwegs strukturiert vorzutragen, aber dass meine Stimme zittert, kann ich nicht verbergen. Werde ich jemals diese irrwitzige Versagensangst loswerden? „Ich danke für Ihre Aufmerksamkeit", lautet mein Schlusssatz nach knapp zehn Minuten. Meine beiden Lieblingsprofessoren schauen mich mit Pokerface an. Keine Regung, kein Lächeln, kein Hinweis, nichts: wie in Stein gemeißelt. Nach einer Stunde sind die anderen vier Prüflinge mit den Vorträgen fertig, das Prüfungsgespräch beginnt. Es ist fast schon eine fröhliche Runde, unsere Professoren verstehen es, uns die Angst zu nehmen. „Wir beraten uns jetzt und rufen Sie herein, wenn wir fertig sind. Warten Sie bitte draußen." Meine Kommilitonen sind so bleich, wie ich mich fühle. Unsere kleine Gruppe steht dicht beieinander, keiner von uns fühlt sich siegessicher.

„Wir sind so weit“, lässt uns alle zusammenzucken. Kaum ein Wort ist gesprochen worden, während wir gewartet haben. Jetzt steht uns das finale Ergebnis bevor. Zögernd betrete ich als Letzte den Prüfungsraum. Ich mag es nicht, wenn Menschen hinter mir gehen, fühle mich dann schnell bedrängt, selbst, wenn man mir ausdrücklich alle Zeit der Welt eingeräumt hat. Aus der Sicht der Prüflinge sitze ich rechts außen. Herr Prof. Manns wendet sich mir zu. „Sie haben das wirklich ordentlich gemacht.“ Mein Herz rast, ich muss mich zur Ruhe zwingen. Natürlich sitze ich nicht allein auf meinem Stuhl, Millionen von Ameisen sind bei mir und flitzen auf meinem Körper auf und ab. Der Eisengurt presst sich hart wie Stahl um meine Brust. Stress ist neurotoxisch, ja klar, nichts Neues. Der Einleitungssatz meines Prüfers macht es nicht besser. Ein Hochspannungsmast könnte von mir lernen, scheint mir. Seine Worte erreichen mich nicht, nur sein letzter Satz dringt in mein aufgewühltes Oberstübchen vor: „Insgesamt haben Sie damit im universitären Teil 9,8 Punkte erreicht, ein Vollbefriedigend, herzlichen Glückwunsch“, verkündet er mit einem anerkennenden Lächeln im Gesicht. Als das Gesagte mein Innerstes erreicht, erfüllt mich ein warmes Gefühl. Das Tischgebet fällt mir ein, das nach jedem Essen bei meinen Großeltern gesprochen wurde: „Danket dem HERRN, denn er ist freundlich.“ Ja, er ist freundlich zu mir, und wie!

5. September 2007

„Da sind wir ja wieder.“

Die heitere Stimme des Chefarztes erklingt, als er noch während des Klopfens die Tür aufstößt. Die fehlende Privatsphäre ist eines der Dinge, die mir einen Klinikaufenthalt so sehr verleiden. Aber im Krankenhaus ist das so: Anklopfen und Türaufreißen aus einem Guss. Sein weißer Kittel blütenrein wie eh und je, ein bisschen mehr Grau zeigt sich an seinen Schläfen seit dem letzten Mal. Bitte, nein, denke ich, bitte nicht diesen Plural, ich bin weder debil noch zu zweit. „Ich habe es nicht verhindern können", kratze ich alle Höflichkeit zusammen, zu der ich fähig bin.

Die Spastiken in den Beinen haben ein Ausmaß angenommen, dass ich kaum noch in der Lage bin, ruhig zu sitzen. Am Abend ist es unerträglich, erst, wenn ich mich hinlege, nimmt es langsam ab. Gehen kann ich vielleicht noch fünfzig Meter am Stück, wobei Gehen schon recht dick aufgetragen ist. Vorwärtsbewegen wäre das treffendere Wort, schleichen oder stolpern würde auch zutreffen. Mein Gang ist ataktisch, um den linken Fuß nach vorne zu bekommen, schmeiße ich das Bein aus der Hüfte am Körper vorbei. Prof. Reiser hat eine intrathekale Injektion mit Cortison vorgeschlagen, was bedeutet, dass er das Cortison direkt in den Liquorraum spritzen wird. Und weil die Nadel dann bereits an der richtigen Stelle ist, möchte er auch noch einmal den Liquor untersuchen lassen. Er kann mir nicht versprechen, ob ich davon profitieren werde, aber inzwischen ist es so schlimm geworden, dass ich nach jedem Strohhalm greife.

Was folgt, ist alles nur zu gut bekannt. Punktion des Liquors, diesmal neu mit Injektion des Cortisons, am nächsten Tag MRT von Kopf, HWS, BWS und LWS ohne und mit Kontrastmittel. Wie immer werde ich in die radiologische Praxis gefahren. Der nette Radiologe, der mich damals vor den neugierigen Blicken im Wartezimmer bewahrt hat, begrüßt mich wie eine alte Freundin. Lange muss ich nicht warten, dann liege ich schon im MRT. „Hagr-gr-gr-gr", „rabam-rabam-rabam", „schlawusch-schlawusch-schlawusch", höre ich, zunächst irritiert. Dann finde ich die Erklärung: Es wird eine neue Software sein, die die fremden Geräusche mitbringt. Meine Schlümpfe brauchen einen neuen

Arbeitsrhythmus, soviel ist klar. Ich entscheide mich, ein Hochhaus mit wunderschönen Appartements für Studenten zu bauen. Bis wir fertig sind, haben wir noch einen Spielplatz angelegt. Die Bilder sind, Gott sei Dank, ohne neue Befunde. Warum es trotzdem deutlich schlechter wird, kann mir niemand genau sagen. Aber der Chefarzt öffnet sich erstmalig dem Gedanken, es könne einen Zusammenhang mit der Impfung geben. Als ich am 12. September 2007 entlassen werde, hat mir die Cortison-Injektion zwar keine spürbare Erleichterung gebracht, aber ich habe eine Stellungnahme von Prof. Reiser in der Tasche, in der er auf eine Stellungnahme der Ständigen Impfkommission (StIKo) zur Querschnittsmyelitis nach oraler Polioimpfung aus 2002 hinweist. Darin hieße es, es gäbe sowohl für einen ursächlichen Zusammenhang zwischen Impfung und Myelitis als auch dagegen nur ungenügende Nachweise. Er jedenfalls halte einen Zusammenhang in meinem Fall für möglich.

6. November 2007

„Mein Name ist Dr. Schwarzer, folgen Sie mir bitte."

Um im etwa fünfzig Kilometer entfernten Klinikum pünktlich anzukommen, bin ich bereits um fünf Uhr aufgestanden. Es dauert jetzt morgens eine Weile, bis ich geduscht und angezogen bin. Früher war ich in zehn Minuten fertig, heute dauert es fast eine Dreiviertelstunde. Der Termin zur erneuten Begutachtung ist für neun Uhr anberaumt. Mit meinem Elektrorollstuhl folge ich dem distinguiert wirkenden Herrn im gut sitzenden Kittel in sein Sprechzimmer. Herr Dr. Schwarzer ist Oberarzt der Neurologie, und sein Chefarzt, Herr Prof. Dr. Dreikorn, ist vom Versorgungsamt mit der Erstellung eines Gutachtens zur Kausalitätsfrage Impfung – Myelitis beauftragt worden. Er soll sich daher zu der Frage äußern, ob die Impfung die Myelitis verursacht hat. Freundlich, aber distanziert befragt er mich zu meiner Krankengeschichte.

„Mir ist noch nie jemand begegnet, der so gründlich untersucht worden wäre wie Sie." Er weist auf die Akte und die von mir mitgebrachten MRT-Bilder. Auch das Schreiben von Prof. Reiser habe ich für ihn mitgenommen. „Sogar in Amerika waren Sie vorstellig." Das scheint ihm besonders erwähnenswert zu sein. „Die Ärzte haben lange im Dunkeln getappt, weil sich die Verdachtsdiagnose MS nicht bestätigen ließ. Mein Mann hat einen schönen Vergleich dafür gefunden: Wenn man in Deutschland einen Vogel höre, denke man zunächst eher an einen Spatzen und weniger an einen Kolibri. So sei es auch bei den Ärzten. Er ist überzeugt, mit meiner Erkrankung sei ich eher ein Kolibri, man habe aber lange nach Beweisen gesucht, dass ich doch ein Spatz sei." Mit diesen Worten versuche ich, die Situation ein wenig aufzulockern. Es gelingt. Herr Dr. Schwarzer lässt sich ausführlich von meiner Konsultation bei Dr. Weinshenker erzählen. Offensichtlich ist er beeindruckt, dass ich den MS-Papst aus Amerika persönlich kennengelernt habe.

„Seit 1999 sind sieben MRT Ihres Kopfes und elf MRT des Rückenmarks angefertigt worden. Allein zehn davon im Jahr 1999. Das ist beachtlich." Er betrachtet die letzten Bilder aus September. „Ah ja! Da ist in Höhe HWK 7 ein entzündlich angereicherter Herd zu sehen", er spricht beiläufig, eher zu sich selbst. „Sind Sie sicher?" Ich kann es kaum fassen. Es hieß doch, alles sei ohne neuen Befund. Er zeigt mit der Bleistiftspitze auf die Stelle, und ich erkenne es sofort. Da wurde ein neuer Übeltäter geboren, und niemand hat sich die Mühe gemacht, mich zu informieren. Vielleicht wurde er auch einfach übersehen, ziemlich sicher sogar. Es hieß doch, alle Bilder seien ohne neuen Befund. Fassungslosigkeit über überfällt mich. Ich kann kaum noch laufen, mache mir immer häufiger in die Hose, so dass ich inzwischen auf Pants umgestiegen bin, habe Schlafstörungen und einen Ring um die Brust, der mir das Atmen schwer macht. Von den Ameisenvölkern will ich gar nicht sprechen. Und mein Arzt schaut noch nicht einmal mein MRT richtig an? „Wir machen noch ein paar Untersuchungen, Sie kennen das ja", holt der Sachverständige mich aus meinen Gedanken. Die Untersuchungen sind umfangreicher als ich mir vorgestellt habe. Wieder erfolgen Messungen mit Strom, Magneten und diesem Wechselbild für die Augen, ich muss viele Fragen beantworten und zeigen, wie ich laufen kann. Herrn Prof. Dreikorn lerne ich gegen Ende der Untersuchungen kurz kennen. Er fragt nach meinem Studium und überlegt, ob das auch was für seine Frau sein könnte. Sie sei so unausgeglichen. Nach fünf Stunden verlasse ich die Klinik. Herr Dr. Schwarzer hat mir versprochen, das Gutachten sehr bald zu schreiben. Auch ihm ist aufgefallen, dass seit meinem Antrag fast zwei Jahre vergangen sind.

19. Dezember 2007

„Heute ist ein Glückstag für alle Haustiere!"

Hanns bringt es mal wieder auf den Punkt. Wir haben heute einen Anlass zum Feiern. Hannah hat ihre Abschlussprüfung als Tierärztliche Fachhelferin bestanden. Vor zweieinhalb Jahren ist sie nach Köln gezogen, um dort eine Ausbildung in einer Tierarztpraxis zu bekommen. Nach der zwölften Klasse hat sie die Schule abgebrochen, es ging für sie damals einfach nicht weiter. Ihr Chef ist nicht sehr glücklich, dass sie nun aus der Praxis ausscheidet, aber sie möchte gerne einen neuen Anlauf auf ihr Abitur nehmen. Ich hingegen bin sehr stolz auf mein Mädchen, auf ihren Kampfgeist und ihren festen Entschluss, das Abitur nachzumachen und Tiermedizin zu studieren. Da liegt noch ein weiter Weg vor ihr, aber ich bin zuversichtlich, dass sie noch vieles schaffen wird.

20. Dezember 2007

„Schau auf die letzte Seite. Da steht die Zusammenfassung."

Meine langjährige Freundin Marianne ist gerade zu Besuch, als der bange erwartete dicke Umschlag im Briefkasten liegt. Marianne und ich kennen uns seit über dreißig Jahren, sie war die erste Auszubildende in der Praxis von Andreas Wölke. Unsere Freundschaft hat trotz der Entfernung und unserer völlig unterschiedlichen Lebenswege Bestand. Marianne hat eine siebzehnjährige Tochter und einen fünfzehnjährigen Sohn, mein Patenkind Adrian. Adrian ist seit einer Fünffachimpfung, die er im dritten Lebensmonat erhalten hat, schwerstbehindert. Er kann den Kopf nicht halten, ist erblindet und kognitiv in diesem Alter stecken geblieben. Er leidet unter starken Spastiken, die mit Botox behandelt werden müssen. Marianne ist alleinerziehend. Ihr Mann war leider ein Totalausfall und hat seine Familie verlassen, als er seine Komfortzone wegen des behinderten Sohnes verlassen musste.

Mariannes Versuch, Adrians Behinderung als Impfschaden anerkennen zu lassen, ist gescheitert. Sie war anwaltlich nicht gut vertreten und hatte die falschen Gutachter. Damals ist sie Mitglied im Impfgeschädigten-Verband geworden. Die Gründungsmitglieder des Vereins waren sehr ambitioniert; sie hatten aufgrund eigener Erfahrungen große Kenntnisse. Dieses Wissen ist bedauerlicherweise nicht gebündelt worden und basierte mehr auf praktischem Erfahrungswissen, denn auf juristischem Können. Die sehr engagierten Bemühungen des Verbandes sind leider oftmals im Sande verlaufen. So war es auch bei Marianne. Der gut gemeinte Ratschlag, einen bekannten Impfgegner als medizinischen Gutachter zu beauftragen, entpuppte sich als Flop. Der beauftragte Arzt berief sich auf seine Publikationen, in denen er immer wieder auf die Gefahren und Sinnlosigkeit aller Impfungen hinwies. Über den Sohn meiner Freundin fanden sich nur wenige Zeilen; es fehlte daher dem Gutachten an Neutralität und Einzelfallbezug. Für einen versierten Juristen eine vorhersehbare Entwicklung, und korrekterweise hätte der beauftragte populäre Arzt den Auftrag zur Gutachtenerteilung zurückweisen müssen. So hat meine Freundin damals die große Chance vertan, einen selbst erwählten medizinischen Sachverständigen in das Verfahren einzubringen, und ihre Klage wurde abgewiesen.

Obwohl es meiner Familie und mir finanziell sehr gut geht, und Marianne mit ihrem Einkommen bei einer Gesundheitsbehörde die ganze Familie unterhalten muss, steht sie mir aufrichtig, treu und völlig neidlos zur Seite.

Ich folge ihrem Rat und fange von hinten an zu blättern. Das Gutachten umfasst neunundzwanzig DIN A-4-Seiten zuzüglich der achtundzwanzig Literaturnachweise auf weiteren fünf Seiten. „Deshalb können wir eine Anspruchsversorgung nicht befürworten", steht in fett gedruckter Schrift auf der letzten Seite und springt mir sofort ins Auge. „Super!", höre ich Mariannes Stimme langsam meine Gehirnwindungen hinaufklettern. Tiefe Enttäuschung hat sich in mir breitgemacht. Irritiert schaue ich meine Freundin an. „Damit hast du sie. Aus der Nummer kommen sie nicht mehr raus", fährt sie fort. Nun schaue ich erst recht verständnislos hoch, geradewegs in die freudestrahlenden Augen meiner Freundin. „Was meinst du?" Ich verstehe nicht. Sie weist auf das Papier. Weiter unten, direkt über den ebenfalls fett gedruckten Namen der beiden Unterzeichner, steht: „Deshalb halten wir den Anspruch auf eine Kann-Versorgung für berechtigt." Ich schaue Marianne ratlos an. Kann-Versorgung sagt mir gerade gar nichts. Sie hilft mir, sie ist Profi, was das angeht: „Die Kann-Versorgung findest du auch im Infektionsschutzgesetz. Danach kann die Behörde den Gesundheitsschaden als Folge deiner Schädigung anerkennen, wenn die geforderte Wahrscheinlichkeit im Hinblick auf den ursächlichen Zusammenhang zwischen Impfung und Gesundheitsschaden nur deshalb nicht gegeben ist, weil die medizinische Wissenschaft noch nicht genug über die Ursache deines konkreten Leidens weiß." Da ist sie ganz Behördenmitarbeiterin, ich verstehe leider kein Wort.

Als Marianne gefahren ist, lese ich das Gutachten vollständig durch. Herr Dr. Schwarzer hat sehr genau recherchiert, und in seinen Ausführungen über mich und meine Krankengeschichte findet sich kein einziger Fehler. Eigentlich wäre Herr Prof. Dreikorn verpflichtet gewesen, das Gutachten persönlich zu erstellen, weil der Gutachtenauftrag direkt an ihn und nicht an seine Klinik gerichtet war. Aber die allerwenigsten Chefärzte halten sich daran. Sie delegieren die Gutachtenerstellung an ihre Mitarbeiter, nehmen sich am Ende fünf Minuten Zeit und schreiben dann unter die Gutachten so etwas wie „Einverstanden aufgrund eigener Untersuchung und Urteilsbildung". Allerdings ist das Gutachten von Dr. Schwarzer überzeugend. Die Literaturnachweise beziehen sich überwiegend auf amerikanische Forschungen und Untersuchungen. Er hat sich viel Arbeit gemacht und diverse medizinische Überlegungen nachvollziehbar gegeneinander abgewogen. Wäre er zu dem Schluss gekommen, es könne keinen Zusammenhang mit der Impfung geben: Ihm hätte ich glauben können!

So aber lese ich noch einmal nach, was es mit der Kann-Versorgung auf sich hat. Sie kommt dann zum Tragen, wenn ein Zusammenhang zwischen Impfung und Gesundheitsschaden nur deshalb nicht nachgewiesen werden kann, weil die Medizin noch nicht so weit ist, um die Ursache für den konkreten Schaden feststellen zu können. Für mich bedeutet das, dass nicht klar sein darf, woher die Myelitis kommt. Es ist noch immer eine recht junge Erkrankung, oder genauer gesagt: Sie ist noch nicht so lange bekannt. Hanns teilt meine Freunde, als er am Abend nach Hause kommt. Aber sie ist gedämpft. Wir haben gelernt, erst das zu glauben, was wir schwarz auf weiß besitzen. Und der Bescheid der Behörde ist eben noch nicht da.

21. Dezember 2007

„Herr Nass, in dem Gutachten ist von einer Kann-Versorgung die Rede, reicht Ihnen das aus? Und wann in etwa darf ich mit dem Bescheid rechnen?“

Der Mitarbeiter des Versorgungsamts ist sehr freundlich, als er meine Frage vernimmt, äußert aber allergrößtes Bedauern: „Es tut mir leid, Frau Pörtner. Ich kann nichts mehr rausschicken, sonst hätte ich den Bescheid sofort fertig gemacht. Das Gutachten ist da sehr eindeutig, und wir folgen in der Regel den Empfehlungen der Ärzte. Aber die Versorgungsverwaltung wird zum Jahresende aufgelöst, und ab 1. Januar 2008 wird das Amt für Soziales Entschädigungsrecht zuständig sein. Also ziehen wir um. Alle PCs sind schon vom Netz genommen und sämtliche Akten in Umzugskartons verpackt. Sie hören aber nach dem Umzug kurzfristig von mir.“ Mit guten Wünschen für ein schönes Weihnachtsfest lege ich ein wenig enttäuscht, aber noch immer hoffnungsfroh den Hörer auf.

1. Februar 2008

„Mutzel, du bist verrückt!“

Hannah lacht sich scheckig. Ich habe ihr eine Schultüte gebastelt, schließlich ist heute ihr erster Schultag am Abendgymnasium in Köln. Dieser großen lauten Stadt gehört die ganze Liebe meiner kleinen Tochter, und sie möchte hier noch einmal ihr Glück versuchen. „Du bist schließlich mein Vorbild“, ergänzt sie, als ich ihr noch einmal sage, wie stolz ich auf sie bin. Dass ich das einmal hören darf! Blitzartig schießen mir die Bilder von noch vor fünf Jahren durch den Kopf. Da war mein Kind mitten in der Pubertät und ich noch mega-peinlich. Wie schön, dass dieser Zustand so zuverlässig mit dem Abstreifen des Teenager-Alters vorbeigeht. Mittags ruft sie an und erzählt von ihrem ersten Schultag. Sie ist Feuer und Flamme und wild entschlossen, noch einmal richtig durchzustarten.

13. Februar 2008

Die jetzt neu zuständige Behörde schickt mir meine MRT-Aufnahmen zurück. Ich hatte sie für die Begutachtung zur Verfügung gestellt. Es sind achtundzwanzig Aufnahmen. Das Schreiben enthält keinen Kommentar zum Sachstand.

3. März 2008

„Es tut mir schrecklich leid, Frau Pörtner."

Nachdem ich seit zwei Monaten jeden Tag in der Mittagspause nach Hause gefahren bin, um in den Briefkasten zu schauen und den ersehnten Bescheid in den Händen zu halten, nehme ich mein Herz in beide Hände und rufe bei der neu zuständigen Behörde an. Meine Nachfrage bei Herrn Nass ergibt, dass die Akte noch bei der Amtsärztin liege. Er verstehe den Vorgang nicht, alles sei klar gewesen, aber in der neuen Behörde würden die Uhren wohl anders ticken. Seine Entscheidungsbefugnisse seien erheblich beschnitten worden. Ich kann seine Verärgerung darüber deutlich hören, und mich beschleichen Zweifel, ob alles so glattgehen wird, wie er mir noch am Ende letzten Jahren zugesichert hat.

14. April 2008

Allmählich wird es mir zu bunt. Als ich aus der Uni komme, setze ich mich an den Schreibtisch und formuliere eine schriftliche Anfrage, wann ich mit einer Entscheidung rechnen darf. Noch am selben Abend bringe ich sie zur Post.

29. April 2008

„An eurer Stelle würde ich nach Hause kommen.“

Hanns hat das Gespräch angenommen, kaum, dass wir durch die Tür getreten sind, aber ich kann die Stimme unseres Freundes durch das Telefon hören. Gerade sind wir von einem langen Strandspaziergang zurückgekommen. Stürmisch ist es draußen und noch ein bisschen frisch. Aber genau das ist das Wetter, dass wir so lieben, hier oben im Norden, auf Sylt. Für den Strand habe ich einen Strandrollstuhl mit breiten Gummireifen und einer Batterie, die den Motor antreibt. Natürlich hat mein Mann dieses Schätzchen für mich aufgestöbert und angeschafft. Als immer deutlicher geworden ist, dass ich am Strand nicht mehr laufen kann, weil das Gehen im Sand viel zu anstrengend ist, hat er sofort nach einer Lösung gesucht. Er tut einfach alles, damit mein Leben so wenig Einschränkungen wie nur irgend möglich aufweist. Wieder einmal hat er Stunden im Internet recherchiert. Dabei ist er auf die Seite von Hank gestoßen, der in Amerika einen Strandrollstuhl anbietet. Hank hatte einen Speedbootunfall und ist seitdem querschnittsgelähmt. Und weil er nicht auf den geliebten Strand verzichten wollte, hat er diesen Strandrollstuhl entwickelt und verkauft ihn weltweit.

Es waren wunderbare Stunden, da unten am Strand. Unsere beiden Hunde, Pongi und Fips, lieben es, sich in die Nordsee zu stürzen und den Schaumflocken hinterherzujagen, die das Meer aufwirbelt. Es sind nur noch die beiden Vierbeiner bei uns. Jenny, die kleine Yorki-Hündin, ist mit Hannah in Köln und Brösel, der von meinem verstorbenen Schwager geerbte Tibet-Terrier, ist inzwischen schon über die Regenbogenbücke gegangen. Ich genieße es, wie der Wind durch meine Haare weht und sie ordentlich durchbläst. Der Strandrollstuhl ist ein wahres Geschenk, so muss ich auf all das nicht verzichten. Leider polarisiert er aber auch. Oft kommen Spaziergänger ungefragt auf mich zu und sprechen mich an. „Ist das schön, dass es so einen Rollstuhl gibt", muss ich dann hören. Sie haben recht, es ist wunderbar, dass es dieses Hilfsmittel gibt, aber noch schöner wäre es, wenn man es gar nicht brauchen würde. Dieses ungefragte Eindringen in meinen persönlichen Tanzbereich macht mich immer noch wütend. Ich gehe schließlich auch nicht auf eine wildfremde Dame im Strandkorb zu und spreche sie an, obwohl sie offensichtlich ein Gespräch mit ihrem Partner führt, um ihr mitzuteilen, wie glücklich sie sein könne, dass es eine Brille gibt, durch die sie sehen kann. Für mich ist dieses Verhalten eine unerträgliche Distanzlosigkeit, bei der ich mir nur mit viel Kraft die erforderliche Höflichkeit abringen kann. Ich weiß aber auch, dass ich unbedingt daran arbeiten muss, weil ich es bin, die am Ende verletzt ist. Die Menschen sind oftmals nur gedankenlos oder meinen es sogar freundlich, deshalb hilft mein Zorn niemandem weiter.

Ganz anders ist es, wenn mich jemand anspricht, der ein persönliches Interesse bekundet, weil er oder sie einen Angehörigen oder Freund hat, der ebenfalls rollstuhlpflichtig ist. Erstaunlicherweise treten diese Menschen aber auch anders an mich heran. Sie entschuldigen sich für die Störung und fragen vorab, ob sie ein paar Informationen bekommen können. Da gebe ich gerne Auskunft und biete auch meine Telefonnummer für eventuelle weitere Fragen an.

„So schlimm?" Obwohl ich nur wenig von dem, was am anderen Ende der Leitung gesprochen wird, verstehe, weiß ich sofort, dass wir jetzt packen und nach Hause fahren werden. Hanns' Vater liegt im Sterben. Als wir vor vier Tagen hier hochgefahren sind, zeichnete sich noch nichts in dieser Richtung ab. Immer mal wieder hatte es in der Vergangenheit so ausgesehen, als dürfe der alte Herr auf Erlösung hoffen, aber jedes Mal hatte er sich erholt. Er besteht nur noch aus Haut und Knochen, ist so abgemagert, dass die Haut wie eine zu große Hülle an seinem Körper hängt. Mit einem Dauerkatheter durch die Bauchdecke und gepampert liegt er auf der Wechseldruckmatratze, die verhindern soll, dass er wund liegt. Er leidet an einer fortgeschrittenen Altersdemenz, erzählt uns wilde Geschichten und verschenkt imaginäre Autos, baut Häuser und beschimpft uns dann, dass wir für seine Luftschlösser keine anständigen Mieter finden. Aber bis zum letzten Tag erkennt er uns und freut sich über unsere regelmäßigen Besuche. Dreimal in der Woche, mittwochs, samstags und sonntags fährt sein Sohn zu ihm und bringt ihm eine seiner Lieblingsspeisen: Scampi, Kartoffelsalat mit Würstchen, Muscheln oder auch Spargel, je nach Jahreszeit. Unser sehr guter Freund Eberhard ist Arzt und der Hausarzt meines Schwiegervaters. Er kümmert sich rührend um ihn und nicht nur um ihn. Auch für mich ist er immer zur Stelle, wenn ich seine Hilfe benötige. Ein wunderbarer Freund ist er, und wenn er sagt: „Kommt zurück!", dann gibt es nur eins: auf der Stelle heimfahren, damit wir rechtzeitig da sind. Ich wünsche es meinem Schwiegervater so sehr, dass sein langer Leidensweg ein Ende nehmen darf. Auch Hanns ist ruhig. Wir packen, erreichen den Reisezug am Mittag und sind am frühen Abend wieder daheim. Eine halbe Stunde später stehen wir an

Opas Bett. Eingefallen sieht er aus, dünn, ausgezehrt und müde. „Bitte, lieber Gott, hol ihn zu dir", flehe ich still. In der Nacht wird mein Gebet erhört. Ich weine um den alten Mann, der mein Leben zuerst so schwer gemacht hat.

Der Gipfel der Schikane hatte an einem Abend stattgefunden, den wir bei den Schwiegereltern in St. Blasien im Schwarzwald verbracht hatten. Es war Ostern im Jahr nach dem Tod meines Vaters, und wir besuchten meine Schwiegereltern, die dort in einer Ferienwohnung Urlaub machten. In der Nähe gab es eine Klinik, in der Lymphdrainage angeboten wurde, die meiner Schwiegermutter temporär das Leben mit dem dicken Arm etwas erleichterte. Als wir abends im Gasthof „Zum Hirschen" saßen und bestellten, ging es schon los. „Was trinkst du denn?", fragte Hanns' Vater mich. „Einen Chardonnay", antwortete ich, wohl wissend, was nun folgen würde. Und tatsächlich: Der alte Herr fuhr mit dem Zeigefinger in der Speisekarte entlang, bis er die richtige Reihe gefunden hatte. Der Preis lag bei etwas unter drei D-Mark, erschien ihm aber sehr hoch für die ungeliebte Schwiegertochter. „Das muss ja ein herausragender Tropfen sein", merkte er an, woraufhin ich meinen Mann bat, doch eine Einladung auszusprechen, damit ich essen und trinken konnte, was ich wollte. Aber Hanns stand damals noch so sehr unter der autoritären Fuchtel seines Vaters, dass er mich nur hilflos anschaute und den Kopf schüttelte: „Das können wir nicht machen, es würde sie zu sehr kränken."

Nachdem ich meinen Teller leer gegessen hatte – für mich gab es Spargel mit Kartoffeln und Rührei, auf ein Steak hatte ich wohlweislich verzichtet – kam der Kellner und informierte mich, dass er noch zwei Stangen Spargel für mich hätte. Schlau wäre gewesen, er hätte es mir vorher mitgeteilt, dann hätte ich mir die Beilagen entsprechend einteilen können. So aber lehnte ich dankend ab. Für meinen Schwiegervater ein Unding. Und so forderte er den Kellner auf, die beiden Stangen auf seinen Teller zu legen, mitten hinein in sein Hirschragout mit Klößen und Rotkohl. Kaum waren alle Teller leer, kam der Ober erneut und fragte, während er abräumte, ob noch Wünsche bestehen würden: „Ein Dessert vielleicht oder einen Kaffee?“ Ich hatte schon entdeckt, dass es Grießbrei mit Himbeersauce gab. Wo auch immer ich diesen Nachtisch entdecke, werde ich schwach. Zu sehr erinnert mich dieses Gericht an die wohlig warme Wohnküche bei meinen Großeltern, die heimelige, liebevolle und fürsorgliche Umgebung, und so bestellte ich voller Vorfreude und Arglosigkeit die Leckerei.

„Jetzt erklär mir mal, wieso du einen Nachtisch bestellst, wenn du deinen Hauptgang nicht aufgegessen hast?“, tönte es da bereits in meine Richtung. Für einen kurzen Moment war ich sprachlos, sah hilfesuchend zu meinem Mann. Der aber schwieg. „Meine Oma sagte immer: Etwas für einen frischen Mund passt immer noch“, versuchte ich, die Situation zu entschärfen. Meine Augen füllten sich mit Tränen, und ich dachte kurz an meinen Vater, der bei allem, was ich ihm vorzuwerfen hatte, doch immer ein herzlicher und großzügiger Gastgeber gewesen war. „Was deine Oma sagt, interessiert hier keinen!“, schleuderte der alte Mann mir entgegen. Doch immer noch kam kein Wort von meinem Mann, sein Gesicht war wie eingefroren. In mir tobten Wut, Trauer und Enttäuschung gleichermaßen. Fassungslos ob so viel Taktlosigkeit erhob ich mich. Ich wollte keinen Streit vor den Kindern. Aber das alte Gefühl stieg in mir auf: alleingelassen, missverstanden, irgendwie ausgestoßen. „Entschuldigt mich bitte, ich warte im Auto“, war alles, was ich noch hervorbrachte, ehe ich fluchtartig, und so schnell es mir eben möglich war, das Restaurant verließ. Es gab einige weitere Vorfälle dieser Art, und so blieb das Verhältnis zu meinem Schwiegervater all die Jahre überaus angespannt.

Aber nachdem meine Schwiegermutter gestorben war, hat Opa, wie wir ihn alle nannten, sein Herz geöffnet. Nach und nach hat er begriffen, dass Hanns und ich zusammengehören und ich nicht auf „sein sauer verdientes Geld“ aus war. Am Ende seines Lebens war er ein bescheidener und dankbarer Mensch geworden, der uns alle in sein Herz geschlossen hatte, und so war meine Trauer echt und aufrichtig. Ich weinte ehrliche Tränen um den alten

Herrn, mit dem mein Mann nun das letzte Mitglied seiner Ursprungsfamilie verloren hatte.

16. Mai 2008

„Mama, ich habe eine Eins!"

Hannahs Stimme überschlägt sich, ich kann ihr Glück durch den Telefonhörer fühlen. „In Mathe, stell dir vor, Mama, in Mathe habe ich eine Eins geschrieben." Mir fallen Zentnersteine vom Herzen. Tief in mir drin habe ich große Angst gehabt, Hannah könne wieder scheitern. Und jetzt eine Eins! Ich habe es immer gewusst, mein Mädel kann was. Sie durfte es bisher nur noch nicht so richtig zeigen. Als ich Hanns beim Kaffeetrinken am Nachmittag davon erzähle, ist auch ihm sofort klar, dass es hier nicht nur um ein „Sehr gut" geht. Hier passiert gerade etwas Großartiges. Unser Kind bekommt ein wenig Selbstvertrauen geschenkt. „Wir fahren da jetzt hin." Hanns steht schon vorm Kühlschrank und nimmt eine Flasche Prosecco in die Hand. Klar, es ist Freitagnachmittag und morgen ist frei. „Also los, wir überraschen sie, dann stoßen wir mit ihr an, und wenn sie Lust hat, gehen wir mit ihr zum Essen." „Tolle Idee!" Ich strahle meinen Mann an. „Und wenn sie keine Lust auf uns Alte hat, machen wir zwei uns einen schönen Abend." Mein Herz ist warm und wohlig vor Glück, und für einen Moment habe ich den ganzen Stress mit dem Amt für Soziales Entschädigungsrecht vergessen.

17. Juli 2008

„Mist!“

Entsetzt ahne ich, was schiefgelaufen ist. Zum Geburtstag habe ich eins dieser neuen Handys bekommen, ein Smartphone. So ein großartiges Ding, und was das alles kann! Ich habe gerade in der Unibibliothek gesessen und mich mit einer Probeklausur rumgeschlagen, als meine Blase wieder einmal plötzlichen Alarm schlägt. Weil niemand, den ich kenne und der einen Moment auf meine Sachen aufpassen könnte, in der Nähe ist, nehme ich meinen Laptop und mein wunderbares neues Handy mit zum WC. Vorsicht ist die Mutter der Porzellankiste. In Gedanken ganz bei meinem Fall, bei dem der A den B in die Jauchegrube geworfen hat, weil A dachte, B sei tot, B aber in Wirklichkeit noch lebte und nur bewusstlos war, ziehe ich mir gedankenverloren die Jeans runter und plumps, liegt mein schönes Handy im Uni-Klo. Was soll ich machen? Das Telefon kann ich auf keinen Fall seinem Schicksal überlassen, also überwinde ich alles Ekelgefühl und rette das Schätzchen vor dem Tod durch Ertrinken. Noch ein Jauchegrubenfall! Fast muss ich lachen. Fluchend und schimpfend, der Ausdrucksweise einer angehenden Juristin in keiner Weise gerecht werdend, ziehe ich das komplett im Wasser liegende Mobiltelefon aus dem WC. Jetzt bin ich froh, dass ich immer erst einmal die Wasserspülung drücke, bevor ich eine öffentliche Toilette benutze.

Irgendwie nicht mein Tag, denke ich, als ich das Telefon unter fließendem Wasser abspüle und abtrockne. Es ist tot, aber vielleicht kann man es ja wiederbeleben. Mir reicht es. Der Strafrechtfall ist auch nicht das, was mich mit Begeisterung erfüllen kann, und so packe ich meinen Kram zusammen und fahre nach Hause. In der Post ist noch immer keine Antwort wegen meines Antrags auf Anerkennung nach dem Infektionsschutzgesetz. Meine Anfrage, wann ich mit einer Entscheidung rechnen dürfte, ist bis heute ungehört geblieben. Inzwischen sind mehr als eineinhalb Jahre vergangen, seit ich meinen Widerspruch begründet habe, und fast zweieinhalb Jahre seit Antragstellung. So langsam möchte ich wissen, wo ich dran bin. Außerdem brauche ich ein Ventil für diesen nicht optimal gelaufenen Vormittag. Ich entschließe mich spontan, eine Untätigkeitsklage beim Sozialgericht einzureichen. Die soll der Behörde mal ein bisschen Dampf machen.

25. Juli 2008

„Qué desgracia! OO ist gestorben."

Gestern war es Rafael, der spanische Ehemann meiner Tante OO, der mir weinend am Telefon die Nachricht überbracht hat. Meine Patentante ist vor ein paar Tagen bei einem Spaziergang im Park gestolpert und eine Treppe hinuntergefallen. Sie war sofort tot. An ihrem fünfundachtzigsten Geburtstag vor zwei Jahren habe ich sie zuletzt gesehen. Gleich nach dem Telefonat habe ich zwei Flüge nach Barcelona gebucht. Ich möchte dabei sein, wenn diese großartige Frau, die von Kindesbeinen an für mich OO war, bestattet wird. Hannah begleitet mich, sie will bei mir sein, mich trösten, und ich bin ihr unendlich dankbar dafür. Vor meinem inneren Auge sehe ich meine Patentante an unserem Esstisch sitzen, den Zeigefinger erhoben, hin und her wiegend, und dazu im Takt: „oh, oh, oh!" sagen. Das tat sie immer mit einem Zwinkern im Auge und herrlichen Lachfalten im Gesicht. Aber der Schelm, der ihr dabei im Nacken saß, führte sehr früh auch zu ihrem Spitznamen: Tante OO.

Tiefe Traurigkeit hat mich erfasst. Meine fröhliche, lustige Tante OO, die Heldin meiner Kindheit, die für mich da war, wenn es meiner Mutti so schlecht ging, war nun für immer gegangen.

Ich erinnere mich an Federballspiele in unserem Garten, zur Belohnung, wenn ich vorher beim Spülen und Abtrocknen des Geschirrs geholfen hatte. Sie hat das Seil geschwungen, das an einem Türgriff festgeknotet war, damit ich darin springen konnte, und sie war es, die meine Tränen getrocknet hat, wenn ich mal wieder mit irgendeinem Kummer fertigwerden musste.

Nun hat sie einen letzten Gruß an mich, jedenfalls kommt es mir so vor. Als wolle sie mich aus meiner Trauer reißen und zum Lachen bringen. Raphael hat eine Seebestattung geplant. Offenbar ist es in Spanien erlaubt, die Asche der Verstorbenen auf dem Meer zu verstreuen. Als wir ankommen und im Hafen Port Aquador stehen, erwarte ich ein Schiff mit aufgebahrter Urne, einer Schiffsglocke, Blumenschmuck und dem Kapitän in Uniform. So habe ich es bei der Seebestattung meines Vaters auf der Ostsee erlebt. Stattdessen kommt ein kleines Fischerboot mit einem jungen Mann in Shorts und T-Shirt. Hannah und ich sind angemessen gekleidet, wie wir finden: schwarze Hosen und weiße Blusen. Wir sehen uns völlig irritiert an, als auch Raphael mit heller Leinenhose und buntem Hemd auf uns zukommt. Auf dem Boot ist meine Tante nirgends zu sehen, keine Urne weit und breit. Außer Hannah und mir sind neben Raphael keine weiteren Trauergäste an Bord. Meine Spanischkenntnisse reichen für eine tiefer gehende Kommunikation nicht aus. Rafael und ich verständigen uns mit Händen und Füßen, den wenigen Brocken Spanisch, die ich spreche, und seinen geringen Kenntnissen in Deutsch. Ich kann ihn unmöglich fragen, wo OOs Urne ist. Erst als wir querab von Sitges, einem kleinen Ort südlich von Barcelona ankommen, holt Raphael aus einem knallroten Rucksack, an dem der kleine rote Affe, der das Markenzeichen der Firma ist, hängt, die Urne mit der Asche meiner Tante hervor.

Statt sie nun vollständig dem Meer zu übergeben, zieht er den kleinen durchsichtigen Plastikbeutel mit der Asche aus der Urne. Hannah und ich sind gleichermaßen um Fassung bemüht. Raphael laufen die Tränen über das Gesicht, seine breiten Schultern zucken, so sehr weint der große, stattliche und immer zum Lachen bereite Mann um seine große Liebe. Als er schließlich den Beutel geöffnet hat, um die Asche im Meer zu verstreuen, dreht sich das kleine Schiff ein wenig in den Wind, und die Asche weht über das Boot. Der überwiegende Teil fliegt über das Meer davon, aber einen kleinen Anteil bekommt auch Raphael ab. Selbst auf uns, die wir neben ihm sitzen, rieselt ein wenig von den sterblichen Überresten meiner Patentante, fast ein bisschen so, als wolle sie uns ein letztes Mal umarmen. Raphael versucht mit hektischen Bewegungen, die Asche von sich weg in Richtung Meer umzuleiten, was mein Herz tief berührt. Vor allem, als ich sehe, dass in seinem Gesicht die Tränen Spuren in den winzigen Ascheteilen hinterlassen, fühle ich mich ihm so sehr verbunden, wie noch niemals zu vor. Es ist so typisch für OO, denke ich und kann trotz aller Trauer mein Lachen nur mit Mühe unterdrücken. Als ich Hannah ansehe, weiß ich, dass sie denselben Gedanken hat: Selbst diesen Moment ihrer eigenen Bestattung gestaltet Tante OO noch so komisch, dass die Erinnerung daran immer mit einem Lächeln belegt sein wird.

21. November 2008

„Widerspruchsbescheid"

Im Briefkasten liegt ein Schreiben des Amts für Soziales Entschädigungsrecht. Sofort sind meine Ameisen da, sie lauern auf jede Gelegenheit, sich über mich herzumachen. Immerhin hat meine Untätigkeitsklage Erfolg gehabt. Meine allererste selbst eingereichte Klage, und ich bin noch nicht einmal fertig mit meinem Studium. Das Sozialgericht war auch der Meinung, die Behörde habe lange genug Zeit gehabt, in der Sache zu entscheiden, und hat den Zuständigen eine kurze Frist zur abschließenden Bearbeitung gesetzt. Mit gemischten Gefühlen reiße ich den Umschlag auf. Bereits an der Überschrift erkenne ich, was auf mich wartet. Widerspruchsbescheid, das heißt: abgelehnt. Andernfalls würde es Abhilfebescheid heißen. Mutlos lasse ich den Bogen sinken, ohne überhaupt weiterzulesen. Trotz allem war ich immer noch voller Hoffnung gewesen, aber auf einmal ist alles dunkel um mich herum. Der Tag verliert sein Licht, alles Schöne verschwindet in Sekundenbruchteilen. Eine unglaubliche Schwere legt sich auf mich und droht, mich zu erdrücken. Die letzten Monate haben mich zermürbt. Es gab viel Tod und Abschied, und die Erinnerung überwältigt mich, als ich hier stehe mit dem niederschmetternden Brief in meiner Hand. Eine kalte Hand scheint nach meinem Herzen zu greifen, Mut- und Hoffnungslosigkeit wollen die Überhand gewinnen.

Nachdem ich Anfang 2007 alles für die Beerdigung meiner Stiefmutter in die Wege geleitet und den kompletten Nachlass geordnet und aufgeteilt hatte, rief mich Mitte Juli 2007 erneut mein Bruder an. Mit tränenerstickter Stimme erzählt er mir, dass seine Frau, meine Schwägerin Birgit, verstorben sei. Birgit war hochgradig psychisch krank, ich hatte sie fast zwanzig Jahre nicht gesehen. Besuche waren nicht erwünscht, und ihre Wohnung hatte sie schon viele Jahre nicht mehr verlassen. Niemand durfte die Wohnung betreten, weil sie die Schwingungen der Menschen nicht ertragen konnte. Soziale Kontakte außerhalb seiner Berufstätigkeit hatte mein Bruder daher keine. Später soll ich erfahren, dass Birgit sogar innerhalb der Wohnung ihr Zimmer nicht mehr verlassen hat. Schon als wir noch Kontakt hatten, in den späten Siebzigerjahren, war sie magersüchtig und irgendwie auffällig. Von ihrer Hochzeit habe ich erst nach dem Termin erfahren, eingeladen war ich nicht. Stattdessen lag eines Tages eine Karte in meinem Briefkasten: „Wir haben geheiratet“ stand unter einem Bild, das die beiden vorm Standesamt zeigte. Mein Bruder und seine Frau hatten keine Gäste. Da ist es wieder: Familie! Auf Knopfdruck renne ich los und kümmere mich, telefoniere stundenlang, tagelang, monatelang mit meinem trauernden Bruder. Fahre nach Köln und begleite ihn mit meinem Elektrorollstuhl auf dem Friedhof. Stehe vor dem Grab einer Frau, die ich kaum kannte. Tröste meinen Bruder, den ich ebenfalls kaum noch kenne, dessen Leben ich nicht verstehe, und der mich oft allein gelassen hat, wenn ich um Hilfe für unsere Mutter gebeten habe.

Bis zur Erschöpfung, bis Hanns den Riegel vorschiebt, weil er sieht, dass ich nicht mehr kann. Manchmal breche ich schon in Tränen aus, wenn ich nur Peters Nummer auf dem Display sehe. Hanns hat recht: So geht es nicht weiter! Endlich finde ich schweren Herzens den Mut, Peter zu bitten, seine Anrufe ein wenig zu reduzieren, um mich selbst zu schützen. Er reagiert verhalten, versteht wohl nicht richtig, wie sehr mich all das belastet. Aber wie soll er auch? Er weiß gar nichts von meinem Leben, nichts Genaues über meine Krankheit, meinen Alltag, die mir ewig erscheinende Auseinandersetzung mit der Behörde für Soziales Entschädigungsrecht. Er hat keine Kinder, ist nicht selbstständig, sondern verbeamtet, sorgt sich kaum um unsere gemeinsame Mutter. Wie soll er also auch nur ansatzweise erkennen, dass es die Summe von allem ist, die mich so unglaublich erschöpft?

Hanns hatte sich schon Mitte 2006 entschieden, seine Praxis mit der eines befreundeten Kollegen zusammenzulegen, um seine Arbeitsbelastung zu verringern. Meine Krankheit und seine Sorge um mich kosten ihn viel Kraft. Ich habe damals die Verträge ausgearbeitet, sämtlichen Schriftverkehr für die Fusion erledigt und bin seit Januar 2007 für zwei Ärzte und entsprechend viele Mitarbeiter die zuständige Ansprechpartnerin. Daneben besuche ich nach wie vor die Vorlesungen, schreibe Klausuren und Hausarbeiten, besuche meine Mutti im Altenheim und bin Ansprechpartnerin für meine Töchter, die inzwischen in Köln und Würzburg leben.

Auch in diesem Jahr sind es wieder zwei Tote; es sind immer zwei. Damals waren es zuerst Hanns‘ Bruder Detlef und sieben Monate später mein Vater in der Silvesternacht desselben Jahres, dann 1997 meine Schwiegermutter und Detlefs Witwe Erika.

2007 starben Anita und meine Schwägerin Birgit und jetzt mein Schwiegervater und Tante OO. So in Gedanken verloren stehe ich am Briefkasten und spüre, dass ich an einem Punkt angekommen bin, wo ich endlich beginnen sollte, mich nachhaltiger zu schützen. Verstanden habe ich das längst, mein Körper sendet mir Hunderte von Signalen. Aber wie? Als ich im Esszimmer am Tisch sitze, nehme ich mir den Bescheid noch einmal zur Hand und lese ihn durch. Ich fröstele ein wenig, im Zimmer ist es warm, es kommt von innen.

Die Ablehnung meines Antrags ist damit begründet, dass bei mir im direkten Anschluss an die Schluckimpfung die in den Anhaltspunkten geforderten schlaffen Lähmungen für die Dauer von mindestens sechs Wochen nicht vorgelegen hätten. Das hatte mir meine Anwältin zwar schon so vorhergesagt, aber ich hatte in meinem Widerspruch auch vorgetragen, dass es eben darüber hinaus auch andere Fälle gegeben hat. Fälle, die mein Mann bei DIMDI gefunden hat und die einen Zusammenhang zwischen der Schluckimpfung und einer Myelitis beschreiben. Als ich die Akte später in den Händen halte, wird mir klar, dass ich nicht nur kein Glück gehabt habe, sondern auch noch Pech dazugekommen ist: Erst ist das Gutachten zu spät beim Versorgungsamt angekommen, deshalb konnte wegen des Umzugs der Behörde der Bescheid nicht mehr vom Versorgungsamt angefertigt werden. Als beim neuen Amt für Soziales Entschädigungsrecht nach dem Umzug die Akte zur Bearbeitung ankommt, ist nicht mehr Herr Nass dafür zuständig, sondern Frau Stutz als Sachbearbeiterin für Grundsatzentscheidungen. Sie hat zunächst verfügt, dass ich einen Bescheid bekommen soll, der meine Erkrankung als Impfschaden anerkennt. Die Schädigungsfolgen sollen mit einem Grad der Schädigungsfolgen von 70 bewertet werden. Das hatte die Amtsärztin der Behörde so festgelegt.

So weit, so gut. Wäre man nun innerhalb der Behörde dieser Verfügung gefolgt, hätte ich, bei normalem weiterem Ablauf, schon Anfang des Jahres einen Abhilfebescheid in Händen gehalten mit einem GdS von 70. Vieles wäre mir erspart geblieben, viele aufreibende Tage, Monate und Jahre. Leider ist meine Akte aber im Rahmen einer Vertretung einem anderen Mitarbeiter vorgelegt worden. Dieser ist mit der Entscheidungsverfügung der Frau Stutz nicht einverstanden und veranlasst, dass der Bescheid nicht erstellt wird. Daraufhin hat Frau Stutz, vermutlich auf Anweisung, die Akte erneut der Leitenden Prüfärztin, Frau Dr. Pfeiffer, vorgelegt. Sie hat ihr den Hinweis erteilt, dass unter AHP 63 (Anhaltspunkte 63) die „Transverse Myelitis" nicht erwähnt sei, und sich die Veränderungen in meinem Rückenmark erst vier Jahre nach der Impfung manifestiert hätten. Das ist schlichtweg nicht richtig. Vier Jahre nach der Impfung wurden im MRT eben auch schon die Narben gesichtet, die einen klaren Hinweis darauf geben, dass bereits vorher Entzündungen im zentralen Nervensystem vorhanden gewesen sein müssen. In ihrer ärztlichen Stellungnahme hat die Leitende Prüfärztin dann auch erneut mitgeteilt, dass es folgerichtig gewesen sei, dass der Gutachter eine Anerkennung eines Impfschadens im Rahmen einer Kann-Versorgung vorgeschlagen habe. Sie war vorher schon mehrfach befragt worden und hatte jedes Mal eine Kann-Versorgung befürwortet. Jetzt hat sie allerdings ergänzend eingeräumt, dass es sich auch teilweise um eine Erkrankung handeln würde, für die das zuständige Ministerium keine allgemeine Zustimmung erklärt habe.

Die Akte möge noch einmal vorgelegt werden, um den Einzelfall genau zu prüfen. Ich bin der Einzelfall, trotzdem erfahre ich von all diesen Vorgängen nichts. Am 7. Juli 2008 hat die Leitende Prüfärztin nach Akteneinsicht eine weitere Stellungnahme verfasst und erneut festgestellt, dass meine „Transverse Myelitis" aus ärztlicher Sicht als Kann-Versorgung zu bescheiden sei. Trotz dieser deutlichen ärztlichen Einschätzung hat die Sachbearbeiterin Frau Stutz die gesamte Akte der Rechtsabteilung vorgelegt mit der Feststellung, die ärztliche Stellungnahme der Prüfärztin gehe fehl; es sei ein Widerspruchsbescheid zu erlassen. Warum die Sachbearbeiterin ihre Meinung ins Gegenteil geändert hat, wird sich mir nie erschließen. Ich vermute später, dass sie eine entsprechende

Anweisung aus der Rechtsabteilung bekommen hat, aber das ist nur eine Vermutung und im Ergebnis auch unerheblich. Mich würde nur brennend interessieren, warum Menschen ihre Meinung, oder zumindest ihr Handeln, so ins Gegenteil umkehren, ohne das ein nachvollziehbarer Grund ersichtlich wird. Und wieso sich ein Sachbearbeiter über ärztliche Gutachten und die Einschätzung der behördeneigenen Ärztin hinwegsetzen kann.

Zehn Tage später hat der Leiter aus dem Sachbereich Recht, Herr Lepp, mit der Leitenden Prüfärztin telefoniert und die Auffassung vertreten, dass die bei mir aufgetretenen Symptome nicht zu den in Anhaltspunkten aufgelisteten Anforderungen passen. Die Ärztin hat daraufhin vorgeschlagen, den Gutachter ergänzend zu befragen. Es ist schon Mitte September, als meine Akte endlich weiterbearbeitet wird. Herr Lepp hat die Leitende Prüfärztin aufgefordert, eine ergänzende Stellungnahme des Sachverständigen Prof. Dreikorn einzuholen. Der Leiter der Rechtsabteilung hat die gesetzlich geforderte *einfache* Wahrscheinlichkeit für den ursächlichen Zusammenhang zwischen Impfung und Gesundheitsschaden als nicht gegeben angesehen. Eigentlich soll es Hilfesuchenden leicht gemacht werden, ihre Ansprüche durchsetzen zu können. Daher fordert der Gesetzgeber an dieser Stelle auch nur eine einfache Wahrscheinlichkeit. Erst später soll ich noch mehrfach feststellen müssen, dass Herr Lepp eine ganz eigene Interpretation der Gesetze verfolgt und sogar nicht davor zurückschreckt, falsche Behauptungen aufzustellen.

Diese eigenwillige Auslegung des Gesetzes durch einige Mitarbeiter in der zuständigen Behörde soll mir in Zukunft daher noch oft begegnen: An dieser Stelle jedenfalls bedeutet einfache Wahrscheinlichkeit eben tatsächlich einfache Wahrscheinlichkeit und nicht vollständigen Beweis, was von Herrn Lepp aber kompromisslos ignoriert wird. Die Prüfärztin ist konsequent bei ihrer Einschätzung geblieben. Es gäbe drei Voraussetzungen für die Bewilligung meines Antrags:

1. Beweis, dass tatsächlich geimpft worden ist,
2. kurz nach der Impfung muss es zu gesundheitlichen Beschwerden gekommen sein, und
3. muss heute ein bleibendes Krankheitsbild vorliegen.

Sämtliche drei Punkte seien in meinem Fall als bewiesen einzustufen. Sie hat auf die Tatsache verwiesen, dass die medizinischen Erkenntnisse im Fluss seien. Der Gesetzgeber habe die Krankheitsbilder nur beispielhaft aufgeführt, und sie hat nachdrücklich klargemacht, dass aus ihrer Sicht kein Zweifel daran bestehe, dass die anfänglichen Symptome 1994 der inzwischen diagnostizierten Transversen Myelitis zuzuordnen seien. Zu diesem Zeitpunkt ist auch bereits bekannt, dass die Anhaltspunkte, die seit 1983 unverändert als Grundlage für die ärztliche Gutachtertätigkeit im Sozialen Entschädigungsrecht dienen, zum 1. Januar 2009 abgelöst werden. Dann wird die Versorgungsmedizin-Verordnung in Kraft treten, die auf der Grundlage des aktuellen Stands der Wissenschaft dann ständig fortentwickelt werden soll. Die Prüfärztin weist also völlig zu Recht darauf hin, dass die medizinischen Erkenntnisse im Fluss seien.

Ob trotz Darlegung dieser sehr deutlichen Einschätzung noch eine ergänzende Stellungnahme von Prof. Dreikorn notwendig sei, fragt sie in der Rechtsabteilung an. Ich finde keine Antwort zu dieser Frage in der Akte. Herr Lepp aus der Rechtsabteilung hat keine weitere Stellungnahme des medizinischen Sachverständigen eingeholt und damit die Empfehlungen aller ärztlichen Berater in den Wind geschlagen. Er meint es besser zu wissen, und das soll noch viele Jahre so anhalten. Ein allmächtiger, unbelehrbarer Jurist; ein Mann, der vermutlich vielen Hilfesuchenden das Leben schwer machen wird. Als ich ihn, viele Jahre später, während eines der vielen gerichtlichen Verfahren endlich persönlich kennenlerne, macht er auf mich den Eindruck eines verbitterten, genervten und nicht sehr guten Juristen, der vollkommen unzureichend vorbereitet in der Gerichtsverhandlung auftritt, auf Fragen gereizt reagiert und jedes Angebot für eine gütliche Einigung ablehnt.

5. Dezember 2008

„Ich gebe nicht auf.“

Egal wie erschöpft ich bin, eins ist klar: Laut Gutachten von Prof. Dreikorn, beziehungsweise seines Oberarztes Dr. Schwarzer, gibt es eine Wahrscheinlichkeit, dass Impfung und Myelitis im Zusammenhang stehen. Nächtelang habe ich jetzt wach gelegen, gegrübelt und überlegt, was ich tun soll.

Wie so oft ist Weitermachen auch jetzt die Devise, nicht zuletzt auch, weil die Prüfärztin der Behörde diese Auffassung teilt. Jetzt habe ich schon vier Menschen im Boot, die meine Idee vom Impfschaden mittragen: allen voran mein Mann, dann die wunderbare Gutachterin der Rentenversicherung, Herrn Dr. Schwarzer und nicht zuletzt die Amtsärztin, die wie eine Löwin für mich gekämpft hat. Ich wende mich an eine Rechtsanwältin für Sozialrecht und bitte sie, für mich Klage beim Sozialgericht einzureichen. Sie ist überwiegend mit Asylrecht befasst, traut sich das Mandat aber zu. Um sie zu motivieren, biete ich ihr eine Honorarvereinbarung an. Die Akte ist inzwischen so dick, dass allein das Aktenstudium jedes Honorar, das die anwaltliche Gebührenordnung für ein sozialgerichtliches Verfahren vorsieht, sprengen würde.

Bei der Stadt Bielefeld habe ich zwischenzeitlich einen Höherstufungsantrag wegen meiner Schwerbehinderung gestellt. Als dieser abgelehnt wird, reiche ich auch in dieser Angelegenheit über meine Anwältin Klage beim Sozialgericht ein.

Unterdessen sind meine Schlafstörungen so ausgeprägt, dass ich maximal fünfundvierzig Minuten am Stück schlafe, dann aufwache - oftmals auch als Folge der jetzt auch im Liegen auftretenden Spastiken - und grübelnd wach liege.

Neben den Vorlesungen habe ich mich bei Repetitorium angemeldet und besuche dreimal in der Woche meinen Repetitor. Wir sind etwa zehn bis zwölf Studenten, die sich parallel zur Uni hier auf die staatlichen Examensprüfungen vorbereiten. Da ich wegen des mir gewährten Nachteilsausgleichs abschichten darf, höre ich zurzeit nur Öffentliches Recht. Mein Plan ist, zunächst die beiden Klausuren im Öffentlichen Recht zu schreiben, danach die eine im Strafrecht und als Letztes dann Zivilrecht. Das ist mit drei Klausuren das größte Fach und bereitet mir am meisten Angst. Samstags sitze ich in der Uni-Bibliothek und schreibe Probeklausuren. Mein Handy, das den Unfall überlebt hat, hüte ich wie meinen Augapfel.

Im Klausuren-Kurs werden jede Woche zwei Klausuren angeboten, die wir Studenten unter Klausurbedingungen schreiben können, dann einreichen dürfen und nach einiger Zeit korrigiert zurückbekommen. Die Korrektur erfolgt in der Regel durch Mitarbeiter an den Lehrstühlen. Als wäre das nicht genug, habe ich noch ein Abonnement bei einem juristischen Repetitorium angemeldet. Sie schicken wöchentlich zwei Sachverhalte, jeder ergibt eine Klausur. Nicht immer schaffe ich beide, aber ich versuche, zumindest eine anzufertigen und zur Korrektur zu schicken. In der Regel sind es zwischen fünfundzwanzig und fünfunddreißig Seiten, die in fünf Stunden zusammengeschrieben werden.

Weil ich ohnehin nicht schlafen kann, stehe ich oft gegen vier Uhr in der Nacht auf, koche mir eine Kanne Tee und setze mich im Bademantel an meinen Schreibtisch. Gegen sechs Uhr mache ich Frühstück und sitze etwa eine Stunde mit Hanns zusammen. Wenn mein Mann in die Praxis gefahren ist, dusche ich, ziehe mich an und schreibe dann den Rest der Klausur. Eine Stoppuhr passt auf, dass ich die erlaubte Zeit von fünf Stunden trotz Unterbrechung genau einhalte. Im November habe ich die ersten beiden Examens-Klausuren im zuständigen Oberlandesgericht Hamm geschrieben. Mila hat mir Mut gemacht, sie hat den staatlichen Teil schon hinter sich: „Wenn du in dem Raum sitzt und den Text bekommst, dann schau aus dem Fenster und denke, wow, jetzt ist es so weit. Ich schreibe tatsächlich Examen! Dann feiere dich, und den Weg bis hier. Du wirst sehen, es ist gar nicht so schlimm." Genauso war es auch. Die Sachverhalte waren nachvollziehbar, und mit der Zeit bin ich gut zurechtgekommen.

Hanns hält mir den Rücken frei. Obwohl er selbst hart zu kämpfen hat, weil die Arbeit in der Praxis eher mehr als weniger wird, kauft er ein, kocht und geht mit den Hunden spazieren. Er weiß, wie wichtig es für mich ist, dies alles zu einem guten Ende zu bringen. Langfristig werden wir jemanden finden müssen, der uns im Haushalt unterstützt, aber im Augenblick möchte mein Mann davon noch nichts wissen. Als ich mich damals entschlossen habe, zur Schule zu gehen, um das Abitur nachzuholen, ist das bei vielen unserer Freunde auf Unverständnis, ja sogar Ablehnung gestoßen. Das potenzierte sich noch, als ich mit dem Studium anfing. Hanns hat mich immer in Schutz genommen. Er ist nicht mehr der diplomatische, jedem Streit aus dem Weg gehende Mann, den ich geheiratet habe. Er ist mein Fels in der Brandung, unerschütterlich und nie um eine Lösung verlegen. Drei Monate muss ich nun geduldig sein, bis ich die Ergebnisse meiner Klausuren erwarten darf.

17. Februar 2009

„Heute könnte das Ergebnis meiner Klausuren kommen."

Ich kann es kaum aussprechen, so aufgeregt bin ich. Hanns legt seine Hand auf meinen Arm. „Du warst zufrieden, als du vom Oberlandesgericht aus Hamm zurückgekommen bist. Es wird sicher gut sein", versucht er, meine Nervosität zu lindern. „Ruf mich an, wenn was da ist!" Mit dieser Aufforderung lässt er mich allein. Na toll, denke ich, da wäre ich auch von selbst draufgekommen. So oft wie an diesem Morgen bin ich selten zum Briefkasten gelaufen. Endlich sehe ich den Briefträger auf seinem Fahrrad die Straße heraufkommen. Es ist nasskalt, ein wenig Schnee liegt auf der Straße; der Winter mag sich noch nicht verabschieden.

Endlich hat der Mann mit der gelben Regenjacke seine Post in die Briefkästen der vor uns liegenden Häuser gesteckt; es kommt mir vor, als würde er sich in Zeitlupe bewegen. „Guten Morgen, ich habe hier was Offizielles für Sie"; er hält mir einen gelben Briefumschlag entgegen. Mit zitternden Händen quittiere ich den Empfang und bewege mich, so schnell ich eben kann, ins Haus zurück. Die Buchstaben verschwimmen vor meinen Augen, ich zwinkere, um lesen zu können, was das Prüfungsamt des Oberlandesgerichts Hamm mir mitteilt:

Öffentliches Recht 1: vollbefriedigend 10 Punkte

Öffentliches Recht 2: ausreichend 6 Punkte

Meine Freude kann ich kaum ausdrücken, ich bin so grenzenlos erleichtert und auch ein wenig stolz. In der ersten Arbeit ging es um eine Prostituierte, die in einem Wohnhaus, in dem auch Familien mit Kindern lebten, ihren Geschäften nachging. Es musste überlegt werden, wessen Interessen einen höheren Schutz verdienten: die der besorgten Eltern oder die der Berufsausübungsfreiheit der jungen Frau. Einer unserer Professoren hat einmal gesagt: In Jura kann man nichts falsch machen, man muss seine Gedanken nur sehr gut begründen können. Es fiel mir leicht, mich in beide Rollen hineinzudenken, und so habe ich Seite um Seite gefüllt, und natürlich aber auch die einschlägigen Gesetze mit einbezogen. Offenbar hat es den Korrektoren gefallen, zehn Punkte ist mehr, als ich erhofft hatte. Mein Mann teilt meine Freude, meine Überraschung eher nicht. Er hat ein gutes Ergebnis einfach erwartet, weil er so sehr an mich glaubt.

20. März 2009

„Du schaffst das!“,

mache ich mir Mut. Wieder sitze ich im Prüfungsraum im Oberlandesgericht, fühle mich schon wie ein alter Hase. Heute gilt es, Strafrecht zu schreiben. Strafrecht ist nicht mein Lieblingsfach, ich habe da keinerlei Ambitionen, aber wenn man sich darauf einlässt, ist es gar nicht so wenig spannend. Die Klausuren werden ausgegeben, und ich überfliege sofort den Text. Eine Angewohnheit um zu wissen, ob ich etwas damit anfangen kann. Dann lese ich den vorgegebenen Sachverhalt noch einmal gründlich und in Ruhe. Anders als fast alle meine Mitstudenten mache ich mir kaum Notizen oder Gliederungen. Ich fange an zu schreiben, habe die Lösungsskizze im Kopf und spare so viel Zeit. Überhaupt habe ich das Gefühl, dass die Bewunderung, die mir inzwischen überall entgegenschlägt, weil ich „in meinem Alter“ noch Jura studiere, nicht angebracht ist. Mich zeichnet nämlich ein Vorteil aus, den es nicht zu unterschätzen gilt: Lebenserfahrung. Während die Jungen Definitionen auswendig lernen, Gliederungen rauf und runter schreiben und sich auch noch die allerletzte Nebenmeinung zu irgendeinem Problem in ihre ohnehin schon qualmenden Köpfe hämmern, konzentriere ich mich auf das Wesentliche.

Nach vier Stunden und fünfzig Minuten bin ich mit Korrekturlesen fertig, gebe ab und fahre nach Hause. Als das Ergebnis nach drei Monaten kommt, habe ich ein paar weitere Punkte im Säckchen.

4. Mai 2009

„Ich bin froh, dass ich nicht mehr nach Hamm fahren muss."

Die Examens-Zivilrechtsklausuren kann ich im Landgericht Bielefeld schreiben. Das Landgericht ist seit Jahren eine Baustelle, deshalb mussten die Studenten eine Zeit lang zum Oberlandesgericht nach Hamm fahren, weil in Bielefeld keine Räume zur Verfügung gestanden haben. Jetzt aber ist der Prüfungsraum wieder freigegeben, sehr zu meiner Freude. Montag und Dienstag schreibe ich die ersten beiden Zivilrechtsklausuren, Mittwoch ist frei, da ist bisschen Luft zum Durchatmen. Donnerstag liefere ich weitere achtunddreißig Seiten ab, bin aber mit meiner letzten Leistung überhaupt nicht zufrieden. Selbst die jungen Studenten gehen bei diesem Marathon in die Knie. Die meisten können nicht abschichten, sie schreiben Freitag noch Strafrecht und Montag und Dienstag der neuen Woche Öffentliches Recht. Ich bin unendlich dankbar, dass mir das – dank des Nachteilsausgleichs – erspart bleibt.

Mit Gottes Hilfe liegt der gesamte schriftliche Teil nun hinter mit. Falls ich eine der drei Klausuren bestanden habe, sollte ich für die mündliche Prüfung zugelassen werden. Vier der sechs Klausuren müssen bestanden und eine gewisse Punktzahl erreicht worden sein, dann sind die Voraussetzungen für die Zulassung zur mündlichen Prüfung erfüllt.

10. Mai 2009

„Wenn die Silberhochzeit kein Anlass für eine solche Fahrt ist, was dann?"

Hanns bringt es mal wieder auf den Punkt und bucht eine Reise. Alle Klausuren sind geschrieben, und übermorgen feiern Hanns und ich Silberne Hochzeit. Niemals hätte ich bei unserer etwas notgedrungenen und holprig zustande gekommenen Hochzeit daran geglaubt, dass wir einmal so lange zusammenbleiben würden und dabei so glücklich werden könnten. Die zerstörte Ehe meiner Eltern und die Erlebnisse mit meiner Mutti haben lange in mir fortgelebt. Aber inzwischen fühle ich mich nach allen Höhen und Tiefen geborgen in der Liebe meines Mannes, der so fest an meiner Seite steht.

Seit ich selbst nicht mehr segeln kann, ist einer meiner Träume, eine Reise auf der Sea Cloud zu erleben. Diese alte Viermastbark mit etwa 3000 m^2 Segelfläche, die 1931 gebaut worden ist und ein bewegtes Leben hinter sich hat, ist seit Jahren das Ziel meiner Träume. Maximal 64 Gäste finden auf diesem alten atmosphärischen Schiff Platz, das verschiedene Reviere auf der Welt besegelt und inzwischen ein wunderschönes Kreuzfahrtschiff geworden ist. Nun also wird der Traum tatsächlich wahr! Gemeinsam mit den weiteren Passagieren treten wir heute unsere Reise an. Unter den Gästen ist auch der Sternekoch Eckart Witzigmann; kulinarische Besonderheiten sollen auf dieser Reise von Nizza nach Civitavecchia einen Mittelpunkt bilden.

Hanns ist begeistert. Der erste 3-Sterne-Koch Deutschlands, 1994 zum Jahrhundertkoch von Gault Millau gekürt, ist Patron vom Restaurant Ikarus im Hangar 7 des Salzburger Airports und nun zum Greifen nah mit uns auf diesem traumhaften Schiff. An einem Nachmittag gibt es für die Passagiere an Bord die Gelegenheit, an den weltberühmten Sternekoch Fragen rund um seine Kochkunst zu stellen. Hanns nutzt diese einmalige Chance und fragt, wie es gelingen kann, dass der Schaum von aufgeschlagenen Saucen nicht sofort wieder zusammenfällt. Die Antwort kommt freundlich und verständlich, und tatsächlich gelingen meinem Mann, dank dieses Tipps, die Saucen ab sofort immer besser und besser.

Der junge Koch, der zu der Zeit auf dem Schiff tätig ist, ist natürlich durch die Anwesenheit des Sternekochs angespornt, und, als wäre das nicht genug, ist ein Restauranttester der Zeitschrift Feinschmecker an Bord. So genießen wir jeden Tag Verköstigungen vom Allerfeinsten und schweben im siebten Gourmet-Himmel. Auch mit unserem Kapitän haben wir großes Glück. Er hat Spaß am Segeln und lässt, wann immer es irgend möglich ist, die Segel setzen. Wenn die neunundzwanzig Segel an den vier Masten in die Höhe gezogen werden, und dazu die vielen Männer und Frauen in die Masten hoch hinaufklettern, bietet sich ein Schauspiel, das mich immer wieder aufs Neue begeistert und fasziniert. Dieser Anblick, vermischt mit dem Geruch des alten Teakdecks, leichter Öl- und Meeresbrise und das Knirschen der Taue, die um die dicken Winschen gezogen werden, lässt mich alle Sorgen vergessen und den Augenblick genießen. Dazu habe ich auch allen Grund. Unsere Reise, bei der uns das Wetter wohlgesonnen ist und wir immer wieder wunderschöne Häfen anlaufen und traumhafte Städte besichtigen dürfen, wird noch aus einem anderen Grund für immer in meiner Erinnerung leben.

7. März 1984

„Junge, bist du sicher, dass das Kind von dir ist?“

Hanns‘ Mutter war schon immer sehr pragmatisch. Daher lautet gleich der nächste Satz: „Dann bring das in Ordnung und heirate!“ Als ich 1984 mit Sarah schwanger werde, ist Hanns zunächst nicht begeistert. Zwar weiß er, dass ich einen ausgeprägten Kinderwunsch habe und auch nicht verhüte, aber irgendwie ist er dennoch überrascht. Seit 1982 ist er approbierter Arzt, hat also die Geschichte mit den Bienchen und Blümchen sogar studiert, aber dass so etwas in der Praxis dann auch tatsächlich funktionieren kann, liegt offenbar außerhalb seiner damaligen Vorstellungskraft. Nach der klaren Ansage seiner Mutter macht er mir dann aber ohne zu zögern einen Heiratsantrag, den ich prompt ablehne. Ich will um meiner selbst willen geheiratet werden und nicht, weil ich ein Kind erwarte. Schließlich siegt aber die Vernunft über den Trotz, und ich willige ein. Zuvor hat es noch viel Streit gegeben: Ich will auf keinen Fall den Namen der Menschen tragen, die mich so vehement ablehnen. Zunächst kann Hanns sich sogar vorstellen, meinen Mädchennamen anzunehmen, aber seine Eltern sind strikt dagegen. „Du bist als Dr. Pörtner in der Klinik bekannt. Wie sieht das denn aus, wenn du plötzlich als Dr. Gülich auftrittst?", sind ihre Einwände, denen sich mein Mann auch gleich beugt. Schließlich redet mir meine Mutti ins Gewissen: „Willst du, dass dein Kind ohne Vater aufwächst, willst du das?" Natürlich nicht, aber meine Vorstellung von Ehe ist sowieso endlich; ich kann mir einfach nicht vorstellen, dass eine Ehe ein Miteinander sein kann, das auf Dauer besteht. Trotzdem gebe ich nach und entscheide mich, einen Doppelnamen zu führen: Gülich-Pörtner.

Unsere Hochzeitsgäste müssen wir schließlich aufteilen. Zum standesamtlichen Teil erscheint mein Vater mit Anita, an der kirchlichen Trauung nimmt dann meine Mutti teil. Sie kann sich noch immer nicht überwinden, auf den Mann zu treffen, der ihr Leben, ihrer Ansicht nach, zerstört hat. Auch fünfzehn Jahre nach der Trennung ist sie nicht in der Lage, über ihren Schatten zu springen. Erst bei der Taufe von Hannah, 1986, kann ich mich schließlich durchsetzen und beide gemeinsam einladen. Inzwischen bin ich so gestärkt, dass ich meine Meinung vertreten kann: Meine Kinder haben mit der Misere meiner Eltern rein gar nichts zu tun. Beide sind die Großeltern, sollen sie doch unter sich ausmachen, was immer sie wollen. Und so kommt es, dass es ein einmaliges Zusammentreffen meiner geschiedenen Eltern gibt, das sogar recht friedlich verläuft.

In den ersten Jahren ist es turbulent in unserer Ehe, aber wir raufen uns zusammen und halten immer zusammen. Wir wollen beide, dass es uns gelingt, und haben eine stabile Grundlage: unsere Liebe. Aber mir fehlt immer dieser romantische Moment eines Heiratsantrages um meiner selbst, den ich mir früher rosig und blumig und ganz wunderbar vorgestellt hatte.

12. Mai 2009

„Herzlichen Glückwunsch zum Hochzeitstag, mein Sternchen“,

hõre ich von Ferne die Stimme meines Mannes. Ich atme den vertrauten Duft seines Rasierwassers ein und schlinge meine Arme um ihn. „Das wünsche ich dir auch, mein Schatz“, kann ich gerade noch erwidern, als mein Blick auf einen grandiosen Strauß herrlicher roter Rosen fällt. Wie hat er das nur geschafft? Wir sind mitten auf dem Meer. Als ich mich verwundert aufsetze und meine Begeisterung mitteilen will, geht mein Mann vor mir auf die Knie und reicht mir einen Ring, in den, auf drei drehbare Schienen, eingraviert steht: Ich - liebe - dich. Und als ob das alles nicht genug Wiedergutmachung wäre, hat er auch noch einen Termin bei meinem Lieblingspfarrer in der kleinen Friesenkapelle am Dorfteich in Wenningstedt auf Sylt vereinbart. Er wird uns anlässlich unserer Silberhochzeit, zwei Wochen später, noch einmal trauen. Ich weiß, wenn ich eines in meinem Leben richtig gemacht habe, dann war es, diesen wunderbaren Mann zu heiraten und ihn zum Vater meiner Kinder zu machen.

3. August 2009

„Du solltest einen Antrag bei der Pflegeversicherung stellen.“

Meine alte Freundin Marianne hat mir geraten, den Antrag an die Pflegeversicherung zu schicken, weil ich zunehmend Unterstützung im Alltag brauche. Sie ist sich sicher, dass ich in eine Pflegestufe gehöre. Hanns hat mir inzwischen einen Klappsitz in die Dusche gebaut, und ich trage Kompressionsstrumpfhosen. Meine Füße sind regelmäßig eiskalt und blau verfärbt, andererseits schwellen sie bei Wärme übermäßig an. Der Rollstuhl ist mein ständiger Begleiter geworden. Gegen das Durchschlagen der Knie trage ich Bandagen, daneben die Inkontinenzhosen. Unsere Treppe im Haus gehe ich nur noch, wenn Hanns mich begleitet, zu groß ist meine Angst, dort zu stürzen.

Ich folge also dem Rat meiner Freundin und stelle einen Antrag auf eine Pflegestufe. Die freundliche Pflegefachkraft, die zu uns ins Haus kommt, empfiehlt meiner Pflegeversicherung in ihrem Gutachten Pflegestufe I. Die Pflegeversicherung folgt der Empfehlung und stuft mich entsprechend ein. Meine Anwältin informiert das Sozialgericht in beiden laufenden Verfahren über das nun festgestellte Vorliegen meiner Pflegebedürftigkeit.

17. August 2009

„Frau Pörtner, bitte kommen Sie mit mir, ich habe jetzt Zeit für Sie.“

Das Sozialgericht hat in meinem Verfahren gegen die Stadt Bielefeld wegen der Höherstufung meiner Schwerbehinderung ein

Gutachten in Auftrag gegeben. Daher habe ich mich wieder einmal für eine Begutachtung auf den Weg gemacht und sitze in einem Wartezimmer. Diesmal ist es ein niedergelassener Neurologe in Bielefeld, der über mein Schicksal entscheiden soll. Sein Ruf eilt ihm voraus. Meine Anwältin ist nicht begeistert, als sie seinen Namen vom Sozialgericht erfährt. Aber wir haben keine Wahl, und so mache ich mich voller Spannung, was mich erwarten wird, auf in seine Praxis.

Ein Herr mittleren Alters fordert mich zum Eintreten auf. Er trägt keinen Kittel, sondern eine weiße Hose und ein weißes Pikeehemd. Herr Dr. Fuchs ist Arzt für Neurologie und Psychiatrie wie die meisten seiner Innung. Als er mich auffordert vorzugehen, bin ich sofort befangen. Ich weiß, dass ab sofort jede Bewegung, jede Zuckung, sei sie noch so klein, beurteilt und bewertet wird. Obwohl solche Bewegungsabläufe unendlich viele Male am Tag wiederholt werden, ohne dass man je darüber nachgedacht hätte, verändert eine Gutachtensituation alles. Außerdem bin ich ohnehin bei jedem Schritt voll konzentriert, weil das eigeständige, unbekümmerte und gedankenlose Laufen schon lange nicht mehr zu meinem Repertoire gehört. Ein wenig erinnert es an die Aufforderung während einer MRT-Untersuchung. Alles ist gut und einfach, bis die Aufforderung kommt: „Jetzt bitte nicht schlucken!", weil die Aufnahmen der Halswirbelsäule gemacht werden. In Bruchteilen von Sekunden produzieren die Speicheldrüsen Unmengen von Spucke, und der Drang zu schlucken, wird zum zentralen Denkansatz.

Ganz anders als erwartet, ist Herr Dr. Fuchs mir gegenüber ausgesprochen freundlich. Er fragt nach meiner Krankengeschichte und meinem psychischen Befinden. „Früher war ich sehr wenig selbstbewusst und dachte immer, alle anderen seien schöner, klüger und besser als ich. Aber jetzt im Studium merke ich, dass ich auch etwas kann, und das macht mich richtig glücklich." Als ich das sage, meine ich es genauso und bin über mich selbst erstaunt. Aber exakt das gibt wieder, was allmählich in mir aufkeimt: Ein winziges Pflänzchen Selbstwertgefühl und Selbstbewusstsein. Und noch etwas wird mir klar: Ich habe mich arrangiert mit meiner Erkrankung, sie steht nicht mehr im Vordergrund. Meine Rechnung scheint aufzugehen. Als ich mich entschlossen habe zu studieren, war klar, dass dieser Weg mich körperlich sehr wahrscheinlich stark fordern würde und meine Erkrankung schneller vorantreiben könnte. Andererseits wusste ich aber auch, dass ich ohne eine sinnvolle Aufgabe den Kampf gegen die drohende Depression verlieren könnte. Ein theoretisch denkbarer Konflikt, der für mich keiner war. Ich wollte fröhlich sein, was zu erzählen haben, lernen, mich spüren, wenn schon nicht durch körperliche Herausforderungen, dann doch wenigstens im Kopf. Und als ich mich jetzt reden höre, habe ich Gewissheit: Das ist mein Weg, und für mich ist er der einzig richtige!

Es folgen die üblichen Untersuchungen, außerdem noch ein EEG und ein Doppler-Ultraschall der hirnzuführenden und hirnversorgenden Gefäße. Nach etwa drei Stunden werde ich entlassen, nicht ohne dass Herr Dr. Fuchs mich freundlich verabschiedet und mir alles Gute gewünscht hat.

23. September 2009

„Stellen Sie sich vor, Sie fahren auf einer Landstraße über einen kleinen Hügel und sehen auf der anderen Seite ein Dorf vor sich liegen. Was ist denn in so einem Dorf üblicherweise ein markantes Bauwerk?“

Herr Prof. Dunkler, Lehrstuhlinhaber im Öffentlichen Recht, sitzt fünf Studierenden gegenüber. Eine davon bin ich. Die Uni bietet zur Vorbereitung auf die mündliche Prüfung im ersten Staatsexamen simulierte Prüfungsgespräche an. Herr Dunkler nickt dem Kandidaten, der rechts außen sitzt, aufmunternd zu. „Eine Kirche?“ Zögernd rückt der Student mit der Antwort raus. „Sehr gut, das haben Sie gut erkannt!“ „Und was ist eine Kirche, baurechtlich gesehen?“, wendet der Professor sich an den nächsten Probeprüfling. Nicht schwer zu beantworten, denke ich für mich. Der Zweite von rechts zögert aber mit der Antwort. Baurecht scheint nicht sein bestes Gebiet zu sein. Für solche Fälle haben wir gelernt laut zu denken, etwas zu entwickeln, weiterzumachen, nicht stecken zu bleiben. Ist jemand völlig ohne Ahnung, könnte er sich damit retten, wenigstens die in Frage kommenden Gesetze zu benennen: „Dazu wird sich sicher etwas im Baugesetzbuch oder der Baunutzungsverordnung finden lassen“, oder so ähnlich hätte ich mich aus der Affäre gezogen. Der Kollege aber schweigt, er ist vollkommen verstummt.

„Ist nicht so schlimm, das passiert jedem Mal“, wendet sich Herr Dunkler an die nächste in der Reihe sitzende Kandidatin. Ich entspanne mich; ein schwerer Fehler. Offensichtlich bin ich zu arglos geworden. Niemand hat mich bisher dafür gestraft, dass ich mich als „alte Frau“ noch an dieses Studium wage. Ich ruhe mich keineswegs darauf aus oder hoffe gar auf Senioren- oder Behindertenbonus, aber die anfängliche Furcht, man könne mich spüren lassen, dass ich nicht dazu gehöre, ist verschwunden. Herr Dunkler sieht das offensichtlich anders. Seine Fragen an mich sind vollkommen abgehoben, kaum zu entschlüsseln und mit dem mir zur Verfügung stehenden Wissen nicht zu beantworten. Trotzdem kämpfe ich tapfer weiter. Er will am Ende auf die Frage hinaus, ob Kirchengeläut eine Lärmbelästigung darstellen kann. Obwohl ich ihn dazu in das Bundesimmissionsgesetz und sogar die auch in Frage kommende Verwaltungsvorschrift führe, ist mein Engagement sinn- und aussichtslos, es scheint mir, er will gar nichts Richtiges von mir hören.

Den Studenten direkt neben mir fragt er stets so lange, bis die Frage so komisch wird, dass wohl niemand mehr versteht, was er überhaupt meint. Dann gibt er die Frage an mich weiter. Mir kommt es vor, als wolle er mein Versagen provozieren. Möglicherweise liegt es aber auch daran, dass ich eine Frau bin, oder er mag mich einfach nicht. Keine meiner Einschätzungen findet irgendwo Nährboden, es ist nur ein Gefühl. Es würde aber auch nichts ändern, wenn es an meiner Anspannung liegen würde und ich eine völlig falsche Wahrnehmung habe.

Nach zwanzig Minuten will ich nur noch weg. Die Zweifel, die ich so mutig bekämpft habe, klopfen wieder an. Liegt es vielleicht doch an mir? Bin ich so schlecht vorbereitet? Was mache ich, wenn mir das in der richtigen Prüfung passiert? Die kleine Marie von früher macht sich in mir breit: unsicher, ängstlich, ohne Selbstbewusstsein. Ich kämpfe gegen die Tränen an. Nur das nicht, hier jetzt nicht weinen. Herr Dunkler kennt für mich keine Gnade: „Ja, Frau Pörtner, das war leider überhaupt nicht zufriedenstellend. Für das Examen sollten Sie deutlich besser vorbereitet sein."

Als ich nach Hause fahre, fallen mir die Horrorgeschichten ein, die man sich an der Uni über manche Prüfer erzählt. Einer soll eine junge Frau während der Prüfung einmal damit geschockt haben, dass er zu ihr sagte: „In Ihrem Kopf scheint ja eine riesige Wüste zu sein, bisher habe ich keine einzige Oase entdecken können." Allerdings sei die angehende Juristin so schlagfertig und mutig gewesen, dass sie erwidert haben soll: „Doch, Oasen gibt es reichlich, aber nicht jedes Kamel findet sie auch." Den Prüfer soll das so beeindruckt haben, dass er gelacht haben und ihr eine ganz passable Note gegeben haben soll.

30. September 2009

„Mist, jetzt muss ich mich noch mal umziehen!"

Mit zitternder Hand putze ich meine Zähne. Ein Spritzer Zahnpasta fliegt auf meine weiße Bluse. Auch das noch! Heute ist der Tag der Tage: mündliche Prüfung.

Ich habe in den drei Klausuren noch zehn, neun und vier Punkte bekommen. Dass die letzte nicht gut war, wusste ich schon, als ich sie geschrieben habe. Irgendwie habe ich keinen Zugang zum Sachverhalt gefunden, und die Zeit rannte mir weg. In meinem nächtlichen Gedankenkarussell war sie sogar so schlecht, dass ich gar nicht bestanden habe. Über die Haftung eines Zoobetreibers sollte ich die letzte Klausur schreiben. Er hatte ein Schild vor den Zugang zum Affenhaus aufgestellt mit einem Warnhinweis, dies oder das zu unterlassen. Eine Besucherin hatte den Hinweis missachtet und war zu Schaden gekommen. Wir sollten prüfen, ob sie irgendeinen Anspruch gegen den Zoobetreiber haben könnte. Irgendwo bei meinen Prüfungen muss ich falsch abgebogen sein, habe mich vollkommen vergaloppiert. Aber: vier Punkte ist die unterste Grenze. Erst drei und weniger wäre nicht bestanden.

Wäre ich selbstbewusster, würde ich sehr entspannt in diese Prüfung gehen. Aufgrund meiner Vorpunkte kann ich gar nicht mehr durchfallen. So ein Luxus bietet sich nur bei einer sehr geringen Prozentzahl der Prüflinge. Die meisten kämpfen um die Zulassungsgrenze und müssen in der mündlichen Prüfung noch ordentlich abräumen, um am Ende die erforderliche Gesamtpunktzahl zu erreichen. Mit zwei Kommilitonen habe ich mich seit drei Monaten jeden Samstag in der Uni-Bibliothek getroffen und Vorträge geübt. Der Vortrag geht der mündlichen Prüfung voran, ist der erste Eindruck, den der Prüfling den Prüfern vermittelt. Bei unseren Übungen sind wir sehr streng miteinander gewesen. Neben dem Inhalt der Vorträge haben wir auch sehr darauf geachtet, uns gerade zu halten und Augenkontakt aufzubauen. Die Hände sollten ruhig auf dem Tisch liegen, und Zappeln mit den Beinen war schon gar nicht erlaubt.

Heute nun sind drei Prüfer und fünf Prüflinge versammelt, soviel weiß ich aus der Ladung. Hanns hat mir schon eine andere Bluse hingelegt. Er spricht nicht, weiß, dass ich alle Konzentration für mich brauche. Mein Ehrgeiz ist angestachelt. Mit den Vornoten wäre ein Vollbefriedigend im Gesamtergebnis zu schaffen, und ein Prädikatsexamen nach Hause zu tragen, würde meine Träume mehr als erfüllen. Jetzt komm mal runter, maßregele ich mich selbst: Werde nur nicht größenwahnsinnig! Aber der Traum vom Prädikatsexamen ist einfach zu schön, und es gelingt mir nicht vollständig, diese Wunschvorstellung aus meinem Kopf zu vertreiben.

„Ihre Vornoten können sich sehen lassen." Der Vorsitzende des Prüfungsgremiums lächelt mich freundlich an. „Zwei zweistelligen Klausuren sind kein Zufall mehr, da müssen Sie wirklich was gezeigt haben." Sofort taucht das Hochstapler-Bild vor meinen Augen auf. Ich bin der allerbeste Bluffer der Nation, und keiner merkt etwas. Wann hört das endlich auf? Er sagt doch, dass das kein Zufall sein kann, warum kann ich ihm nicht einfach glauben? Andererseits, wenn er mich so sieht, wie hoch wird dann seine Erwartungshaltung an mich sein? Kurz steigt Panik in mir auf, aber ich bin doch so weit gekommen, ich will diesen Weg unbedingt zu Ende gehen. „Ich habe eine herzliche Bitte an Sie", richte ich nun meinerseits das Wort an mein Gegenüber und nehme dabei allen meinen Mut zusammen. Kann er das Zittern in meiner Stimme hören? Das Vorgespräch dient einem kurzen persönlichen Eindruck des Vorsitzenden und soll den Prüflingen ein wenig die Angst vor dem Unbekannten nehmen. Er nickt mir aufmunternd zu. Ein freundlich wirkender Herr mittleren Alters, Vorsitzender Richter beim Oberlandesgericht. Sein Fach ist Strafrecht. Ausgerechnet, mein weißer Fleck.

„Sie wissen bereits aus meiner Akte, dass ich den Nachteilsausgleich in Anspruch nehmen durfte. Was so nicht bekannt ist, ist, dass mit meiner Erkrankung ein Erschöpfungssyndrom einhergeht." Er hört mir aufmerksam zu, nickt dann langsam. Hilfe, bin ich angespannt. Kann man die Ameisen eigentlich sehen? Man müsste sie sogar hören können, so viele sind es. Rauf und runter krabbeln sie, geben keine Ruhe. Ich habe trainiert, darauf nicht mit Bewegungen wie Kratzen oder Rumzappeln zu reagieren. Eine ziemliche Herausforderung, gerade, wenn die Anspannung so hoch ist. „Es kann sein, dass ich während der Prüfung gähnen muss oder Spastiken auftreten. Bitte verstehen Sie das nicht als Desinteresse oder Respektlosigkeit. Ich möchte wirklich zeigen, was ich kann. Aber auf das Gähnen habe ich leider keinen Einfluss", fahre ich fort. Meine ganze Selbstdisziplin ist nötig, um diese Sätze zu formulieren. Es ist schwierig für mich, meine Erkrankung so in den Mittelpunkt zu stellen. Ich möchte so gerne eine Studentin von vielen sein, aber ich muss dies im Vorfeld abklären, damit ich nicht während der Prüfung in Not gerate, weil die Spastiken meine Beine zucken lassen, und das Gähnen mich verlegen macht.

„Das ist überhaupt kein Problem. Ich hätte ohnehin nicht vermutet, dass Sie in Ihrem Alter und mit Ihren Vorzensuren gelangweilt in der Prüfung sitzen." Er zwinkert mir zu, will die Spannung von mir nehmen. So ein netter Mensch. Strafrichter, schießt es mir durch den Kopf, bestimmt macht er einen richtig guten Job. „Wir sehen uns dann gleich." Er erhebt sich. „Ich begrüße noch die anderen Prüflinge, dann fangen wir an. Lassen Sie sich schon den Sachverhalt für Ihren Vortrag geben. Sie haben eine Stunde Vorbereitungszeit, wie Sie wissen." Nach der Vorbereitungszeit fahre ich in den Prüfungsraum, und irgendwie schaffe ich es, meinen Platz einzunehmen. Ich schiebe den Rollstuhl in eine Ecke und setze mich auf einen der für die Prüflinge vorgesehenen Stuhl. Nur raus aus dem Rollstuhl, so viel Normalität wie möglich bekommen. Mein Herz trommelt, die Hände sind schweißnass, an meine Achselhöhlen will ich gar nicht denken. Schau die Prüfer an, fordere ich mich ein letztes Mal in Gedanken auf und starte meinen Vortrag.

Es läuft erstaunlich gut. Der Sachverhalt beinhaltet ein strafrechtliches Problem, da habe ich leider Pech gehabt. Aber ich quetsche alles aus meinen Gehirnwindungen raus und schließe wenige Sekunden vor Ablauf der zehn Minuten Vortragszeit ab.

Am Ende musste ich immer schneller sprechen und ein wenig mehr zusammenfassen, um die vorgegebene Zeit nicht zu überschreiten. Die Juristen sind da streng, wird man nicht fertig in der Zeit, muss man dennoch aufhören zu sprechen. Dann fehlt ein Teil, und die schlechte Note ist vorprogrammiert. Jetzt habe ich ein wenig Zeit zu verschnaufen. Die anderen vier Vorträge werden von meinen Leidensgenossen gehalten, erst dann geht es mit den Prüfungsgesprächen weiter. Der Vormittag vergeht wie im Flug. Teilweise macht es sogar richtig Spaß. Ich bin echt überrascht, welche Antworten uns Prüflingen einfallen. Alle drei Prüfer sind anspruchsvoll, aber freundlich, bauen Brücken, wo es klemmt, und kitzeln aus jedem von uns das Beste heraus.

„Wir besprechen uns jetzt und rufen Sie in etwa fünfzehn Minuten wieder herein." Stifte werden fallen gelassen, Stühle gerückt und nichts wie raus hier. Das wars! Prüfung ist zu Ende. Jetzt noch das Urteil abwarten und dann? Sind wir dann Juristen? Noch keine Volljuristen, aber schon mal Diplom-Juristen, das wäre ein guter Anfang. Auf jeden Fall hätte ich ein großes Wunschziel erreicht: Ich wäre dann Akademikerin. Ich schicke ein Stoßgebet zum Himmel für mich, aber auch für meine beiden Kommilitonen, die ums Überleben gekämpft haben. Sie sind mit minimaler Punktzahl ins Rennen gegangen, da ist es schwer zu sagen, ob es am Ende reichen wird. „Meine Damen, meine Herren, kommen Sie wieder rein."

Die Tür ist geöffnet und unser vorsitzender Prüfer lädt uns mit einer Handbewegung ein, wieder in den Raum zu kommen. „Vorab kann ich schon mal sagen: Sie haben alle bestanden." Ich wusste es: Der Vorsitzende ist sehr nett, menschlich und verständnisvoll. Er weiß genau, was wir gerade durchmachen. So stand es auch in den Prüfungsprotokollen. Diese Protokolle werden von vielen Studenten nach den Prüfungen geschrieben, aus dem Gedächtnis zu jedem Fach und jedem Prüfer, und so ist eine Sammlung entstanden, die sich sehen lassen kann. Die Wahrnehmungen der Prüflinge decken sich meistens: Die beurteilten Prüfer sind ungehalten oder geduldig, stellen verständliche Fragen oder lassen die Prüflinge im Unklaren, was sie denn hören wollen. Manche prüfen sogar seit Jahren immer den gleichen Sachverhalt. Da ist es dann einfach, sich gut vorzubereiten. Andere prüfen Hochaktuelles oder immer Neues; das ist dann mehr das Modell Wundertüte.

„Frau Pörtner, das war eine gute Leistung. Der Vortrag liegt knapp unter vollbefriedigend, da haben sie einen Punkt im Sachverhalt nicht bedacht. Aber das Prüfungsgespräch hat uns allen sehr gut gefallen. 14 Punkte, ein Gut also, und insgesamt können Sie sehr stolz auf Ihr Vollbefriedigend im gesamten Examensbereich sein." Die Stimme des Prüfungsvorsitzenden hüllt mich ein wie Samt und Seide. Plötzlich bekomme ich wieder Luft, nein, mehr noch: Meine Lungen sind so erfüllt, dass ich denke, ich könne fliegen vor Glück. Wenn ich noch könnte, würde ich aufstehen und tanzen und alle Prüfer und Leidensgenossen umarmen. So sitze ich nur da und fange an zu weinen. Freudentränen. Weg ist sie, die Contenance, um die ich so bemüht bin. Ich habe es geschafft, wahrhaftig geschafft. Nie hätte ich vor ein paar Jahren gewagt, davon zu träumen, einmal Juristin zu sein. Zahnärztin, ja, das konnte ich mir damals vorstellen. Zahnmedizin ist kein Hexenwerk, das wusste ich aus meiner langjährigen Arbeit als Zahnarzthelferin und später als ZMF. Aber Jura war völliges Neuland für mich, und an mancher Stelle habe ich Niederlagen erlebt, an die ich gar nicht mehr denken möchte.

So hatte ich bei einem Blockseminar mit dem Thema „Strafrecht im Sport" komplett das Thema verfehlt. Es war so peinlich, vor den Professoren und Mitstudenten zu stehen und in die betroffenen, mitleidigen oder auch schadenfrohen Gesichter zu schauen, als klar wurde, dass die ganze Arbeit mehrerer Wochen der Vorbereitung für die Katz war. Drei Punkte hatten die Seminarleiter mir gegeben, weil ich das Falsche aber wenigstens schön aufbereitet hatte. Selten habe ich mich so sehr nach einem Mauseloch gesehnt, wie in diesem Moment. Es hat mich aber auch gelehrt, besser mit Niederlagen umzugehen. Sie gehören einfach dazu. Nur wer nichts tut, macht auch keine Fehler. So einfach diese Formel auch sein mag, ich musste lange üben, bis ich sie verstanden und verinnerlicht hatte.

Aber jetzt hier, nach bestandener Prüfung, in diesem besonderen Moment schießt mir durch den Kopf, wie mein Leben wohl ohne die Schluckimpfung verlaufen wäre. Ich könnte unbeschwert gehen und laufen, besser schlafen und könnte meine Blase kontrollieren. Aber wäre ich auch glücklicher? Zum ersten Mal taucht diese Frage in mir auf, ich werde sie mir noch öfter stellen. Noch immer ungläubig, wie in Trance bekomme ich aber doch noch mit, dass wir alle zufrieden sein können. Die vier anderen, die als Studenten den Raum betreten haben und ihn jetzt als Juristen verlassen werden, strahlen über ihre Gesichter. Kurze Umarmungen, Gratulationen und gute Wünsche für die Zukunft, dann ist es vorbei. Eine wichtige Hürde auf dem Weg zum schwarzen Kittel habe ich genommen.

Als ich den Raum verlasse, stehen Hanns und Sarah vor der Tür. Wie sie es geschafft haben, in das Gerichtsgebäude zu kommen, wollen sie mir nicht verraten. Hanns hat die Praxis geschlossen, und Sarah ist extra aus Würzburg gekommen, um heute bei mir zu sein und zu feiern. Hannah hat leider in den nächsten Tagen selbst eine Prüfung, sie kann sich nicht freimachen, ist aber schon in der Leitung, um mir zu gratulieren. Jetzt gerade, in diesem Moment, ist mein Glück vollkommen!

11. November 2009

„Hoffentlich ist er einer von den Guten …“

Der Fahrstuhl, in den ich mich reinschieben muss, ist eng. Eine Neonlampe hängt an der Decke und flimmert. Im dritten Stock des Hauses ist die Orthopädische Praxis von Dr. Horna. Er ist als Nebengutachter vom Sozialgericht bestellt worden und soll die orthopädischen Defizite meines „Falls“ untersuchen. Es geht noch immer um den Grad meiner Behinderung und damit verbunden um den blauen, von mir so ersehnten Rollstuhlparkausweis. Seine Begutachtung erinnert mich an die Sklavenmärkte in dem Film „Fackeln im Sturm“. Eiskalte Augen über dem Kittel halten Fleischbeschau. Unangenehmer Mundgeruch lässt in mir Fluchtgedanken wachsen. Die Haare des Arztes sind ungepflegt, der Kittel eher grau als weiß. Der ganze Mann ist einfach widerwärtig. Was für ein Unterschied zu dem freundlichen Herrn Dr. Fuchs oder der wunderbaren Frau Dr. Bauer.

„Das mit der Impfung ist kompletter Blödsinn. Und Sie müssen sich schon bewegen, sonst wird das ja immer schlimmer.“ Sogar seine Stimme ist knarrend, hart und unangenehm. In mir zieht sich alles zusammen. Er ist einer von denen, die sich für unwiderstehlich und überaus kompetent halten. Omnipotent - allmächtig, würde es treffen. Seit vielen Jahrzehnten ist er in seiner Praxis niedergelassen, der alleinige Herrscher in seinem Reich. Ein Unbelehrbarer, unreflektiert und ohne jede Empathie, leider gibt es viel zu viele von dieser Gattung.

„Herr Prof. Reiser hat mir dringend von Überanstrengung abgeraten.“ Ein hoffnungsloser Versuch, mich zu verteidigen. Aber muss ich das überhaupt, frage ich mich Stillen, weiß aber gleichzeitig, dass ich das Verfahren nur unnötig verzögern würde, sollte ich an dieser Stelle die Begutachtung abbrechen. Also ertrage ich diesen höchst unsympathischen Menschen und bin froh, als ich nach etwa zwei Stunden entfliehen darf und ihn hoffentlich nie wiedersehen muss.

21. Dezember 2009

„Das ist ja noch schlimmer als erwartet."

Wieder öffne ich einen dieser Umschläge, von denen ich schon vorher weiß, dass der Inhalt eine einzige Enttäuschung sein wird. Mein Gefühl hat mich nicht getäuscht. Das Gutachten von Herrn Dr. Horna ist unterirdisch. Er hat sich sogar dahin verstiegen, etwas zur Frage des Zusammenhangs mit der Impfung zu formulieren. Damit ist das gesamte Gutachten im Prinzip untauglich und nicht mehr zu berücksichtigen. Sein Auftrag war die Beantwortung klar formulierter Fragen zu eventuell bestehenden orthopädischen Erkrankungen. Wie überheblich muss ein Orthopäde sein, es besser wissen zu wollen als die Neurologen, die sich in fünf Jahren Weiterbildungszeit in diesem Fach spezialisiert haben, umfangreiche Literatur zu dem konkreten Thema gelesen und sich ausgiebig mit dem möglichen Zusammenhang befasst haben? Die von ihm geschriebenen Seiten strotzen an viele Stellen vor inhaltlichen Fehlern; solche Menschenkinder sollten niemals Gutachten schreiben dürfen. Mich verletzt es dennoch. Seine Formulierungen sind abwertend, herabsetzend und despektierlich.

Der Hauptgutachter, Herr Dr. Fuchs, hat es offenbar ähnlich empfunden. Er verstößt fast gegen den ungeschriebenen Ehrenkodex unter den Ärzten, eine Krähe hackt der anderen kein Auge aus, als er schreibt: „… möchte ich von daher den von Dr. Horna aufgeführten Zweifeln nicht folgen." Diese Haltung verlangt mir großen Respekt ab. Nicht jeder Mediziner ist bereit, sich derartig klar von den Meinungen seiner Kollegen abzugrenzen. Leider ist aber auch in dem Gutachten von Dr. Fuchs etliches fehlerhaft. So beschreibt er vollkommen richtig in seiner Zusammenfassung, dass es sich um eine (Drang)Inkontinenz handeln würde, nimmt später aber wieder die fehlerhafte Diagnose der Harnblasenentleerungsstörung auf. Zusammenfassend nimmt er den

Gesamtgrad der Behinderung mit 70 in „versorgungsmedizinischer typischer Arithmetik“ an, wie er klangvoll schreibt. Weiter empfiehlt er dann aber, mich ab April 2009 dem Personenkreis der Querschnittsgelähmten und Doppeloberschenkelamputierten gleichzustellen und mir das Merkzeichen aG zuzuerkennen. Ein Widerspruch in sich. Das Merkzeichen aG für außergewöhnlich Gehbehinderte ist zwingend an einen GdB von mindestens 80 gebunden. Ähnlich wie schon Herr Dr. Solck hat auch hier der Gutachter die Zusammenhänge innerhalb der versorgungsmedizinischen Grundsätze nicht beachtet. Wahrscheinlich haben sich beide nicht die Mühe gemacht, den Einleitungstext zu lesen, sondern nur die für ihren Fachbereich relevanten Bewertungszahlen herausgesucht. Die Versorgungsmedizinischen Grundsätze haben seit Januar 2009 die alten Anhaltspunkte abgelöst. Die AHP waren vollkommen überholt und entsprachen in vieler Weise nicht mehr dem medizinischen Fortschritt und den daran geknüpften neuen Erkenntnissen. Insofern hat sich der neurologische Sachverständige mit dem richtigen Satz geschmückt, als er von „versorgungsmedizinisch typischer Arithmetik“ geschrieben hat. Noch schöner wäre allerdings gewesen, wenn er auch inhaltlich noch bessere Kenntnisse im Hinblick auf die Zusammenhänge gehabt hätte.

Das Gericht reagiert souverän: Der Richter, den ich nie persönlich zu Gesicht bekommen habe, schlägt im schriftlichen Verfahren einen Regelungsvorschlag vor: Ab April 2009 soll mir der GdB von 80, sowie die Merkzeichen aG und B zuerkannt werden. B bedeutet, dass ich Begleitung benötige. Dieses Merkzeichen beinhaltet den Vorteil, dass meine Begleitung im Theater, Konzert oder Kino nur die Hälfte oder gar nicht bezahlen muss. Die Stadt Bielefeld willigt ein, ich ebenso. Am 28. Januar 2010 erlässt die Verwaltung den entsprechenden Bescheid, und ich bekomme den blauen Rollstuhlausweis, was für mich eine nicht zu unterschätzende Erleichterung mit sich bringt, weil ich nun legitimiert bin, auf den Behindertenparkplätzen mein Auto abzustellen.

1. Februar 2010

„Zum Wohl, auf dass es eine unvergessliche Zeit wird, und wir in zwei Jahren richtig feiern können."

Ich erhebe mein Glas mit dem perlenden Prosecco und proste Mila zu. Sie strahlt mich an, glücklich, hellwach und erwartungsvoll. Genau wie ich. Gerade haben wir unsere Einweisung als frisch gebackene Rechtsreferendare hinter uns gebracht. Siebzehn junge Menschen sitzen mit mir in diesem Kurs, der heute angefangen hat und uns in den nächsten vierundzwanzig Monaten auf die Zweite Juristische Staatsprüfung, das sogenannte Assessorexamen, vorbereiten soll. Auch Mila hat sich tapfer durch alle Examensteile gekämpft. Sie musste alle Klausuren in einem Rutsch schreiben, wodurch es für sie viel, viel schwerer war. Aber nun liegt das hinter uns, und beide sind wir am vorläufigen Ziel unserer Träume angekommen. Als Referendare werden wir viele Stationen durchlaufen: Wir werden drei Monate einen Zivilrichter begleiten und weitere drei Monate bei der Staatsanwaltschaft verbringen. Das dritte Ausbildungsquartal findet in der Regel in der Verwaltung statt. Ich habe mich schon bei der Stadtverwaltung für das Sozialamt beworben und bin angenommen worden. Vorher hatte ich beim Sozialgericht angefragt. Das wäre meine Favoriten-Station gewesen. Aber wegen meiner dort laufenden Verfahren hat der Direktor meine Bewerbung abgelehnt.

Mila möchte diese drei Monate in einer Verwaltungshochschule in Speyer verbringen. Ihre beruflichen Pläne gehen in Richtung Verwaltung, z. B. bei der Polizei. Auch ich finde das sehr reizvoll, bin aber für all diese Stellen zu alt. Mein juristischer Traumberuf wäre Richterin am Sozialgericht, aber da gibt es trotz meines Prädikats im Ersten Examen aufgrund meines fortgeschrittenen Alters keine Chance. „Ich bin wirklich gespannt, was uns da jetzt erwartet, vor allen Dingen auch in der Arbeitsgemeinschaft. Vor den Aktenvorträgen habe ich echt Bammel, wenn wir die vor dem ganzen Kurs halten sollen, und alle den Vortrag nachher kommentieren", Mila schaut ein wenig ängstlich. „Hey, nicht schwächeln", unterdrücke ich meine eigene aufsteigende Panik. Genau das ist auch mein wunder Punkt. Sich vor die anderen Referendare setzen, von denen zwei sogar schon ihren Doktortitel haben, schüchtert mich jetzt schon ein. „Komm, kneifen gilt jetzt nicht", mache ich also uns beiden Mut. „Wir sind so weit gekommen, zusammen wuppen wir auch das noch."

10. Februar 2010

„Frau Pörtner, schön Sie zu sehen. Kommen Sie rein."

Herr Prof. Reiser ist mittlerweile ein fester Bestandteil meines Lebens geworden. Er ist bereits 2009 aus Altersgründen in seiner Funktion als Chefarzt im Ev. Krankenhaus abgelöst worden und hat sich in eigener Praxis als Privatarzt niedergelassen. Obwohl er sehr verschnupft war, als Hanns vor zehn Jahren mit mir nach Amerika geflogen ist, um eine zweite Meinung zu erfragen, hat er mir inzwischen verziehen. Als ich gemerkt habe, wie sehr ihn das in seiner chefärztlichen Eitelkeit gekränkt hat, habe ich kleine Brötchen gebacken und ihm ein wenig geschmeichelt: Natürlich hätten die Amis auch nicht mehr gewusst als er, ich sei bei ihm immer gut aufgehoben gewesen, und seine fachliche Kompetenz sei mir fraglos bewusst, habe ich versucht, ihn mir wieder wohlgesonnen zu stimmen. Zum überwiegenden Teil entsprach das schließlich auch der Wahrheit. Jedenfalls ist meine Taktik aufgegangen, und ich bin weiterhin seine Patientin. Auf seinen Nachfolger hält er nicht so große Stücke. Herr Prof. Kieblitz sei sehr eitel und öffentlichkeitsorientiert. Er sichere sich ein nicht unerhebliches Einkommen aus seiner Gutachtertätigkeit, während die praktische Neurologie dabei zu kurz komme. Ich kann nicht wirklich einschätzen, ob dies den Tatsachen entspricht oder eher der eigenen Eitelkeit meines Arztes entsprungen ist. Im Prinzip ist es mir auch egal. Mein Neurologe ist und bleibt Prof. Reiser, ob im Krankenhaus oder in der Praxis ist für mich unerheblich. Jedenfalls im Augenblick. Ich ahne noch nicht, wie sehr mich das noch beschäftigen wird.

Seit Längerem habe ich mich entschieden, weitere Krankenhausbesuche nach Möglichkeit zu meiden. Die Ergebnisse, die bei den oft sehr unangenehmen Untersuchungen herausgekommen sind, haben mich in den letzten Jahren nicht weitergebracht. Sämtliche Therapieversuche sind im Sande verlaufen, außer Nebenwirkungen haben sie keinen Erfolg für mich gebracht. Daher habe ich mich immer häufiger mit dem Gedanken auseinandergesetzt, dass meine Erkrankung fortschreitend ist, warum auch immer, und niemand weiß, was dagegen zu tun wäre. Hanns unterstützt meine Haltung. Er ist ohnehin der Meinung, dass ein Patient wie ich, austherapiert und daher ohne mögliche Therapieerfolge, bei den Kollegen kein großes Interesse mehr hervorruft. Das ist für mich auch nachvollziehbar. Jeder arbeitende Mensch möchte Erfolge vorweisen können, warum soll das bei den Trägern der weißen Kittel anders sein? Aber ich habe auch eine weitere wichtige Einsicht gewonnen: Wer krank ist, muss zum Arzt gehen oder andersherum: Wer nicht zum Arzt geht, kann nicht krank sein. Ob Rentenversicherung, Schwerbehindertenstelle, die Amtsärztin oder das Amt für Soziales Entschädigungsrecht, alle wollen, dass möglichst viele Arztbesuche die Schwere der Erkrankung belegen.

Heute bin ich daher bei meiner Routineuntersuchung in der Praxis bei Prof. Reiser. Er rät mir dringend, auf Wege ganz zu verzichten und stattdessen nur noch den Rollstuhl zu benutzen, um eine weitere Verschlechterung meines Gehvermögens durch Überanstrengung zu vermeiden. Bisher habe ich den Rollstuhl nur für längere Strecken außerhalb des Hauses benutzt oder wenn ich sehr unter Anspannung stand. Er ist ein Hilfsmittel, das mir das

Leben erleichtert, aber so richtig per Du sind wir bisher nicht geworden. Der Professor kennt meine Haltung und Wahrnehmung zur Genüge. Nur zähneknirschend habe ich den Rollstuhl mit Zusatzantrieb damals angenommen, als ich merkte, dass mich weitere Wege einfach zu sehr erschöpften und ich häufiger gestürzt bin. „Sie können aber mal überlegen, ob Sie sich zutrauen, einen Aktivrollstuhl zu nutzen. Ihre oberen Extremitäten sind gesund und bisher nicht betroffen. Es käme vielleicht Ihrem sportlichen Ehrgeiz ein wenig entgegen, wenn Sie sich aktiv betätigen können."

Sofort bin ich Feuer und Flamme. Im letzten Oktober bin ich mit Hanns zusammen auf der REHACARE in Düsseldorf gewesen. Die REHACARE ist eine internationale Fachmesse für Rehabilitation. Marianne hatte mir den Tipp gegeben. Sie ist jedes Jahr dort wegen Adrian, um sich auf den neuesten Stand zu bringen und auch, um den Messerabatt zu nutzen bei Anschaffungen wie behindertengerechter Wäsche, Rollstuhlzubehör und all den anderen Notwendigkeiten, die sie für mein schwerbehindertes Patenkind braucht und für die keine Kasse oder Versicherung aufkommt. Hanns und ich sind staunend durch die großen Messehallen gegangen. Also, mein Mann ist gegangen, und ich bin natürlich mit meinem E-Rollstuhl unterwegs gewesen. An einem Stand ist ein Rollstuhl vorgestellt worden, der sofort mein Herz erobert hat. Wirklich wahr: Was für mich als modisch selbstbewusste Frau in den 80er-Jahren ein Paar schicke Pumps waren, bedeutet mir inzwischen ein Rollstuhl, der leichtgängig und beweglich ist, ein geringes Gewicht hat und dazu noch ansprechend aussieht. Das Objekt meiner Begierde wiegt sage und schreibe nur 4,2 kg inklusive der Reifen. Das ist einzigartig. Tatsächlich handelt es sich um den leichtesten Rollstuhl der Welt. Selbst Leichtgewichtrollstühle fangen üblicherweise nicht unter neun Kilogramm an, da ist eine Verringerung des Gewichts um mehr als fünfzig Prozent ein Riesenfortschritt. Allerdings hat der Luxus seinen Preis: Einige tausend Euro soll das Schätzchen kosten, dafür sind Gestell und Rücken aus Carbonfaser. Der Händler hat dazu eine Lieferzeit von mehreren Monaten vorhergesagt, weil der Rollstuhl in Schweden hergestellt wird, und die Produktion noch in den Kinderschuhen steckt.

Bei den Worten von Prof. Reiser taucht das Bild dieses rasanten Gefährts sofort vor meinen Augen auf. Der Carbonrollstuhl ist für erfahrene Rollstuhlfahrer konzipiert, er ist eine Zicke – auch, weil er keine Stützräder hat - und man muss ihn beherrschen. Bei einem Auto würde man von einer sehr hohen PS-Zahl ausgehen müssen, um ein ähnliches Gefühl zu bekommen. Auf der Messe durfte ich einmal probefahren. Die ganze Zeit hat mich der Aussteller begleitet, zu kippelig und kritzig sei der Leichtrollstuhl für unerfahrene Rollstuhlfahrer wie mich. Dafür biete er komfortablen und flexiblen Fahrspaß. Er hat wirklich und wahrhaftig von Fahrspaß gesprochen, was ich unglaublich sympathisch gefunden habe, ließ es die Nutzung eines Rollstuhls doch sofort normal und sportlich erscheinen. Aber das Ding war auch wirklich eine Rakete, leichtgängig und rasend schnell. „Ich lasse mir das durch den Kopf gehen, danke für den guten Rat. Können Sie mir bitte eine Bescheinigung ausstellen, aus der Ihre Empfehlung hervorgeht?" Frohen Mutes und mit der ärztlichen Bescheinigung in der Hand verlasse ich die Praxis.

4. Mai 2010

„Gut, dass ich so früh losgefahren bin",

schießt es mir durch den Kopf. So kann ich in aller Ruhe suchen, bis ich die Neurologische Klinik und die dazu gehörige Aufnahme gefunden habe. Langsam lenke ich meinen Wagen in das Parkhaus. Schon vor etwa zwei Jahren haben wir als zusätzliche Sicherheit eine Handgasvorrichtung einbauen lassen. So kann ich beschleunigen und bremsen mit der rechten Hand. Meine Füße sind nicht mehr schnell genug, um vom Gaspedal auf die Bremse zu wechseln, und ich möchte auf keinen Fall riskieren, einen Unfall zu verursachen. Als ich einen Parkplatz gefunden habe, nehme ich meine Reisetasche und hieve den schweren Rollstuhl mit dem separaten Elektroantrieb aus dem Kofferraum. Langsam baue ich alles zusammen, setze mich und stelle die Tasche auf meinen Schoß. Es ist noch früh. Die Uhr zeigt gerade mal halb neun, um neun habe ich einen Termin.

Das Uni-Klinikum ragt vor mir empor. Der unübersehbare Gebäudekomplex flößt mir Angst ein. Für uns Rollstuhlfahrer ist die Orientierung ungleich schwerer als für einen Fußgänger. Manche Schilder bleiben von parkenden PKW verdeckt, häufig stehe ich vor nicht abgesenkten Bordsteinkanten, die mich nötigen, den ganzen Weg zurückzufahren und nach einer Möglichkeit Ausschau zu halten, vom Bürgersteig auf die Straße zu kommen, um auf die andere Straßenseite zu gelangen. Mülltonnen, achtlos an die Bordsteinkante gestellt, werden zu unüberwindbaren Hindernissen. Ganz schlimm sind Autos, die halb auf dem Bürgersteig geparkt werden und den Durchgang so verschmälern, dass ich beim besten Willen nicht vorbeikomme. Manchmal muss ich sogar auf die Straße ausweichen, und wenn ich Pech habe, drängelt dann hinter mir ein ungeduldiger verärgerter Autofahrer und hupt laut.

In der Aufnahme ziehe ich eine Nummer und fahre in den Wartebereich. Nach zwanzig Minuten werde ich aufgerufen. Jetzt wird es doch knapp. „Ich habe um neun Uhr einen Termin bei Professor Waltersmann zur Begutachtung", trage ich mein Anliegen vor. Vor etwa vier Wochen habe ich Post von meiner Anwältin bekommen. Das Sozialgericht hat ein weiteres Gutachten zur Frage des ursächlichen Zusammenhangs zwischen meiner Schluck-Impfung und der jetzigen Erkrankung in Auftrag gegeben. In dem Brief war die Aufforderung der Klinik, mich heute für drei Tage in Neurologie stationär aufnehmen zu lassen. Herr Prof. Dr. Werner Waltersmann, Chefarzt der Neurologie, ist als Gutachter bestellt worden. Ich knüpfe große Hoffnungen an die Wahl des Sachverständigen. Es gibt verschiedene Veröffentlichungen von dem Professor, die sich auch mit verschiedenen Formen der Myelitis befassen. Trotzdem ist es mir ausgesprochen unangenehm, gleich während der Anfangszeit im Referendariat um Urlaub bitten zu müssen. Die beiden Mitarbeiterinnen im Sekretariat der Referendarabteilung sind mir aber seit dem ersten Tag wohlgesonnen. Es gibt keine Probleme, zum Glück nicht. Manchmal gibt es doch so etwas wie einen Seniorenbonus.

„Mein Name ist Dr. Kindermann, ich bin der leitende Oberarzt im Haus." Dicht vor mir steht ein hochgewachsener Herr im weißen Kittel, etwa Ende dreißig, gutachtertypisch distanziert, aber nicht unfreundlich. Ich mag es nicht, wenn Menschen so nah an mich herantreten, weil ich dann den Kopf weit in den Nacken legen muss, um an ihnen hochzusehen. Sollte ein Neurologe so etwas nicht wissen? Ehe irgendein Gefühl in mir aufkommen kann, setzt er sich hinter seinem klinisch reinen und sehr aufgeräumten Schreibtisch in den ebenfalls weißen Ledersessel. Während er mit mir spricht, dreht er sich leicht hin und her: „Wir haben in den nächsten drei Tagen einiges vor. Ein paar Fragen habe ich noch zu Ihrer Krankengeschichte, vieles findet sich schon in der Akte. Ich brauche neue MRT von Kopf und Rücken, die üblichen elektrischen, magnetischen und visuellen Untersuchungen und natürlich Ihren Liquor." Er spricht mit mir, lächelt aber nicht. Nie, zu keiner Zeit. Er wirkt wie ein Eisblock im weißen Kittel. Hilfe! Keine Miene regt sich in seinem Gesicht. Unnahbar wirkt er, aber dabei seriös, nicht unsympathisch. Und er schaut mich an, während er mit mir spricht; das wiederum beruhigt mich ein wenig.

Ich muss an Hanns denken. Wie oft hat er über die „typischen Internisten" gesprochen, die hauptsächlich Tabletten verabreichen, häufig humorbefreit seien und in weißen, gestärkten Kitteln Leben rettend über die Gänge der Krankenhäuser eilen. Im weitesten Sinne gehören die Neurologen dazu. Im Gegensatz dazu seien die in chirurgischen Fächern tätigen Ärzte witzig, locker und nähmen sich nicht so ernst. Herr Dr. Dr. Kindermann passt wunderbar in dieses Bild, aber ich dränge dieses Vorurteil natürlich weit beiseite. Den zweiten Doktortitel kann ich auf dem silbernen Schildchen erkennen, das etwa in Brusthöhe an seinen Kittel geklemmt ist. Er hat es in jungen Jahren schon weit gebracht.

Inzwischen sind sieben Gutachten über mich erstellt worden. Ich habe mich ein wenig belesen, welche Anforderungen an den Sachverständigen gestellt werden. Neben ausreichender fachlicher Kompetenz soll der Gutachter eine entspannte Atmosphäre schaffen, damit der Proband nicht eingeschüchtert wird und so gut mitarbeiten kann. Davon sind wir nach dem ersten Eindruck weit entfernt. Trotzdem nehme ich all meinen Mut zusammen und schaue ihm gerade in die Augen: „Das ist so weit okay, aber muss ich der Liquorentnahme zustimmen?“ Eine rhetorische Frage. Ich kenne die Antwort: Nein, muss ich ganz und gar nicht. So ein schwerwiegender Eingriff in die körperliche Unversehrtheit, noch dazu mit nicht unerheblichen Risiken verbunden, muss für ein Gutachten nicht toleriert werden. Aber ich möchte dem Oberarzt das Gefühl geben, an meiner Entscheidung wegweisend beteiligt zu sein. Bloß nicht vor den Kopf stoßen, nicht schon in diesem Stadium verärgern. Eins habe ich gelernt in den letzten Jahren – die Götter in Weiß, einmal zum Gutachter berufen, sind Inhaber der Macht. Ihr Wort ist Gesetz. Klar ist aber auch, dass ich keinesfalls zustimmen werde. Es ist eine Viecherei, und das Ergebnis wird wieder keine neuen Erkenntnisse bringen. Wozu also? Mein Gegenüber hebt überrascht den Kopf etwas höher: „Nein, müssen Sie nicht“, bestätigt er, was ich bereits weiß. „Dann würde ich gerne darauf verzichten. Ich habe nach den Punktionen immer mit heftigen Kopfschmerzen zu kämpfen, und bisher waren die Ergebnisse auch stets ohne pathologischen Befund.“

Er ist nicht begeistert, das sehe ich ihm an. Aber was soll er machen? Ich werde damit leben müssen, dass er mich jetzt schon als widerständig wahrnimmt, und er wird ohne aktuelles Liquorergebnis sein Gutachten schreiben müssen. Nach unserem

Gespräch, in dem ich zum ich-weiß-nicht-wievielten Male die Geschichte seit der Impfung erzähle, beginnt er mit seiner Untersuchung. Er macht das sehr gründlich und mit professioneller Routine. Auf der Untersuchungsliege soll ich erst das linke und dann das rechte Bein anheben. Links gelingt mir in geringem Maße, rechts bekomme ich das Bein nicht bewegt. Später werde ich von einer Untersuchung zur nächsten gebracht. MEP, SEP, VEP, ENG und EMG, alles, was eine gute Klinik hergibt, wird an Untersuchungen durchgeführt. Leider fehlt AEG: „Aus Erfahrung gut" kann ich an dieser Stelle leider nicht bestätigen, denke ich mit einem Rest Galgenhumor.

Besonders unangenehm ist die Nadel-Elektromyographie, bei der die Nadelelektrode in den Beinmuskel gestochen und der Muskel dann durch einen elektrischen Impuls zu einer Bewegung gereizt wird. Das tut manchmal richtig weh. Es fühlt sich an wie ein Feuersturm, der durch den Muskel gejagt wird. Da hilft nur, Zähne zusammenbeißen und durchhalten. Am späten Nachmittag kann ich mich in mein Zimmer zurückziehen. Zum Glück bin ich allein, und das Pflegepersonal ist sehr hilfsbereit. Mein Kopf schwirrt, ich finde keine Ruhe. Seit etwa vier Tagen habe ich einen Lippenherpes, eine typische kleine zusätzliche Gemeinheit meines Körpers, wenn es allzu stressig wird. Eine Begutachtung ist für mich inzwischen zum Maximalstress geworden. Diese kleinen Bläschen an der Lippe, die sich über die Tage zu einem kleinen Ballon formen und mit Behandlung für eine Woche einnisten oder ohne Behandlung nach sieben Tagen verschwinden, haben eine unangenehme Nebenwirkung im Gepäck. Ähnlich wie Alkohol oder Stress scheinen auch sie eine neurotoxische Wirkung zu haben, jedenfalls sind meine Beinkraft und das Gehvermögen deutlich reduziert. Das Gleiche passiert auch bei großer Hitze oder grippalen Infekten. Schon ein heftiger Schnupfen reicht aus, um mich zusätzlich zu schwächen.

Am nächsten Tag heißt es, ab ins MRT. Die Radiologen sind ausgesprochen freundlich und ehrlich interessiert. Sie räumen offen ein, einen derartigen Krankheitsverlauf nach einer Polio-Schluckimpfung noch nicht gesehen zu haben, betonen aber gleichzeitig, dass das ja auch nicht verwundere, da die Anwendung des oralen Polioimpfstoffes seit 1998 in Europa nicht mehr empfohlen werde. Wikipedia wird viele Jahre später einmal dazu ausführen, dass mit diesem Impfstoff ein, wenn auch extrem niedriges, Risiko einhergehe, an einer sogenannten Vakzin-assoziierten paralytischen Poliomyelitis (VAPP, auch Impf-Poliomyelitis) zu erkranken.[2] Es sind fast drei Stunden, die ich im MRT verbringe. Die für mich völlig unbekannte Software verlangt mir einiges an Fantasie ab, bis ich Aufgaben für meine Freunde, die Schlümpfe, gefunden habe. Es ist naheliegend: Sie bauen ein Krankenhaus.

Am Nachmittag habe ich frei. Ich bin so aufgepeitscht, dass ich nicht zur Ruhe komme. Die mitgebrachten juristischen Skripten bleiben unangetastet in meiner Tasche. Immerhin klingt der Herpes langsam ab. Nach einer weiteren unruhigen Nacht sitze ich erneut Herrn Dr. Kindermann gegenüber. „Wir müssen ein paar Untersuchungen wiederholen. Legen Sie sich bitte noch einmal auf die Liege." Etwas verwundert folge ich seiner Bitte. Noch einmal muss ich den Zeigefinger mit geschlossenen Augen an die Nase führen. Noch einmal klopft er mit seinem Hämmerchen auf meinen Knien herum. Da fällt mir etwas ein: „Wo ich gerade hier liege, Herr Dr. Kindermann, mein Herpes ist abgeklungen. Die Übung mit dem Anheben der Beine, das kann ich heute besser. Schauen Sie mal!" Dabei hebe ich das rechte Bein leicht von der Liege hoch, nicht weit, aber vielleicht fünf Zentimeter. Auch das linke kann ich ein wenig mehr in die Höhe bringen als vorgestern. Er nickt und legt seine Hand über meinen Spann des rechten Fußes. „Ziehen Sie bitte noch mal mit aller Kraft nach oben." Diese Übung kenne ich, und auch diese funktioniert deutlich besser als beim ersten Mal. Ich möchte einfach ehrlich sein. Es liegt mir völlig fern, hier etwas vorzuspielen, deshalb habe ich ihn auf den Herpes hingewiesen und gezeigt, welche Bewegungen mir üblicherweise möglich sind.

---

2 https://de.wikipedia.org/wiki/Polioimpfstoff

Vor drei Wochen habe ich bei der Pflegeversicherung angerufen und sie darüber informiert, dass ich mich gesundheitlich stabilisiert habe, und dass die Pflegestufe derzeit nicht mehr nötig sei. „Wollen Sie das wirklich? Sie sind dazu nicht verpflichtet", der Sachbearbeiter war offensichtlich irritiert. „Ja, ich komme im Moment gut zurecht. Es wäre nicht mehr gerechtfertigt." Ich bin ein Organ der Rechtspflege, wie es so schön heißt. Für mich heißt das vor allem: Aufrichtigkeit. Da passt es nicht in mein Bild, Geld von der Pflegeversicherung zu kassieren, obwohl ich seit dem Examen sehr viel weniger Unterstützung benötige. Aber Aufrichtigkeit braucht den richtigen Rahmen und den richtigen Adressaten. Ich werde lernen, dass es hier und heute einfach nur unsagbar dumm war. „Haben Sie noch Fragen?" Dr. Kindermann nimmt hinter seinem Schreibtisch Platz. „Wie lange werden Sie für das Gutachten brauchen? Können Sie das schon in etwa absehen?" „Ich werde es zeitnah erstellen, genauer kann ich dazu nichts sagen. Gleich mache ich Sie noch mit Prof. Waltersmann bekannt, und dann sind wir hier so weit fertig." Er steht auf. „Eine große Bitte habe ich noch an Sie", wage ich mich vor. „Ich kann Ihnen zu meiner Einschätzung nichts sagen", er ist offensichtlich unangenehm berührt, ich kann förmlich spüren, wie er innerlich auf Distanz geht. „Das meine ich nicht." Ich mache mich gerade. „Mir ist klar, dass ich für Sie ein Fall von vielen bin", fahre ich mutig fort. „Aber für mich ist Ihre Einschätzung von großer Bedeutung. Ich möchte Sie bitten …" – ich schaue ihm direkt in die Augen, mein Herz rast – „bitte, Herr Dr. Kindermann, geben Sie sich Mühe!" Ein Lächeln huscht über sein Gesicht, wahrhaftig, eine Spur von einem Lächeln. Er ist eben doch ein Mensch. „Das verspreche ich Ihnen, ich werde mir Mühe geben."

Das Gespräch mit Prof. Waltersmann dauert wenige Minuten. Ich soll aufstehen und an seinem Arm einige Schritte gehen. Danach bin ich entlassen.

25. Juni 2010

„Mutzel, ich habe es ohne Witz geschafft“,

jubelt Hannah mir durch das Telefon entgegen. „Ich habe das Abi in der Tasche, ist das nicht unglaublich? Am liebsten würde ich das auf ein Plakat malen und damit durch meine alte Schule laufen. Diese Dumpfbacken da!“ Hannahs Freude und Begeisterung kennen keine Grenzen. Hanns und ich strahlen uns an. Hannah hat einen langen und harten Weg hinter sich. Wie ich hat auch sie das Gymnasium ohne Abitur verlassen. Allerdings mit Latinum und Mittlerer Reife und einem Auslandaufenthalt in der 11. Klasse. Danach war sie des Kämpfens müde. Sie hat so fleißig gelernt, mein kleines Mädchen, ist aber immer wieder an ihre Grenzen gestoßen.

Bereits früh war uns aufgefallen, dass sie sich schwerer mit dem Lernen tat als unsere Sarah, der vieles leichter gefallen ist. Als sie die 7. Klasse besuchte, ist mir die Idee gekommen, Hannah könne Legasthenikerin sein. Eine entsprechende Untersuchung bei einer Kinderpsychologin bestätigte diese Annahme. Die Direktorin des Gymnasiums, Frau Dr. Riesling, wusste es aber besser. Während ich voller Hoffnung vor ihr stand, die Einschätzung der Kinderpsychologin in der Hand, ließ sie sich Hannahs Klassenarbeitshefte bringen und blätterte einmal kurz durch: „Das ist keine Legasthenie“, zerstörte sie meinen Optimismus. „Ich selbst bin Legasthenikerin, ich weiß, wie sich das darstellt.“ Mit diesem einen Satz, der auf völliger Fehleinschätzung basierte, hat sie den Hannah zustehenden Nachteilsausgleich zunichte gemacht.

Das Ganze hat sich im Jahr 1999 abgespielt, und ich war durch meine Erkrankung damals so geschwächt, dass ich dem Gesagten nichts entgegenhalten konnte. Hanns hatte große Mühe, Praxis und Familie zu versorgen. Er hatte keine weiteren Kapazitäten frei. Und so musste Hannah sich Mathearbeiten zurückgeben lassen, unter denen allen Ernstes stand: „Warum machst du absichtlich Rechtschreibfehler?“ Es war die Zeit der Textaufgaben, und ihr war der eine oder andere Übertragungsfehler beim Abschreiben passiert. Sie lernte und lernte und nahm Nachhilfestunden, alles half nichts. Es fiel ihr unendlich schwer, Texte zu erfassen, und so scheiterte sie letzten Endes an der fehlenden Unterstützung durch die Schule und dem nicht zuerkannten Nachteilsausgleich.

Als sie dann ihre Ausbildung zur Tierarzthelferin begonnen hat und diese wegen ihrer sehr guten Leistungen vorzeitig abschließen konnte, bekam sie ein wenig Selbstvertrauen zurück. Ihr Weg erinnert mich so sehr an mich selbst. Das Pflänzchen Selbstvertrauen ist ein zartes Gewächs und muss gut gepflegt werden. Aber dieser kleine Keimling wächst und jetzt, heute, hat sie ihr Zeugnis bekommen, mit einem sagenhaften Numerus Clausus von 1,9. Ihr Traum, Tierärztin zu werden, ist damit in greifbare Nähe gerückt. Es gibt also allen Grund zum Feiern und das können wir, Feiern ist so etwas wie unser zweiter Vorname.

1. Juli 2010

„Mama, wir haben das Gutachten in der Tasche.“

Sarahs Stimme klingt außer Atem. „Hallo Mutzel“, höre ich auch Hannah im Hintergrund. Die beiden sind zusammen in Würzburg, wovon ich bis gerade gar nichts wusste. „Ich verstehe immer, du hast ein Gutachten in der Tasche?“ Verständnislos wiederhole ich, was bei mir angekommen ist. „Mama! Es ist unglaublich, aber der Professor konnte aufgrund der vorliegenden Familienanamnese und aller Schulhefte nach der Untersuchung von Hannah ganz klar die Legasthenie bei ihr diagnostizieren.“

Jetzt bin ich hellwach. Typisch Sarah, denke ich. Sie studiert seit vier Jahren Humanmedizin in Würzburg. Vor etwa acht Wochen hat sie in einer Vorlesung in Psychologie Genaueres über die Legasthenie erfahren, auch, dass es sich dabei um eine Teilleistungsstörung handele. Es sei eine Behinderung im Sinne des § 2 SGB IX und ziehe deshalb einen Nachteilsausgleich nach sich. Niemand dürfe wegen seiner Behinderung benachteiligt werden, so unser Grundgesetz, hat sie mir direkt im Anschluss erzählt. Sarah wäre nicht Sarah, wenn sie die Gunst der Stunde nicht genutzt hätte. Sie ist nach der Vorlesung nach vorne zu ihrem Professor gegangen und hat von ihrer kleinen Schwester erzählt. Was sie nun tun könne, ist ihre Frage gewesen. Der Lehrstuhlinhaber hat sie an einen Kollegen verwiesen. Sie möge sich auf seine Empfehlung beziehen, andernfalls müsse sie monatelang auf einen Termin warten.

„Ich brauche alle Schulhefte von Hannah, die du noch findest", hat sie mich kurz darauf gebeten, nachdem sie mit dem niedergelassenen Facharzt für Psychiatrie telefoniert hat, der sie aufgrund der Empfehlung des Kollegen auch direkt angehört hat. In diesem Moment hat sich mein Sammeltrieb ausgezahlt. Alle Klassenarbeitshefte vom ersten Schuljahr an lagen, sauber gestapelt, in einer Kiste im Keller. Schnell waren sie verpackt und zur Post gebracht. Nach Durchsicht der Schulhefte und Erhebung unserer Familienanamnese war dem Sachverständigen schnell klar, das sich es sich hier um eine Legasthenie handeln könnte. Hannah durfte kurzfristig zur Untersuchung kommen und schnell war noch einmal belegt, was die Direktorin negiert hatte: Hannah ist Legasthenikerin.

21. Juli 2010

„Haben Sie sich schon mal zugehört?"

Die Stimme des Richters am Amtsgericht Bielefeld klingt leicht spöttisch. „Man muss dem Angeklagten die Verwerflichkeit seiner Taten vor Augen führen? Ernsthaft? Glauben Sie tatsächlich, der hat das verstanden? Bei solchen Typen müssen Sie Tacheles reden. Das ist großer Mist, was Sie da gemacht haben oder so ähnlich, das wäre deutlich besser gewesen." Ich glaube zu zerfließen. Heute ist der erste Tag, an dem ich den lang ersehnten schwarzen Kittel, die Robe, anziehen darf. Wir Referendare haben keine eigenen, stattdessen bekommen wir sie in der Wachtmeisterei des Gerichts. Da hängt eine Auswahl, nicht nur für uns, auch für Anwälte, die ihre eigene Robe vergessen haben. In vielen Verfahren gilt für Rechtsanwälte die Pflicht, solch einen schwarzen Kittel zu tragen. Die Robenpflicht verdanken wir Kaiser Friedrich Wilhelm I., der im Jahr 1726 verfügte: „Wir ordnen und befehlen allen Ernstes, daß die advocati wollene schwarze Mäntel, welche bis unter das Knie gehen, unserer Verordnung gemäß zu tragen haben, damit man die Spitzbuben schon von weitem erkennt."

Draußen ist heute einer der heißesten Tage des Jahres. Der Wachtmeister hat es mit der Kabinettsorder des Kaisers offensichtlich wörtlich genommen und mir eine Winterrobe aus Wolle ausgehändigt. Die dicke schwarze Schurwolle hängt schwer von meinen Schultern. Der Sitzungssaal ist nach Süden gelegen. Die Sonne brennt erbarmungslos in den Saal und heizt ihn zusätzlich auf. Derzeit bin ich der Staatsanwaltschaft zugewiesen. In den kleinen, nicht so bedeutenden Verfahren werden wir allein als Vertreter der Anklage auf die Menschheit losgelassen. Natürlich können wir jederzeit Rücksprache mit den uns betreuenden Staatsanwälten halten, aber grundsätzlich sollen wir allein zurechtkommen. Die Anklageschrift erhalten wir kurz vor dem Termin und müssen in der Verhandlung ein Plädoyer halten.

Bestimmt bin ich knallrot angelaufen. Ich weiß gar nicht, wohin mit meiner Verlegenheit. Aufstehen, reden, und alle schauen mich an und hören mir zu; ich habe mich noch immer nicht daran gewöhnt. Deshalb habe ich mich streng an die Vorgaben aus dem Skript aus der Arbeitsgemeinschaft gehalten und dabei ganz offensichtlich nicht sehr überzeugend gewirkt. Der Angeklagte, drogenabhängig und alkoholkrank, lebt von Sozialleistungen, wenn er nicht gerade - wie für dieses Verfahren ursächlich - im Supermarkt stiehlt. Er spricht nicht besonders gut Deutsch und konnte vermutlich meinem hölzernen, gestelzt daherkommenden Plädoyer nicht folgen.

„Hohes Gericht", Anrede und die Zusammenfassung des Sachverhalts sind mir noch gelungen. Auch Beweiswürdigung und rechtliche Würdigung liefen anhand meines Spickzettels noch ganz gut. Aber bei der Strafzumessung und der Einleitung „Es stellt sich daher die Frage, wie der Angeklagte zu bestrafen ist" taugte meine Vorlage nichts mehr. An dieser Stelle muss abgewogen werden, was für und was gegen den Angeklagten spricht, und ein Überleitungssatz zum geforderten Strafmaß gefunden werden. Während des Plädoyers ist mir das Wasser den Körper runtergelaufen. In meinem ganzen Leben habe ich - außer in der Sauna - nie so geschwitzt. Die Ameisen sind außer Rand und Band gewesen - wahrscheinlich hatten sie Angst, zu ertrinken - und je länger ich gestanden habe, desto mehr ähnelten meine Beine warm gewordenem Knetgummi. Es kostete mich enorme Anstrengung zu stehen, aber ich wollte auf keinen Fall darum bitten, das Plädoyer im Sitzen halten zu dürfen. Wenn schon Premiere im schwarzen Kittel, dann bitte auch aufrecht, standhaft und sichtbar.

Aber jetzt wollte ich nur noch fertig werden. Wo war ich gerade? Wie ging es jetzt weiter? Meine Gedanken haben sich überschlagen, und so habe ich Zuflucht bei meinem Musterplädoyer gesucht, dass ich vorbereitet hatte. Endlich gelingt es mir, den Blick zu heben. Mein Richter schaut gar nicht spöttisch, eher verständnisvoll und ein klein bisschen belustigt. „Sie wollen definitiv keine Strafverteidigerin werden", stellt er fest. „Passiert jedem Anfänger mal, machen Sie sich nichts draus." Da bin ich wohl mit einem blauen Auge davongekommen.

2. September 2010

„Was für ein Jahr!“

Die Freude nimmt kein Ende! Hannah hat einen Zulassungsbescheid für ihren ersehnten Studienplatz in Tiermedizin bekommen. Sie wird ab Oktober studieren und sich aufmachen, ihren Traumberuf zu erlernen. Wir konnten ihren Numerus Clausus, der mit einer Eins vor dem Komma so großartig daherkam, aber trotzdem bei Weitem nicht für eine sofortige Zulassung für das Studium der Tiermedizin ausreichte, über das Auswahlverfahren der Hochschulen „schönrechnen“. 5.484 Abiturienten wollten 2010 Tiermedizin studieren, dabei gab es deutschlandweit nur 1.053 Studienplätze. Das heißt in etwa, dass nur jede oder jeder Fünfte einen der heiß begehrten Plätze bekommen konnte. Aber einige Universitäten boten als Sprungbrett genau das an, was Hannah im Gepäck hatte: eine fachbezogene Berufsausbildung und Tätigkeit, den zweiten Bildungsweg und Leistungskurse in Mathematik oder Biologie. Für jedes erfüllte Kriterium rechnete sich der NC kleiner, so dass Hannah schließlich im Ergebnis auf 1,3 kam, was zu guter Letzt die begehrte Zulassung zum Studium ergab.

Mein Mädchen kriegt sich vor Freude gar nicht mehr ein, auch Sarah freut sich riesig mit ihrer Schwester, und Hanns und ich sind ganz aus dem Häuschen vor Stolz, Dankbarkeit und Glück.

11. Januar 2011

Heute geht endlich das Sachverständigengutachten aus dem Uniklinikum beim Sozialgericht ein. Herr Dr. Kindermann hat es unter dem Datum vom 3. Januar 2011 fertiggestellt und versendet. Acht Monate, nachdem er mich gesehen hat.

2. Februar 2011

Das Gutachten kommt bei meiner Rechtsanwältin an, die mich anruft. Das Gericht möchte eine Stellungnahme, und sie bittet mich, zu ihr zu kommen, um alles zu besprechen. Im Vorfeld will sie mir eine Kopie der beiden Gutachten, des radiologischen und des neurologischen, zuschicken. Es sind jetzt ziemlich genau fünf Jahre vergangen, seit ich meinen Antrag beim Versorgungsamt gestellt habe.

3. Februar 2011

„Wir befürworten den Versorgungsanspruch von Frau Pörtner auf der Grundlage der Wahrscheinlichkeit des ursächlichen Zusammenhangs zwischen der objektivierbaren Myelitis transversa im Sinne eines Impfschadens und der oralen Poliovakzination vom 18.11.1994."

Im Briefkasten liegt der dicke Umschlag. Herr Dr. Kindermann hat sich, wie versprochen, sehr viel Mühe gegeben. Das reine neurologische Gutachten umfasst vierunddreißig Seiten, es gibt drei elektrophysiologische sowie ein elektroneurografisches Zusatzgutachten und diverse Aufzeichnungen der übrigen Untersuchungen. Die Literaturnachweise sind überwiegend amerikanischen Ursprungs, die Liste ist lang. Die Radiologen in der Uni-Klinik haben ihr Gutachten schon am 5. Juni 2010 erstellt und an den Hauptgutachter Prof. Waltersmann weitergeleitet. Sie finden keine neuen Herde, lediglich als Nebenbefund Schleimhautschwellungen in beiden Nasennebenhöhlen. Wegen des unauffälligen MRT des Kopfes wird erneut eine Neuromyelitis Optica ausgeschlossen. Die Neuroradiologen halten eine Myelitis transversa mit nicht sicher zuordbarer Entstehung für überwiegend wahrscheinlich. Wie Herr Dr. Schwarzer einige Jahre zuvor, diskutiert auch Herr Dr. Kindermann die Möglichkeit verschiedener Krankheitsbilder und kommt im Ergebnis zu dem Schluss, dass ein Zusammenhang zwischen Erkrankung und Impfung wahrscheinlich ist. Damit geht er über die vorherige Empfehlung einer Kann-Versorgung deutlich hinaus und kommt zu dem Schluss, dass die Impfung für meine Lähmungen verantwortlich ist. Im Wesentlichen begründet der Sachverständige diese Einschätzung damit, dass Gehirn und Rückenmark einen einheitlichen räumlich darstellbaren Teilbereich bilden würden, und eine Meningoenzephalitis gemäß Ziffer 57 der Anhaltspunkte als Impfschaden anerkannt sei. Daher sei auch die Myelitis darunter zu fassen. „Was ist eine Meningoenzephalitis?" möchte ich von meinem Mann wissen. „Eine Entzündung von Gehirn und Hirnhäuten, oder in Medizinsprache: eine Kombi aus Enzephalitis und Meningitis." Aha, jetzt verstehe ich was der Sachverständige damit sagen will: Wenn Gehirn und Rückenmark zusammengehören und eine Entzündung des Gehirns als Impfschaden anerkannt ist, dann muss dasselbe auch für eine Entzündung im Rückenmark gelten.

Ich jubiliere vor lauter Freude, glaube fest daran, jetzt gewonnen und alles geklärt zu haben. Da will ich auch gar nicht hinterfragen, warum der Sachverständige sich noch auf die Anhaltspunkte bezieht, die ja bereits seit dem 1. Januar 2009 von der Versorgungsmedizin-Verordnung abgelöst worden sind. Es will mir einfach nicht in den Kopf, dass die Gutachter, die hohe Honorare für ihre Arbeit bekommen, so nachlässig mit dem geltenden Recht umgehen. Mein Mann bremst meinen Jubel etwas aus. „Hast du auch gelesen, was auf Seite 28 steht?" „Was meinst du?" „Da steht, dass anzumerken sei, dass eine deutliche Aggravationstendenz hinsichtlich des Ausmaßes der motorischen Störungen bei der Klägerin festzustellen sei." – „Und was bedeutet das?" Mir sagt das gerade nichts, ich möchte auch meine Erleichterung gar nicht getrübt wissen. „Na ja, er will damit sagen, dass du bewusst übertrieben hast und es schlimmer darstellst, als es wirklich ist." – „Ach,

Quatsch!" rede ich das klein. „Er hat nicht mehr in Erinnerung gehabt, dass ich am ersten Tag einen Herpes hatte und später nicht mehr. Ich habe nicht übertrieben, warum sollte ich auch?" Aber mein kluger Mann soll recht behalten. Wir sind noch lange, noch sehr lange nicht am Ende.

30. Juni 2011

„Frau Pörtner, ich habe schlechte Nachrichten."

Von meiner Anwältin bekomme ich die Nachricht, dass die für Impfschäden zuständige Behörde nach zweifacher Aufforderung des Gerichts nun endlich Stellung bezogen habe. Trotz des klaren Hinweises, jetzt sogar auf eine Anspruchsversorgung, lehnt die beklagte Behörde für Soziales Entschädigungsrecht eine Anerkenntnis meines Impfschadens ab. Ich verstehe die Welt nicht mehr. Ein Gutachter befürwortet die Anerkennung aufgrund einer Kann-Versorgung, die leitende Prüfärztin der zuständigen Behörde bestätigt das, und nun liegt auch noch ein Gutachten vor, dass sogar den Ursachenzusammenhang bestätigt. Wie, um Himmels willen, kann man da noch ablehnen? Gut, dass ich so abgelenkt bin. In diesem Sommer bin ich in der Anwaltsstation und leiste den letzten Teil meines Referendariats in einer Kanzlei ab. Hier lerne ich alles, was mir später helfen wird, als ich meine eigene kleine Kanzlei gründe.

Was mich aber besonders bewegt, ist unsere Pongi. Unter den vielen Hunden, die wir hatten und haben, ist sie meine Herzenshündin. 1995 hat Hannah sie auf Mallorca zwischen den Klippen vor der Anlage gefunden, in der wir in einer Ferienwohnung Urlaub gemacht haben. Unsere Hannah hat das kleine weiße Welpenmädchen, das in der Nacht zuvor geboren worden war, gefunden. Gina, die Mutterhündin, hatte sich am Tag zuvor unter einigen Büschen vor der Hitze versteckt und in der Nacht sechs Welpen zur Welt gebracht. Pongi, wie wir sie genannt haben, war an einer kleinen Kante abgestürzt und, obwohl diese Kante nur etwa 80 cm hoch war, für ihre Mutter nicht mehr erreichbar. Hannah, mit ihren damals neun Lenzen, hat völlig angstfrei den kleinen Welpen der Mutter zurückgegeben. Gina war eine belgische Schäferhündin und hatte eine recht furchteinflößende Größe. Ihre Besitzerin hat uns später gesagt, dass dies der dritte Wurf ihrer Hündin gewesen sei, und selbst sie die Welpen frühestens am dritten Tag nach der Geburt anfassen durfte.

Hannah war das egal. Sie hatte ihr Herz verloren. Und als Retterin der kleinen Mischlingshündin fühlte sie sich nun ihr Leben lang für sie verantwortlich. „Mama", sie hat mich mit ihren kugelrunden blauen Kinderaugen angesehen, „es sind doch sechs Babys, und Frau Kern sagt, dass sie bis auf einen alle weggeben will. Biiittte! Können wir sie nicht behalten?" Vor meinem inneren Auge blitzte die Erinnerung auf.

Meine Eltern waren Mitglieder in der Freien Evangelischen Gemeinde in Düsseldorf, und die Jungschar feierte auf dem Bauernhof eines Gemeindemitglieds ein Sommerfest. Dort gab es fünf Hundewelpen auf dem Hof. Ich war hellauf begeistert und hätte am liebsten alle kleinen Hundchen mit nach Hause genommen. Erst recht, als der Bauer, unser Gastgeber und – angeblich christliches - Gemeindemitglied, sich da eher herzlos zeigte: „Ich ertränke die Brut, wenn ich sie nicht loswerde." So sah ich meine große Schwester, als sie mich abholte, flehentlich an: „Rieke, bitte, bitte, darf ich einen mitnehmen?" „Du regelst das aber mit den Eltern", schob sie die Verantwortung von sich. Kein Zuspruch, sich für meinen Wunsch einzusetzen und ein gutes Wort bei den Eltern für mich einzulegen, nur: „Du regelst das!" Aber ich nahm ihn mit, und so zog Sokrates bei uns ein. Sokrates, der Name war Peters Idee, weil das kleine schwarze Knäuel so klug aussehe.

Was nun folgte, war nicht annähernd das, was ich mir erhofft hatte. Ich musste den armen kleinen Welpen nachts im Keller einsperren, wo meine Eltern sein Weinen nicht hörten. Niemand nahm mich an die Hand, um mir zu zeigen, wie ein kleines Hundebaby umsorgt und aufzogen wird. Mit meinen neun Jahren war ich nicht in der Lage, mich durchzusetzen und das kleine Lebewesen zu beschützen. Sobald ich von der Schule nach Hause kam, schleppte ich den armen kleinen Kerl mit mir herum, knuddelte ihn und schenkte ihm meine ganze Liebe. Dabei blieben aber Erziehung und artgerechte Haltung vollkommen auf der Strecke. Kurze Zeit später fuhr ich für eine Woche mit Papi und Mutti in Urlaub. Als wir zurückkamen, und ich voller Vorfreude auf meinen kleinen Kameraden ins Haus stürmte, war er nicht mehr da. Meine Eltern hatten meine Patentante beauftragt, den kleinen Kerl wegzugeben. Hinter meinem Rücken hatten sie dieses teuflische Manöver eingefädelt. Ich habe Sokrates nie wiedergesehen. Meine Enttäuschung war grenzenlos, und etwas in mir ist damals zerbrochen.

Wie gut kann ich mein Kind verstehen! Außerdem hatte ich ohnehin keine Chance. Hanns war immer auf der Seite unserer Kinder, wenn es um Tiere ging. Und ich hatte mich ja selbst schon in das kleine weiße flauschige Wollknäuel mit der schwarz glänzenden Schnauze verliebt. Pongi sollte sie heißen: Der Vater, ein Samojede, hat auf den Namen Pongo gehört, und die ersten beiden Buchstaben von Gina, der Mutter, machten den Namen komplett. Etwa zehn Wochen nach der Geburt bin ich dann morgens mit einer frühen Maschine nach Palma geflogen und habe unsere Pongi nach Deutschland geholt. Als ich nach dem Rückflug durch den Zoll ging, wo meine kleine Tochter mich erwartete, haben Hannahs Augen vor Glück gestrahlt; da hatte Pongi mein Herz aber schon lange erobert.

Und jetzt, sechzehn Jahre später, ist sie alt geworden. Das weiße Fell ist gelblich verfärbt, die Hinterläufe rutschen auf dem glatten Küchenboden aus, und unser altes Mädchen wirkt zunehmend verwirrt. Vor den Fressnapf haben wir ihr eine rutschfeste Matte gelegt, damit sie sicheren Stand bei Fressen findet. Meistens füttere ich sie sogar. Dann schmiere ich ein Leberwurstbrot, schneide es in kleine „Reiterchen“, wie meine Oma gesagt hätte, und lege auf jedes ein Stückchen Trockenfutter. Ganz vorsichtig reiche ich ihr Stückchen um Stückchen an. Ein wenig bin ich in Sorge, dass sie vielleicht aus Versehen einmal zuschnappt. Eine Verletzung an der Hand könnte ich nicht gebrauchen, ich muss doch Klausuren schreiben. Aber so durcheinander unsere Pongi auch ist, so zärtlich bleibt sie bis zu ihrem letzten Tag. Und der wird kommen, da bin ich sicher. In nicht allzu weiter Ferne.

4. Oktober 2011

„Ich kann nicht mehr!“

Bei mir startet heute der Klausurenblock. So nennt man die beiden Höllenwochen, durch die wir Referendare gehen müssen, um das letzte, das zweite juristische Staatsexamen zu bestehen. Üblicherweise beginnen die beiden Wochen, in denen die acht Klausuren zu schreiben sind, immer montags. Der Feiertag des 3. Oktober fällt aber in diesem Jahr auf unseren ersten Montag, daher beginnen wir am folgenden Dienstag. Mila und ich haben zur Vorbereitung unzählige Probeklausuren geschrieben. In den letzten Tagen haben wir uns fast stündlich angerufen: „Ich kann nicht mehr! Ich werde das nie schaffen! Wenn das oder das drankommt, falle ich definitiv durch!“

Weiterhin habe ich eisern jeden Morgen ab vier Uhr an meinem Schreibtisch gesessen. Es heißt, nie sei die Wohnung eines Studenten so sauber wie während der Examensvorbereitungen. Die Studenten sind dann um jede Ablenkung dankbar, putzen Fenster, waschen Wäsche und schrubben hölzerne Kochlöffel, bis sie wieder hell glänzen. Alles ist gut genug, um als Alibi zu wirken, nicht am verhassten Schreibtisch sitzen zu müssen. Wir haben allerdings seit drei Jahren eine Haushaltshilfe. Ich bin inzwischen im Haushalt ein Totalausfall, und Hanns kann das nicht auch noch schaffen. Sport zur Entspannung oder Ablenkung fällt naturgemäß auch aus, und zum Lesen finde ich – außer der Fachliteratur – überhaupt keine Ruhe mehr. Höchstens mal bunte Bilder in einer Zeitschrift anschauen, dafür reicht es noch. Die Unter- oder Überschriften sind mir schon zu viel. Dafür jagt mein Blick über unzählige BGH-Urteile, ich verschlinge die Jura Intensiv, eine Fachzeitschrift für Juristen oder die, die es werden wollen. Ein Spitzbube sein, genau das ist mein Ziel.

7. Oktober 2011

„Fast Halbzeit!“

Schnell ist die erste Woche rum. Das Justizprüfungsamt hat mir eine halbe Stunde mehr Bearbeitungszeit genehmigt als die üblichen fünf Stunden. Die Toilettengänge dauern bei mir länger, und ich muss häufiger das WC aufsuchen. Sehr hilfreich ist die zugestanden Verlängerung nicht. Nach fünf Stunden erheben sich alle anderen Prüflinge, nachdem sie ihre Tische aufgeräumt und alles zusammengepackt haben. Taschen sind in dem Prüfungsraum nicht erlaubt. Es werden viele Stühle gerückt, und es wird leise gesprochen. Alle versuchen ernsthaft, auf mich Rücksicht zu nehmen, selbst die, die mich nicht kennen. Aber bei fast vierzig Prüflingen bleibt ein gewisser Geräuschpegel nicht aus. So versuche ich, in der üblichen Zeit fertig zu werden, was mir meistenteils auch gelingt. Drei Zivilrechtsklausuren sind geschrieben, vor mir liegt ein Wochenende, an dem ich meine Kenntnisse im Strafrecht auffrischen muss, aber auch noch ein paar Dinge im Zivilrecht nachlesen will. Die Zeitverschiebung durch den Feiertag am Anfang bringt alles durcheinander. An Ausruhen ist nicht zu denken. Ich kann kaum noch laufen, die Spastiken sind unerträglich, und seit Neuestem plagt mich ein starker Hustenreiz, ganz besonders in der Nacht.

Was mich zudem stark belastet, ist der Umstand, dass das Sozialgericht den Termin für die mündliche Verhandlung anberaumt hat. Nachdem ich nun fast sechs Jahre auf ein Urteil warte, soll der Termin am 17. Oktober 2011 stattfinden. An diesem Tag kann ich definitiv nicht, da schreibe ich meine letzte Examensklausur. Der Richter, der mein persönliches Erscheinen angeordnet hat, ist nicht bereit, den Termin zu verlegen. Er entbindet mich zwar von der Pflicht, persönlich zu kommen, belässt es aber bei dem Datum.

17. Oktober 2011

„Du bist anerkannt! Wir haben gewonnen!"

Hanns' Stimme überschlägt sich, ich kann sein strahlendes Gesicht ahnen. Er ist im Sozialgericht gewesen und hat an der mündlichen Verhandlung teilgenommen. Gerade habe ich meine letzte Klausur abgegeben und meine Tasche mit meinem Handy aus dem Schließfach geholt, da hat es auch schon geklingelt. „Komm runter, ich steh vor der Tür. Das müssen wir feiern." Aber es dauert, bis ich bei ihm ankomme. Auf der Stelle breche ich zusammen. Es ist einfach zu viel gewesen. Acht Klausuren zu je fünf Stunden in zwei Wochen mit jeweils mindestens dreißig handgeschriebenen Seiten haben selbst die jungen Leute fertiggemacht. Daneben die unglaubliche Anspannung wegen der Gerichtverhandlung. Es hängt so wahnsinnig viel von beidem ab.

Von Weinkrämpfen geschüttelt sinke ich auf einen Stuhl, kann mich nicht beruhigen. Der Tag war die Hölle, meine Versuche, mich auf den Sachverhalt zu konzentrieren, waren frustrierend. Immer wieder verloren sich meine Gedanken und flogen ins Gericht. Die Klausur heute war ein Desaster, mit etwas Glück würde ich gerade noch bestehen. Ich fühle mich wie ein zu groß aufgeblasener Luftballon, in den gerade jemand mit einer Stricknadel hineingestochen hat. Genau wie so ein zusammengefallenes Stückchen Gummi hocke ich auf dem Stuhl und atme viel zu schnell ein und aus. Bevor ich hyperventiliere, halte ich mir meinen Schal vor das Gesicht. So allmählich komme ich zur Ruhe, ich bin allein auf dem Flur, alle anderen sind schon gegangen.

Nie werde ich den Moment vergessen, wie sich nach wenigen Minuten die Sonne ihren Weg in meine Seele bahnt. Ein Glücksgefühl, so groß wie bei den Geburten meiner Töchter, erfüllt mich. Ich habe es geschafft, ich habe ALLES geschafft. Ich sollte mich irren.

18. Oktober 2011

„Erst habe ich gedacht, das läuft in die ganz falsche Richtung.“

Hanns hat sich heute auch noch frei genommen. Wir sitzen bei einer Tasse Kaffee zusammen, und mein Mann erzählt noch einmal von der Verhandlung gestern. „Die Zusammenfassung deiner Krankengeschichte klang eher so, als würde der Richter nicht der Meinung sein, dass es sich um einen Impfschaden handelt. Erst als er bei dem zweiten Gutachten aus der Uni-Klinik angekommen ist, hatte ich den Eindruck, es könnte doch noch gut ausgehen.“ Fast bin ich froh, nicht dabei gewesen zu sein. Wahrscheinlich wäre ich im Laufe der Sitzung gestorben. „Aber er hat auch noch mal auf den Aggravationshinweis aufmerksam gemacht. Das sei für diesen Prozess unerheblich, aber an anderer Stelle müsse das noch mal genau betrachtet werden." Inzwischen habe ich mich belesen, um richtig zu verstehen, was es damit auf sich hat.

Aggravation hat zwei Bedeutungen, ist so etwas wie ein Teekesselchen. Zum einen beschreibt man eine Verschlechterung einer Krankheit mit Aggravation, aber es bedeutet in der Tat auch, den mehr oder weniger bewussten Versuch, einen Gutachter vom Vorhandensein der Beschwerden in einer bestimmten Intensität überzeugen zu wollen, die in dieser Form in Wirklichkeit nicht gegeben ist. Aggravation, für den Nichtfachmann ein eher unscheinbares Wort, sogar klangvoll und melodisch. Aber es hat eine zerstörerische Kraft, die mich noch an den Rand des von mir Leistbaren bringen soll.

26. November 2011

„Komm gut rüber ..."

Hand in Hand stehen Hanns und ich in unserem Garten. Unter einer großen Magnolie ist unser kleiner Haustierfriedhof. Hier liegen alle Hamster, Ratten, Meerschweinchen, Kaninchen, Fische und Hunde, die wir je hatten. Auch ein Chinchilla hat hier seine letzte Ruhe gefunden. Hanns streicht tröstend über meine tränennassen Wangen. Auch er hat gerötete Augen vom Weinen. Gestern mussten wir unsere Pongi gehen lassen. Sie hat morgens wohl einen Schlaganfall gehabt, und wir haben den Tierarzt gerufen. Als er gekommen ist, um sie einzuschläfern, hat es mir fast das Herz gebrochen. Wir haben ihren toten Körper in unsere Garage getragen, damit sie über Nacht dort kühl lag.

Heute Morgen sind Hanns und ich mit ihr nach Badbergen nördlich von Osnabrück gefahren. Dort gibt es ein Kleintierkrematorium. Ohne darüber gesprochen zu haben, war für meinen Mann und mich klar, dass Pongi in unserem Garten beerdigt werden soll. Für eine Erdbestattung ist sie aber viel zu groß. Deshalb haben wir uns entschieden, sie einäschern zu lassen. Es war sehr stil- und würdevoll. Wir haben Pongis eingefallenen Körper auf ihre Lieblingsdecke gelegt und an die Mitarbeiter des Krematoriums übergeben. Taktvoll wurden wir gefragt, ob wir Gesellschaft wünschen oder lieber allein bleiben wollen. Hanns und ich waren uns Gesellschaft genug. Nach etwa einer Stunde haben wir die Urne unserer treuen Lebenswegbegleiterin bekommen und sind heimgefahren.

So traurig ich bin, es ist ein Trost gewesen, dieses Abschiednehmen. Wir kennen sie seit dem ersten Tag ihres Lebens, und ich habe sie damals aus Spanien geholt. Jetzt bin ich es ihr und mir schuldig gewesen, sie bis zum Schluss zu begleiten. Nun liegt sie hier bei ihren alten Freunden unter der Magnolie und wird für immer in meinem Herzen bleiben.

19. Dezember 2011

„Unter Aufhebung des Bescheides vom 27.07.2006 in der Gestalt des Widerspruchsbescheides vom 20.10.2008 wird festgestellt, dass die bei der Klägerin vorliegende transverse Myelitis Schädigungsfolge der am 18.11.1994 durchgeführten Polioimpfung ist."

Der Vorsitzende Richter am Sozialgericht hat das Urteil am 15. Dezember 2011 ausgefertigt. Heute lag es in meinem Briefkasten. Mein Fall ist von so großer Bedeutung, dass das Urteil später in der juristischen Datenbank von beck-online und auf der Seite des Sozialgerichts veröffentlicht wird. Das Urteil sagt nur etwas darüber aus, dass ich als Impfgeschädigte anzuerkennen sei und gibt der Behörde auf, nun einen Bescheid zu erlassen. Darin wird dann der Grad der Schädigungsfolgen aufzuführen sein. Dieser GdS unterscheidet sich vom Grad der Behinderung, dem GdB, in einem ganz erheblichen Punkt.

Während beim GdB nur auf das Ergebnis, die Behinderung, geschaut wird, also, welche Erkrankungen und Behinderung bei einer Person vorliegen, spielt beim GdS die Ursache eine entscheidende Rolle. Hier geht es nicht um Behinderung, sondern um Schädigungsfolgen. Es werden daher nur die Behinderungen und Erkrankungen berücksichtig, die, in meinem Fall, durch die Polioschluckimpfung ausgelöst worden sind. Das vorliegende Urteil stellt klar, dass alle Folgen der Myelitis als Schädigungsfolge anzuerkennen sind.

Die Leitende Prüfärztin hatte bereits im Jahr 2008 einen GdS von 70 für angemessen gehalten. Inzwischen hat sich mein Gesundheitszustand erheblich verschlechtert. Mein Grad der Behinderung beträgt heute 80, und weil ich keine anderen Erkrankungen außerhalb des Impfschadens habe, gehe ich davon aus, dass mir zunächst ein Grad der Schädigungsfolgen von 70 und später von 80 zuerkannt werden wird. Außerdem möchte ich, dass festgestellt wird, dass ich besonders beruflich betroffen bin. Die Rentenversicherung hat mir im Jahr 2004 bereits testiert, dass ich erwerbsunfähig bin.

Wenn der Beschädigte, so werden wir im Bundesversorgungsgesetz genannt, aufgrund seiner Beschädigung weder seinen bisherigen oder nachweisbar angestrebten Beruf noch einen gleichwertigen Beruf ausüben kann, ist die Voraussetzung für das besondere berufliche Betroffensein erfüllt. So steht es in § 30 Abs. 2 BVG. Das klingt zunächst sehr gestelzt, aber letztlich soll damit ein Ausgleich geschaffen werden, weil durch den Verlust des Berufes finanzielle Einbußen einhergehen. Die Anerkennung des besonderen beruflichen Betroffenseins führt in der Regel zu einer Erhöhung des Grades der Schädigungsfolgen um 10 von Hundert. Würden mir also die von mir erwarteten siebzig Prozent zuerkannt, bekäme ich eine Geldrente, die einem Grad der

Schädigungsfolgen von 80 entsprechen würde. Für den Zeitraum 1. Juli 2011 bis 30. Juni 2012 würde dieser Zuschlag einen Betrag in Höhe von 84 € monatlich ausmachen. Das ist nicht viel Geld, wenn man bedenkt, dass die Menschen aus ihrem Arbeitsleben gerissen werden und oftmals hohe zusätzliche Ausgaben tätigen müssen, um sich den gewohnten oder wenigstens einen menschenwürdigen Lebensstandard zu erhalten. Wir mussten zum Beispiel eine zusätzliche Helferin in der Praxis einstellen, die meine Arbeit übernehmen konnte. In mein Auto musste eine Handgasvorrichtung gebaut werden, und auch den Carbon-Rollstuhl haben wir selbst bezahlt. Für meinen Strandrollstuhl würde keine Versicherung der Welt Geld in die Hand nehmen, Strandspaziergänge sind nämlich Luxus. Sie sind mir schon lange nicht mehr möglich, und ich möchte einfach nicht auf alles verzichten.

Es ist erstaunlich, was ich wirklich vermisse. Es sind nicht das Segeln oder die Fernreisen. Vielmehr sind es die einfachen Dinge wie Joggen oder Schwimmen oder ein Strandspaziergang. Beim Spazierengehen anderen Menschen auf Augenhöhe zu begegnen, ist ein unerfüllbarer Wunsch für uns Rollstuhlfahrer. All das, was ein Gesunder ohne außergewöhnliche Kraft und Kosten bewerkstelligen kann, was für mich aber durch die notwendigen Hilfsmittel mit ganz erheblichem finanziellem Aufwand verbunden ist und trotz aller Hilfsmittel niemals wieder dasselbe sein wird, genau das ist es, was mir fehlt. Oder einfach durch die Stadt bummeln. Ein Kraftaufwand für mich. Die Bürgersteige sind in der Regel Richtung Straße abfallend, damit das Regenwasser abfließen kann. Dann muss ich mit nur einem Arm den Rollstuhl antreiben, um die Spur halten zu können. Ist das Pflaster dann noch uneben verlegt oder sind große Kellerschachtgitter nicht eben eingefügt, wird es richtig spannend. Da komme ich dann schon mal ordentlich ins Schwitzen, und abends schmerzen die Arme von der Anstrengung. Wenn ich gesund geblieben wäre, würde ich vermutlich längst als Zahnärztin arbeiten. Noch immer ist es ein kleiner Stachel in meiner Seele, dass ich diesen Traum begraben musste, aber er ist lange nicht mehr so spitz.

10. Februar 2012

„Da bist du ja wieder."

Hanns ist über mich gebeugt und lächelt mich an. Allmählich kommt die Erinnerung zurück. Ich liege im Krankenhaus und bin heute Morgen operiert worden. Seit etwa einem guten Jahr waren mir Geschmacks- und Geruchssinn abhandengekommen. Selbst eine Flasche Nagellackentferner direkt vor meiner Nase sandte keinen Geruch mehr an meine grauen Zellen. Ich schiele auf meine Nase. Sie sieht breitgeklopft aus, gestopft wie eine Weihnachtsgans. Obwohl ich nicht mehr ins Krankenhaus wollte, habe ich mich für diese OP entschieden. Wenn man schon nicht laufen kann und fast am ganzen Körper das Fühlen durch Missempfindungen und Ameisen gestört ist, wenn die Blase nicht richtig zu kontrollieren ist, der Schlaf gestört und Hustenattacken einen bis zur Atemnot quälen, dann ist es schön, wenn`s „Esse un Trinke schmäckt", wie ein empathieloser Kollege von Hanns einmal einem sterbenden Patienten mit auf den Weg gegeben hat. Es dauert etwa drei Wochen, dann ist alles wieder da. Ich bin so glücklich: Verlorengegangenes bekommt einen ganz anderen Wert als das, was immer da ist.

22. März 2012

„Warten Sie einen kleinen Moment, ich habe noch was für Sie."

Der Mitarbeiter des Hotels eilt davon. Kurze Zeit später kommt er mit einer Box, gefüllt mit Leckereien, zu mir zurück. Er hat mir mein Frühstück gebracht und mich gefragt, was ich in der Stadt zu tun habe. Als ich ihm erzählt habe, dass mich heute meine mündliche Prüfung erwartet, drückt er mir das Päckchen in die Hand, weil man nur mit vollem Magen gut denken kann. Gerührt mache ich mich auf den Weg zum Landesjustizprüfungsamt. Die Zweite Juristische Staatsprüfung ist hoch aufgehängt, schließlich bekommt man mit dem Bestehen die Befähigung zum Richteramt erteilt.

Ich bin aufgeregt, aber lange nicht mehr so sehr wie noch beim ersten Examen. Unzählige Aktenvorträge und Klausuren liegen in dieser Zeit dazwischen. Und ich habe wieder großes Glück: Wie auch im ersten Examen habe ich aufgrund der schriftlichen Vornoten schon bestanden. Es geht im Ergebnis nur noch um die Note. Wie erwartet war die letzte Klausur schlecht ausgefallen. Zum ersten Mal in beiden Examina bin ich durch eine Klausur durchgefallen. Nur zwei Punkte gab es für das Geschreibsel, das ich am letzten Tag zusammengebastelt habe. Das nehme ich gerne so hin, andersherum wäre nicht so gut gewesen. Mit andersherum meine ich, bessere Klausurnote, dafür aber den Prozess verloren. Da sind die zwei Punkte eindeutig das kleinere Übel.

„Ich habe mich schon sehr auf Sie gefreut", begrüßt mich der Vorsitzende der Prüfungskommission bei unserem Vorgespräch. „Ich möchte Ihnen gerne sagen, dass ich einen Riesenrespekt vor Ihrer Lebensleistung habe. Man sagt einer Dame so etwas eigentlich nicht, aber in Ihrem Alter sich diesen Herausforderungen eines Studiums, und dann noch Jura, zu stellen: Chapeau!" Er steht kurz auf und verbeugt sich vor mir. Alles in mir jubelt. Ich bin siebenundfünfzig Jahre alt und fühle mich, als könnte ich Bäume ausreißen. Das Leben ist so wunderschön, fährt es mir durch den Kopf. Schöner könnte es kaum sein.

Der Aktenvortrag geht mir gut von der Hand. Es ist ein Fall aus dem Zivilrecht. Später wird es Kritik an diesem Sachverhalt geben, weil er für die kurze Vorbereitungszeit von einer Stunde und der Vortragzeit von zwölf Minuten viel zu umfangreich ist. Mir fallen aber ein paar kleine Besonderheiten auf, die ich vor der Prüfungskommission erörtere, daneben orientiere ich mich an meiner Lösungsskizze und schaue meine Prüfer an. Das sollen wir zeigen, dass wir nach kurzer Vorbereitung in freier Rede den Inhalt einer Akte zusammenfassen und eine Lösung vorstellen können. Der Inhalt des anknüpfenden Prüfungsgespräch ist zum Teil vorhersehbar gewesen. Am 17. Februar ist Christian Wulff von seinem Amt als Bundespräsident zurückgetreten. Vor vier Tagen, am 18. März, ist Joachim Gauck in der 15. Bundesversammlung mit 991 Stimmen gewählt worden. Er hat die Wahl angenommen. Ich liege richtig mit meiner Annahme, dass genau diese Ereignisse Gegenstand des Prüfungsgesprächs sein werden, und komme gut durch das Frage-Antwort-Spiel. Dennoch ist es anstrengend, die ganze Zeit voll konzentriert zu bleiben, aber es lohnt sich. „Wenn Sie nicht so weit weg leben würden, ich würde Sie sofort einstellen." Einer der Prüfer ist Rechtsanwalt und fährt fort: „Sie können Jura!" Ich merke, dass ich tatsächlich erröte, so alt und immer noch so einfach in Verlegenheit zu bringen, denke ich. Aber natürlich freue ich mich auch über dieses unerwartete Kompliment.

Insgesamt läuft es gut an diesem Tag. Trotzdem erreiche ich das Vollbefriedigend in der Gesamtnote nicht. Aber mit einem satten Befriedigend muss ich mich auch nicht verstecken. Draußen wartet meine Familie auf mich. Alle sind da, von überall her sind sie gekommen. Sogar mein Bruder Peter hat es sich nicht nehmen lassen, mir persönlich an diesem besonderen Tag zu gratulieren. Nur Rieke und Lukas lassen sich nicht blicken. Sie haben aber auch nie nachgefragt und wissen so gar nichts von diesem Termin.

Peter hat einen Picknickkorb mitgebracht und eisgekühlten Prosecco dabei. Wir stehen in der schon etwas wärmenden Mittagssonne auf dem Bürgersteig vor dem Landesjustizprüfungsamt, für mich gerade der schönste Ort auf der ganzen Welt. In Sektflöten aus Plastik perlt dieses edle Getränk und reflektiert meine Stimmung: hell, sprudelnd vor Glück und ein wenig überschäumend. Ich bin Volljuristin, habe die Befähigung zum Richteramt und darf einen schwarzen Kittel tragen! Endlich kann ich ein richtiger Spitzbube sein!

24. April 2012

„Ich schwöre bei Gott dem Allmächtigen und Allwissenden, die verfassungsmäßige Ordnung zu wahren und die Pflichten eines Rechtsanwalts gewissenhaft zu erfüllen, so wahr mir Gott helfe."

In der Rechtsanwaltskammer werde ich vereidigt. Heute ist der 92. Geburtstag meiner Mutti, und wenn sie noch verstehen könnte, was hier gerade passiert – sie wäre sehr stolz auf mich. Leider ist sie immer mehr hinter ihren Büchern verschwunden. Sie spricht kaum mehr mit mir, und ich kann nicht einschätzen, wieviel sie mitbekommt, und wie sehr sie noch an unserem Leben teilnehmen möchte. So kann sie nicht dabei sein, als ihr Töchterchen, wie sie mich immer noch nennt, als Rechtsanwältin vereidigt wird. Für mich ist dieser Moment nicht zu beschreiben. Mir fehlen ganz einfach die Worte, und es fühlt sich noch immer wie ein Traum an.

31. Mai 2012

„Marie Pörtner, Rechtsanwältin"

Nach meiner Vereidigung in der Rechtsanwaltskammer erhalte ich die Urkunde, die mir erlaubt, offiziell den Spitzbubentitel zu tragen. Hanns hat schon ein Schild bestellt, das nur darauf wartet, aufgehängt zu werden. Mit meinen siebenundfünfzig Jahren bin ich zu alt, um Staatsanwältin oder Richterin werden zu können. Zwar würden mir mit den Ergebnissen meiner beiden Examina alle Türen offenstehen, aber an meinem Alter kann ich nichts ändern. Daher bleibt mir nur, mich als Anwältin niederzulassen. Auch die Aussicht, dass ich in einer Kanzlei angestellt werden könnte, ist eher gering. Es wäre auch nicht fair, weil ich die Arbeitsleistung nicht erbringen kann. Zu sehr muss ich mich nach Tagesform und den Gegebenheiten richten, die mein „beschädigter" Körper mir aufgibt.

Vor zwei Jahren, nachdem ich mein erstes Examen bestanden habe, habe ich mit meinem Lehrer Christoph Manns gesprochen. Er hatte meine Schwerpunkthausarbeit damals mit zehn Punkten bewertet und mir avisiert, bei ihm promovieren zu dürfen. In meinem jugendlichen Leichtsinn habe ich damals spontan zugesagt und mir vorgestellt, die Dissertation während des Referendariats zu schreiben. „Wenn Sie sich das zutrauen", hatte er nur gesagt, und bestimmt im Geheimen gedacht, ich sei vollkommen übergeschnappt. Kleinlaut habe ich nach wenigen Wochen eingeräumt, dass es mir wohl nicht gelingen werde, und er hat mir lachend angeboten, mich zu melden, wenn ich so weit sei und freie Kapazitäten hätte. Jetzt scheint der richtige Zeitpunkt zu sein. Die Mandanten werden in unserer Sackgasse am Rande des Waldes nicht Schlange stehen, und ich könnte die Zeit nutzen, um meinem auf dem Standesamt erworbenen Doktortitel einen eigenen und selbst verdienten hinzuzufügen.

Herr Manns freut sich über meinen Anruf. Mein vor zwei Jahren begonnenes Thema ist noch vakant. Ich kann sofort loslegen und stürze mich mit großer Begeisterung in die Recherche, erstelle eine erste Gliederung und überlege, wo ich Literatur und Rechtsprechung zu dem Thema finden kann. Einige meiner Kollegen, die sich auch niederlassen wollen, haben mir den Tipp gegeben, beim Arbeitsamt einen Antrag auf Gründungszuschuss für meine Kanzlei zu stellen. Das Amt zahlt dann sechs Monate lang dreihundert Euro pro Monat neben dem Arbeitslosengeld. Mein Antrag wird abgelehnt. Ich sei erwerbsunfähig, daher sei eine Eingliederung in den ersten Arbeitsmarkt nicht möglich, heißt es. Bei der Rentenversicherung, die nach meiner Einschätzung nun zuständig sein müsste, kennt man diesen Antrag angeblich gar nicht. Ich kann das nicht glauben. Niemand darf wegen seiner Behinderung benachteiligt werden, das habe ich immer im Kopf. Also muss irgendwo etwas zu finden sein. Nach langer Suche im Internet stoße ich auf das Formular G 320: Antrag auf Gründungszuschuss zur Aufnahme einer selbstständigen Tätigkeit. Mit dem Formular muss ich einen Business-Plan zusammen mit einer Prognose der Rechtsanwaltskammer einreichen, ob die geplante berufliche Beschäftigung aussichtsreich sei. Auch dieser Antrag wird abgelehnt, obwohl die Kammer meinen Business-Plan abgesegnet hat. Ich sei erwerbsunfähig, meint auch die Rentenversicherung, und nicht in der Lage, gewinnbringend zu arbeiten.

Also lege ich Widerspruch ein und greife dabei ein Argument der Rentenversicherung auf, um sie mit ihren eigenen Waffen zu schlagen. Als Erwerbsunfähigkeitsrentnerin darf ich nur einen gewissen Betrag hinzuverdienen, sonst wird meine Rente gekürzt. Da setze ich an. Ich schlage der Rentenversicherung vor, dass ich auf den Gründungszuschuss verzichten würde, wenn sie, für den - aus ihrer Sicht - nicht zu erwartenden Fall, dass ich doch ein Einkommen erwirtschafte, auf die Rentenkürzung verzichten. Alles andere entspräche der Rosinentheorie, was nichts anderes bedeutet, als dass sich jemand die Rosinen aus dem Kuchen pickt. Die Rosinentheorie gibt es in der Juristerei wirklich, allerdings habe ich sie etwas zweckentfremdet, sie gehört ursprünglich ins Handelsrecht. Offensichtlich habe ich nicht umsonst Jura studiert. Meine Argumente überzeugen, und die Deutsche Rentenversicherung gewährt mir den Gründungszuschuss. Innerlich bin ich überrascht, insgeheim habe ich nicht erwartet, dass meine Argumente so viel Schlagkraft entfalten würden. Von der Behörde für Impfschäden höre und sehe ich nichts.

Was ich nicht weiß, ist, dass am 23. März 2012 die Leitende Prüfärztin zur Frage des aktuellen GdS befragt wird. Jetzt weicht sie von ihrer ehemaligen Einschätzung des GdS von 70 ab und schlägt vor, eine erneute Begutachtung vornehmen zu lassen. Zur Begründung verweist sie auf die von Herrn Dr. Kindermann erwähnte Aggravation sowie das Alter des letzten Gutachtens, das inzwischen schon zwei Jahre zurückliege. Sie schlägt vor, Herrn Prof. Kieblitz, den Nachfolger meines langjährigen Neurologen, Herrn Prof. Reiser, als Gutachter zu beauftragen. Ab jetzt wird sich die Macht des kleinen Wortes „Aggravation" mit voller Wucht entfalten.

1. Juni 2012

„Bitte entschuldigen Sie, dass ich Sie so überfalle."

Als ich die Aufforderung von der Leitenden Prüfärztin bekomme, mich einer weiteren Begutachtung zu unterziehen und den Namen des Gutachters erfahre, fallen mir sofort die Worte von Prof. Reiser ein. Er hält nach wie vor nichts von seinem Nachfolger und rät mir dringend, wenigstens den Versuch zu starten, von einem anderen Kollegen untersucht zu werden. Es ist ein spontaner Entschluss, dass ich bei der Leitenden Prüfärztin anrufe. „Gäbe es eine Möglichkeit, einen anderen Gutachter zu beauftragen als Herrn Prof. Kieblitz?" – „Darf ich nach dem Hintergrund Ihres Anliegens fragen?" Die Gegenfrage irritiert mich, ich kann ja kaum erzählen, was Prof. Reiser mir über seinen Nachfolger erzählt hat. „Prof. Kieblitz ist für seine Kompetenz im Bereich der Therapie von Schlaganfällen bekannt. Meine Myelitis ist aber eine sehr spezielle Erkrankung, vielleicht gäbe es da jemand, der sich damit beschäftigt und auch besser auskennt?" Ich merke selbst nur zu gut, dass ich ein bisschen rumeiere. Aber ich möchte nichts unversucht lassen, um einem anderen Sachverständigen vorgestellt zu werden. „Der neue Chefarzt der Neurologie ist ein sehr kompetenter Arzt und Sachverständiger, vertrauen Sie ruhig meinem Urteilsvermögen.“ Keine Chance, sie bleibt unnachgiebig. Aber sie soll es noch bereuen.

14. Juni 2012

„Ich soll ein Gutachten über Sie schreiben.“

Mit keinem Wort stellt Prof. Kieblitz sich vor, auch kein Wort der Entschuldigung für die lange Wartezeit hat er für mich. Eineinviertel Stunden habe ich im Wartebereich hinter mich gebracht, ohne dass mich jemand informiert hätte, wann in etwa ich Herrn Prof. Kieblitz erwarten darf. Als er schließlich auftauchte, würdigte mich keines Blickes und verschwand in seinem Untersuchungsraum. Noch einmal zehn Minuten später werde ich von einer jungen Krankenschwester aufgerufen und zu ihm geführt.

„Sie sind Frau Pörtner? Können Sie sich ausweisen?“ Natürlich habe ich meinen Ausweis bei mir und lege ihn ihm vor. „So“, beginnt er, „und was haben Sie jetzt?“ „Einen Impfschaden in Form einer Myelitis transversa nach Polioschluckimpfung“, antworte ich, einigermaßen überrascht über diesen direkten Einstieg in die Fragerunde. „Ach, und wer behauptet das?“ Jetzt bin ich sprachlos. Es gibt ein rechtskräftiges Urteil, da ist es nicht angebracht, von „Behauptungen“ zu sprechen. Hat er die Akte nicht gelesen? Oder will er es gar besser wissen als das Gericht und die beiden Gutachter vor ihm, die den Zusammenhang zwischen Impfung und der Myelitis sehr sorgfältig aufgearbeitet haben? Er wirkt auf mich wie die personifizierte Arroganz. Einreihiger gestärkter weißer Kittel, darunter ein weißes Hemd mit dunkler Krawatte. Groß gewachsen mit goldfarbener Brille im Gesicht steht er immer noch viel zu nah vor mir. „Hier sind ja viele Dinge im Unklaren, dem wollen wir nun mal auf den Grund gehen", damit weist er auf die Liege, die rechts an der Wand steht. Super Einleitung, denke ich ernüchtert, der Typ versteht es, ein entspanntes Untersuchungsklima zu schaffen.

Das Untersuchungskarussell beginnt erneut. All das auszuhalten wird von Mal zu Mal unerträglicher. Da kommen fremde Menschen, qualifiziert oder unqualifiziert, freundlich oder unfreundlich, mitfühlend oder gleichgültig und urteilen über meinen Gesundheitszustand und mein Leben, nachdem sie mich wenige Stunden gesehen und untersucht haben. Intimste Fragen soll ich beantworten, nach meiner Kontinenz und meinem Sexualleben. Am liebsten würde ich schreiend weglaufen. Dabei ist es gar nicht möglich, selbst dem besten Gutachter nicht, in dieser kurzen Zeitspanne alles zu erfassen, was das gesamte Krankheitsbild ausmacht. Bei vielen neurologischen Erkrankungen spielt zum Beispiel die Außentemperatur eine Rolle. Manchen tut Wärme gut, für mich ist sie im wahrsten Sinne des Wortes lähmend. Schon zwanzig Minuten bei mehr als etwa zwanzig Grad in der Sonne führen dazu, dass ich meine Beine kaum mehr bewegen kann. Komme ich dann in eine kühlere Umgebung, bin ich weitere zwanzig Minuten später wieder in meinem alltäglichen Gesundheitszustand angekommen. Oder Überanstrengung, das ist auch ein großes Thema. Würde ich vor einer Untersuchung nur fünf Minuten mit meinen Unterarmgehstützen hin und her laufen, wäre ich so erschöpft, dass die Untersuchung kein realistisches Bild ergeben könnte. Meiner Meinung nach müsste aber all das in ein Gutachten einfließen. Je nach Tagesform kann die Untersuchung schon bessere oder schlechtere Ergebnisse ergeben, abhängig vom Schlaf in der Nacht zuvor, möglichen Infektionen oder einfach nur einer kleinen Herpesinfektion. Prof. Kieblitz spult seinen Untersuchungskatalog ab, ohne ein persönliches Wort an mich zu richten. Er gibt Kommandos, anders kann ich es nicht nennen, und erspart sich jedwede Höflich- oder gar Freundlichkeit.

Es ist grauenvoll und legt sich sofort auf meine Seele. Hier bin ich nicht gut aufgehoben, weiß ich tief in meinem Innersten. Und wie schon so oft soll mich mein Gefühl auch diesmal nicht täuschen.

22. November 2012

Von der Leitenden Prüfärztin bekomme ich eine E-Mail, in der sie mich bittet, ihr alle mir vorliegenden MRT-Aufnahmen zur Verfügung zu stellen. Daneben sei es hilfreich, wenn ich aktuelle Bilder beibringen könnte, selbstverständlich auf Kosten der Behörde. Ich bin nicht begeistert. Wieder stundenlang in der Röhre liegen, wieder eine Nadel im Arm, durch die nach einiger Zeit das Kontrastmittel laufen wird. Das ist immer ein sehr unangenehmes Gefühl, so kalt und heiß zugleich. Im Mund fühle ich dabei einen eisenhaltigen Geschmack, und ein wenig Angst macht es mir auch. Und es gibt schon unzählige Aufnahmen, was soll das jetzt bringen?

19. Dezember 2012

„Ich kann es nicht fassen!"

Heute habe ich das Gutachten des Herrn Prof. Kieblitz erhalten. Was ich lesen muss, macht mich sprachlos. Im Wesentlichen versteift sich der Gutachter darauf, dass es kein entsprechendes Korrelat in den vielen MRT-Aufnahmen zu der laufenden Verschlechterung gäbe. Er will also unbedingt in den Aufnahmen

Hinweise finden, warum sich mein Zustand weiter verschlechtert. Und das, obwohl in allen medizinischen Aufsätzen immer wieder betont wird, dass dies bei neurologischen Erkrankungen eben nicht der Fall sein muss.

Er überschreibt sein Gutachten mit „Fachneurologisches Gutachten zur Beurteilung der Berufsunfähigkeit"; meine Berufsunfähigkeit ist aber bereits 2004 von der Rentenversicherung geprüft worden. Diese Prüfung ist vollkommen fehl am Platz. Auftraggeber müsste in diesem Fall die Renten- oder vielleicht auch die Unfallversicherung sein, aber keineswegs das Amt für Soziales Entschädigungsrecht. Auch sonst finden sich diverse Fehler im Gutachten. Es wird wohl wieder auf eine Klage hinauslaufen denke ich und suche Schutz bei meinem Mann, der blass vor Wut und Fassungslosigkeit vor so viel Unkenntnis verbunden mit Überheblichkeit steht.

Seit dem Urteil des Sozialgerichts ist über ein Jahr vergangen. Am 6. Dezember habe ich die von der Leitenden Prüfärztin erbetenen Untersuchungen machen lassen und dafür weitere zweieinhalb Stunden im MRT gelegen. Meine Schlümpfe haben ein Gerichtsgebäude gebaut. Mit barrierefreiem Zugang.

Neben dem Gutachten habe ich auch noch eine ergänzende Stellungnahme von Dr. Kieblitz vom 30.10.2012 vorliegen. Die Leitende Medizinaldirektorin hatte wohl, nachdem sie das Gutachten vom 19.09.2012 erhalten hat, einige ergänzende Fragen an den, von ihr hochgelobten, Sachverständigen gestellt. Allein das Lesen macht mich so krank, dass ich niemanden sehen oder sprechen will. In mir wächst das Gefühl, eine Marionette meines eigenen Verfahrens zu werden.

Obwohl ich durch Prof. Reisers Worte vorgewarnt war, reißt mir das Gelesene den Boden unter den Füßen weg. Ich fühle mich missverstanden und ausgeliefert und drohe, in ein schwarzes Loch zu fallen. Was ich hier lesen muss, übertrifft alle meine Befürchtungen bei Weitem. Der sich für überaus kompetent haltende Sachverständige hat also ein Gutachten zur Feststellung der

Berufsunfähigkeit erstellt. Er sollte den Grad der Schädigungsfolgen ermitteln; in der Schule würde es heißen: Thema verfehlt! Ungenügend! Ich schlucke, kann es kaum glauben. Die elementare Regel für einen jeden Gutachter ist: Behalte im Auge, welchem Thema deine Expertise gelten soll. Normalerweise wäre das Gutachten schon an dieser Stelle zu verwerfen, weil nicht klar ist, ob der Gutachter verstanden hat, was er in Augenschein nehmen und bewerten sollte.

Die Wiedergabe der Anamnese, also dessen, was ich ihm erzählt habe, ist fehlerhaft. Bezugnahmen auf den Akteninhalt sind falsch oder fehlen. Streckenweise werden auch Tatsachen verneint, die nachweislich in der Akte zu finden sind, so z. B. die Depressionen meiner Mutter. An anderer Stelle schreibt er, ich hätte über mangelnde Leistungsbereitschaft geklagt, was natürlich nicht stimmt. Ich hatte meine mangelnde Leistungsfähigkeit aufgrund des Erschöpfungssyndroms beklagt. Dr. Kieblitz stellt fest, dass im Zeitraum 1999 bis 2005/2006 keine neuen Läsionen im Rückenmark sichtbar geworden wären. Das ist schlichtweg falsch, 1999 wurden neue Herde im MRT gefunden. Er behauptet, 1999 sei passend zum Prozess ein chronisch entzündliches Zellbild gefunden worden. Auch das ist falsch: Mein Liquor war immer und zu jeder Zeit ohne krankhaften Befund.

Der Sachverständige äußert sich ungefragt zum Gutachten des Prof. Waltersmann und geht sogar so weit, die Einstufung meiner Myelitis als Impfschaden seitens des Gerichts anzuerkennen, da sie ihm „als letztlich verständlich und medizinisch gut begründet erscheint". Dieser Punkt ist das zweite k.o.-Kriterium für das verfasste Werk. Ein Gutachter darf sich keinesfalls ungefragt zu einem Thema äußern. Er hat sich strikt an die Beweisfragen zu halten und diese präzise zu beantworten. Ich kann mir ungefähr vorstellen, was die Leitende Prüfärztin beim Lesen dieser Seiten, als Gutachten mag ich es kaum bezeichnen, empfunden haben muss. Fast muss ich ein wenig schmunzeln, aber dafür ist das hier alles viel zu wichtig. Stirnrunzelnd lese ich weiter.

Immer wieder betont Prof. Kieblitz, dass es zwischen den Einschränkungen, über die ich berichtet habe, sowie den Ergebnissen seiner Untersuchung keine Übereinstimmung mit den radiologischen Befunden gäbe. Er ist der Meinung, dass bei einer Verschlechterung der Symptome in meinem Rückenmark auf den MRT-Bildern zwingend Veränderungen zu sehen sein müssten. Inhaltlich ist das kompletter Unsinn. In der Neurologie finden sich Patienten mit schweren Verläufen, bei denen nur geringe Nachweise im MRT zu finden sind, andererseits gibt es leichte Verläufe bei Patienten mit ausgeprägten radiologisch nachweisbaren Schädigungen. Ich habe lange und oft mit unserem Freund Rolf Singer, dem Neurochirurgen, darüber gesprochen, außerdem entspricht es den Aussagen der Fachliteratur. Es gibt die Deutsche Selbsthilfegruppe „Myelitis e.V.". Sie ist Mitglied der ACHSE e.V. (Allianz Chronischer Seltener Erkrankungen). Hier werden wichtige Fachartikel, überwiegend aus Amerika, online gestellt, und ich bin dort Mitglied und eine fleißige Leserin der oft hochinteressanten Artikel. Und auch hier fand ich immer wieder Aufsätze, die bestätigen, dass kein Zusammenhang zwischen Bildgebung und spürbarem Krankheitsverlauf bestehen muss.

Als die Beweisfragen am Ende der 10. Seite von Prof. Kieblitz beantwortet werden, beurteilt er den Grad der Behinderung für die Myelitis mit 60 und die, seiner Meinung nach, leichtgradige Blasenfunktionsstörung mit 10. Er addiert beides und kommt auf einen Gesamt-GdB von 70. Zum dritten Mal k.o. und das auch noch gleich doppelt. Zum einen sollte er den GdS und nicht den GdB beurteilen. Mit diesem Fehler disqualifiziert sich der Chefarzt nun endgültig, weil spätestens hier allen sachkundigen Lesern klar werden muss, dass er keine ausreichenden Kenntnisse vom Versorgungsrecht haben kann.

Zum anderen unterstreicht er den entstandenen Eindruck auch gleich noch damit, dass er die Einzelbehinderungsgrade addiert und so den Gesamt-GdB bildet. Diese Vorgehensweise ist sowohl in den Anhaltspunkten als auch in den neuen Versorgungsmedizingrundsätzen ausdrücklich untersagt. Es wäre seine Aufgabe gewesen, abzuwägen, wie die einzelnen Schädigungen sich gegenseitig verstärken und aufeinander Einfluss nehmen. Einzel-GdB von 10 sind dabei in aller Regel nicht zu berücksichtigen. Konsequenterweise hätte er nach seinen Ausführungen den Gesamtgrad der Behinderung, oder richtigerweise Schädigungsfolgen, mit 60 vorschlagen müssen. Je weiter ich lese, desto entsetzter bin ich. Auch wenn ich vorgewarnt war und mir mein Gefühl nichts Gutes verheißen hat, das hier habe ich beim besten Willen nicht erwarten können; dafür fehlte mir die Fantasie.

Das ist aber noch nicht alles: Der kompetenzbesetzte Sachverständige schreibt schließlich zur Frage des besonderen beruflichen Betroffenseins, ich hätte immerhin Jura studiert und die Zulassung zur Anwaltschaft erhalten, dann könne ich auch arbeiten. Einschränkungen in diesem Beruf sähe er keine. Er übersieht das ausgeprägte Erschöpfungssyndrom, und vielleicht möchte er sogar eine gewisse Anerkennung ausdrücken. Aber es ist nicht seine Aufgabe, etwas auf- oder abzuwerten. Als Sachverständiger soll er Tatsachen zusammentragen, abwägen und ein nachvollziehbares Ergebnis präsentieren.

Am Ende seines knapp zwölf Seiten umfassenden Gutachtens schießt er dann noch den Vogel ab, als er eine erneute Begutachtung in einem Jahr vorschlägt. Zu Beginn seiner Ausführungen hat er eine Progredienz - also eine stetige Verschlechterung - meiner Erkrankung verneint. Zur Untermauerung dieser Behauptung greift er den Aggravationsvorwurf aus der Akte auf. Würde man diese These konsequent zu Ende denken, wäre eine erneute Begutachtung nicht notwendig. Von den sechs Literaturnachweisen, die am Ende aufgeführt sind, handeln fünf davon, wie ein neurologisches Gutachten anzufertigen ist. Offenbar hat er aber keinen einzigen davon gelesen. Lediglich ein Literaturnachweis ist fachbezogen und stammt aus dem Jahr 2007.

3. Januar 2013

„Kämpfen, immer nur kämpfen, ich will nicht mehr kämpfen."

Mich hat die Angelegenheit so erschöpft, dass ich in eine stationäre Reha-Maßnahme muss. Vier Wochen bin ich mit fremden Menschen zusammen, darf selbst am Wochenende nicht nach Hause fahren und bin todunglücklich. Über mir schwebt eine schwarze Wolke und droht mich zu verschlingen. Mit aller Kraft muss ich gegen die herannahende Depression ankämpfen. Was mich stärkt, ist ein Mitpatient. Er ist in etwa in meinem Alter, nur wenig jünger, und ein Opfer des 1957 verabreichten Medikamentes Contergan. Ihm fehlen die Arme, die Hände sind direkt an den Schultern angewachsen.

Eines Abends hält er einen Diavortrag. Er ist Para-Biathlet und hat viele Preise gewonnen. Die Selbstverständlichkeit, mit der er seine Behinderung akzeptiert, und die Virtuosität, mit der er die fehlenden Arme kompensiert, beeindrucken mich zutiefst. Mir wird wieder einmal klar, dass Rumheulen mich nicht weiterbringen wird. Ich muss mich auf das konzentrieren, was ich kann, und mich nicht über das beklagen, was verloren ist.

Dabei ist der Husten unerträglich geworden und mein Schlaf so fraktioniert, dass ich nicht länger als eine gute halbe Stunde am Stück schlafen kann. Manchmal platzen die kleinen Blutgefäße in meinen Augen, so sehr quält mich der Husten. Die Ärzte in der Reha gehen über meine Bitten hinweg, dem Husten auf den Grund zu gehen. Eine neurologische Reha sei keine Lungenfachklinik, und wegen der von mir erbetenen Schlaflaboruntersuchung werde ich bis zur letzten Nacht vertröstet. Die schließlich erstellte Aufzeichnung verschiedener Schlafparameter ergibt keinen auswertbaren Befund, weil die Elektroden in der Nacht verrutscht sind und so die Aufzeichnungen keinen Sinn ergeben.

18. Februar 2013

„Haben Sie etwas mit Hanns Pörtner zu tun?“

Meine verzweifelte Suche nach einem Menschen, der meine Probleme wegen des gestörten Schlafs und des quälenden Hustens ernst nehmen könnte, endet, als ich die Lungenfacharzt-Praxis von Rudolf Eulens aufsuche. Als der freundlich aussehende große Mann mich nach Hanns fragt, stellt sich schnell raus, dass Rudolf ein Kommilitone von Hanns ist, der auch in Essen studiert hat. „Wir sollten nicht mehr lange warten. Am besten schau ich mal in die Lunge rein und im nächsten Schritt untersuche ich deinen Schlaf.“ Wir sind direkt beim Du, schließlich haben die Jungs zusammen studiert. Ich bin mit allem einverstanden.

Die Auswertung des mobilen Schlaflabors ergibt, dass ich überhaupt keine Tiefschlafphase mehr erreiche und fast achtzig Prozent der Nacht auf der linken Seite liege. Das habe ich mir antrainiert, weil ich Hanns mit meinen Hustenanfällen nicht stören möchte. Er liegt im Bett rechts neben mir. Als Rudolf in meine Lunge schaut, stellt er fest, dass die kleinen Lungenbläschen überdehnt sind und ein Lungenemphysem, eine Lungenüberblähung, nicht mehr lange auf sich warten lassen wird. Wenn dieses Stadium erst einmal erreicht ist, ist es nicht mehr umkehrbar und führt zu einer fortschreitenden Abnahme der Lungenfunktion. Die kleinen Knorpelspangen, die die Luftröhre stabilisieren, haben an Stabilität verloren, und meine Atempumpe ist erschöpft. Er verordnet mir ein Schlafmittel, ein Cortison-Spray zur Inhalation und für nachts ein CPAP-Gerät. Durch die passive regelmäßige Druckzufuhr in die Atemwege durch ein solches Gerät erwartet er eine Verminderung des Hustenreizes. Mit dem CPAP-Gerät komme ich schnell zurecht. Die Maske mit der gleichmäßigen Luftzufuhr erinnert mich ans Tauchen. Jetzt kann ich mich in mein Bett kuscheln und die Decke über den Kopf ziehen. Dank des Gerätes bekomme ich ausreichend Luft. Störend ist allerdings der dicke Schlauch, der die Maske mit dem Gerät verbindet. Wegen meiner doch recht lahmen Beine fällt es mir schwer, mich im Bett zu drehen. Inzwischen hat auch mein Oberkörper an Stabilität verloren, so dass ich, um mich im Bett umzudrehen, zwischen die Matratzen oder an den Außenrand meiner Matratze greifen muss, um mich dort abzustützen und in eine andere Position zu bringen. Der Schlauch macht es nicht einfacher, aber letztlich ist alles eine Frage der Gewöhnung, und nach einigen Wochen komme ich auch damit einigermaßen zurecht.

Rudolf soll recht behalten. Obwohl ich zusammenzucke, als das Wort „Schlafmedikament" fällt, weil ich sofort meine selbstmordgefährdete Mutter vor Augen habe, weiß ich, dass Hanns' ehemaliger Kommilitone recht hat und sein Vorschlag alternativlos ist. Ihm vertraue ich blind. Inzwischen habe ich ein gutes Gespür dafür entwickelt, wer von den Ärzten, auf die ich treffe, gut für mich ist. Nach etwa drei Monaten huste ich kaum noch und schaffe immerhin zwei Stunden Schlaf am Stück. Was aber am wichtigsten für mich ist: Rudolf hat mir zugehört und mich ernst genommen.

5. Februar 2013

„Mein Name ist Hansen, ich bin Richter am Amtsgericht. Ihre Bewerbung liegt auf meinem Schreibtisch."

Ich sitze gerade beim Friseur, habe in drei Tagen Geburtstag und möchte dann schön aussehen. Frisch eingepinselte Strähnchen sind in Alufolie verpackt, und ich sehe aus wie ein Marsmännchen. Auf meinem Schoß liegt eine Illustrierte, und ich blättere durch die bunten Seiten. Die Stimme aus dem Hörer hat viel Autorität, unwillkürlich setze ich mich gerade hin und nehme Haltung an. „Ich suche immer mal wieder neue Betreuer. Sie bekommen eine Chance von mir. Aber ich will kein Gezicke mit meinen Mitarbeiterinnen im Gericht, das muss schon laufen." Innerlich stehe ich stramm. So ganz in letzter Konsequenz verstehe ich nicht, was er mir sagen will, aber es scheint eine gute Nachricht zu sein. Vollkommen überrumpelt sage ich: „Ich weiß das wirklich zu schätzen, und vielen Dank für Ihr Vertrauen." Dieser Anruf wird der Anfang eines beruflichen Tsunami sein, den ich mir in meinen kühnsten Träumen nicht habe ausmalen können.

8. Februar 2013

„Herr Hansen hat Wort gehalten."

Passend zu meinem Geburtstag landen die ersten beiden Beschlüsse des Amtsgerichts auf meinem Schreibtisch. Für zwei Damen bin ich als rechtliche Betreuerin bestellt.

Meine Freundin Alexa, die mit mir auf dem Abendgymnasium die Schulbank gedrückt hat, hat mir den Tipp gegeben, mich beim Betreuungsgericht zu bewerben. Sie selbst hat nach ihrem Sozialpädagogikstudium ihr Anerkennungsjahr in einem Betreuungsbüro absolviert und danach ein eigenes Betreuerbüro eröffnet. Leider darf ich als Rechtsanwältin nicht mit ihr in einem Büro zusammenarbeiten, das verbietet meine Berufsordnung. Danach darf ich nur mit anderen Rechtsanwälten oder Steuerberatern in einer Bürogemeinschaft arbeiten. Aber was sie von ihrer Arbeit erzählt, ist spannend und klingt nach einer Herausforderung, die auch zu mir passen könnte. Jedenfalls finde ich es für mich sinnvoller, Menschen zu unterstützen, die niemanden mehr haben und allein nicht zurechtkommen, als einen Nachbarschaftskrieg wegen eines störenden Gartenzwergs führen zu müssen. So habe ich Ende letzten Jahres meine Bewerbung an die Betreuungsstelle bei der Stadt und auch direkt an die Betreuungsabteilung im Amtsgericht geschickt.

Herr Hansen hat Wort gehalten, und sofort stürze ich mich in die Arbeit. Bei meinen Betreuten handelt es sich um ältere Damen; eine lebt im Heim, die andere noch in ihrer Wohnung. Mit den grünen Urkunden, die mich als rechtliche Betreuerin ausweisen, gehe ich zur Sparkasse und hoffe, dass dort die Konten geführt werden. Ich habe Glück und lasse mir für jede der Damen die Umsätze des letzten Jahres ausdrucken. Ein Konto erzählt so viel über einen Menschen. Wenn die Menschen selbst sich schon nicht mehr erinnern, weil sie zu alt sind oder zu krank, die Demenz oder die Sucht sie gefangen hält, dann weiß ein Konto alles. Es vergisst nicht: Vermieter, Krankenkasse, Rentenstelle, Stromanbieter und ob jemand seinen Rundfunkbeitrag bezahlt oder Schulden hat. Alexa hat mich das gelehrt, und sie hat Recht. Es ist ein unübertrefflicher Einstieg bei der Übernahme einer Betreuung.

Als ich zurückkomme, setze ich mich wieder an meinen Schreibtisch und zeige die Betreuerbestellung an. Alle Personen oder Institutionen, von denen ich erkennen kann, dass Verträge mit ihnen oder Beziehungen zu ihnen bestehen, werden von mir informiert. Per Fax ist das schnell erledigt. Die Urkunde lege ich bei jedem Schreiben mit auf das Fax, und so wissen sofort alle, dass ich die neue Ansprechpartnerin bin. Nun gilt es noch herauszufinden, wie die Betroffenen telefonisch zu erreichen sind und ob es vielleicht Angehörige gibt, die ich auch informieren möchte. Betreuung, das habe ich bei Alexa gelernt, ist ein bisschen wie puzzeln. Nur die Teile, die bekommt man nicht im Karton, sondern man muss sie sich mit viel Eigeninitiative zusammensuchen.

23. Mai 2013

„Kennst du eine Frau Dr. Arens?“

Mein Mann hebt fragend den Kopf, als ich ihn anspreche. „Wer soll das sein?“ „Eine Psychiaterin hier in Bielefeld. Sie soll mich begutachten.“ Ich kann dieses Wort kaum mehr aussprechen. GUTACHTEN ist das Unwort meines Lebens. Als ich den Brief heute Mittag in der Post gefunden habe, sind die Ameisen über mich hergefallen, als müssten sie einen Krieg gewinnen. „Das ist nicht dein Ernst.“ Hanns ist genauso überrascht wie ich. „Und wozu soll das gut sein?“ Ich kann ihm diese Frage nicht beantworten, genau dieser Punkt beschäftigt mich seit Stunden. „Irgendwann fahren wir dahin, und ich kratze allen die Augen aus. Blind sind die ja eh schon.“ Hanns kann seinen Zorn auf das Amt für Soziales Entschädigungsrecht kaum mehr beherrschen. Auch ich bin vollkommen neben der Spur, habe das Gefühl auf einer Achterbahn zu sitzen, die Kontrolle zu verlieren und – mich selbst. Mir macht das alles inzwischen große Angst.

3. August 2013

„Nehmt das!“

Als ich den Start-Knopf auf meinem Faxgerät drücke, bin ich so voller Wut, dass der arme Schalter „Aua!“ rufen würde, wenn er etwas empfinden könnte. Seit Mai spielt die Behörde für Soziales Entschädigungsrecht toter Hund. Nichts, keine Nachricht, keine Einladung zur angekündigten Begutachtung, und jeden Tag muss ich mich zwingen, aufzustehen und den Tag durchzuhalten. Heute habe ich einen Brief geschrieben und eine Frist bis zum 31. August gesetzt. Für den Fall, dass ich bis dahin nichts hören sollte, kündige ich eine weitere Untätigkeitsklage an.

12. September 2013

„Sie erhalten den Bescheid in den nächsten Tagen."

Die Stimme der Leitenden Prüfärztin klingt genervt. Der Geduldsfaden meines Mannes ist aber inzwischen gerissen. Fast zwei Jahre ist die Entscheidung des Sozialgerichts her und noch immer kein Ergebnis. Und ich gehe jeden Tag ein bisschen mehr vor die Hunde. „Das ist es doch alles nicht wert", versucht er mich zu einem Rückzieher zu bewegen. Aber wie könnte ich jetzt aufgeben? So kurz vor dem Ziel. Ich gehe immer noch davon aus, dass es mindesten einen GdS von 70 geben wird und ich nur wegen der Höherstufung streiten werden muss. Was da hinter meinem Rücken passiert, ist jenseits meines Vorstellungsvermögens. Noch habe ich das Bild der, zumindest einigermaßen, ordnungsgemäß arbeitenden Behörde in meinem Kopf. Die Behörde hat dem Neutralitätsgrundsatz zu folgen, sie darf nicht nur ihre eigenen Interessen vertreten, sondern muss, in gleichem Maße, die der Anspruchsinhaber bedenken. Es funktioniert so ähnlich wie beim Finanzamt. Rein theoretisch muss auch da das Interesse der Steuerzahler berücksichtig werden. Wie naiv ich doch immer noch bin. „Aber eins kann ich Ihnen schon heute sagen: Sie werden nicht begeistert sein, wenn Sie den Bescheid erhalten." Irre ich mich, oder klingt die Stimme eher gehetzt als genervt? Hanns telefoniert mit dem Festnetzanschluss, ich bekomme nur Bruchteile mit. „Er wird nicht so ausfallen, wie Sie es erwarten."

13. September 2013

„Ich bin durch die Welt gegangen, und die Welt ist schön und groß, und doch ziehet mein Verlangen mich weit von der Erde los."

Während ich dieses Lieblingslied meiner Mutti singe, laufen mir die Tränen über die Wangen. Ich sitze an ihrem Bett und halte ihre Hand. Sie ist nicht mehr ansprechbar. Wie oft hat sie dieses Lebensweisheitslied gesungen, immer aus ganzem Herzen und mit voller Inbrunst. Bereits vor drei Wochen hatte sie einen Herzinfarkt und hat viele Tage auf der Intensivstation gelegen. Schon da habe ich mich von ihr verabschiedet, dachte, es geht zu Ende. Meine Mutti ist aber zäh. Sie hat sich wieder bekrabbelt und sogar schon wieder in ihrem Sessel gesessen. Heute Mittag kam dann der Anruf vom Heim, ich möge bitte kommen.

Nun, da ich an ihrem Bett sitze, läuft vor meinen Augen unser gemeinsames Leben ab. Wie gerne hätte ich mit ihr gesprochen über das, was sie erlebt hat. Ich weiß so wenig von ihr. Sie hat den Krieg erlebt, das weiß ich schon wegen ihres Alters, aber sie hat niemals davon erzählt. Ich hätte noch eine Schwester gehabt, aber die ist im Alter von sechs Wochen im November 1944 gestorben. Was muss Mutti wohl gefühlt haben, als junge Mutter, die ihr erstes Kind verloren hat und nichts dagegen tun konnte. Das kleine Mädchen hieß Friederike, genau wie meine große Schwester. Meine Eltern haben dem neuen Kind den Namen des toten gegeben.

Viel später, als ich etwa zehn Jahre alt war, bin ich oft zu dem kleinen Friedhof in Vlotho gegangen, wo die winzig kleine Grabstelle neben der meiner Urgroßeltern angelegt war. „Wie gut, dass du tot bist", habe ich dann geflüstert, damit mich niemand hören konnte. „Sonst wäre Rieke der Peter, und Peter wäre ich, und mich würde es gar nicht geben." Dann habe ich mich immer ein bisschen geschämt. Heute muss ich darüber lächeln. Kindliche Logik, so ist das eben.

Nur, was meine Mutti empfunden hat, das weiß ich nicht. Es macht mich sehr traurig. Ich halte ihre Hand und streichle ihre Wangen. Jetzt wird sie gehen, ich fühle es. Darf ich sie segnen?, frage ich mich, aber dann spreche ich ein Vaterunser und segne sie. Es kann bestimmt nicht schaden. Das Lied mit dem irischen Segen fällt mir ein: „Und bis wir uns wiedersehen, halte Gott dich fest in seiner Hand."

18. September 2013

„Irgendwann fahre ich wirklich dahin und zersteche allen die Reifen."

So wütend habe ich meinen Mann selten gesehen. Es ist nur heiße Luft, so etwas würde er nie tun, aber er muss einfach mal Dampf ablassen. Der Bescheid der Behörde war heute im Briefkasten. Sie haben mir allen Ernstes einen Grad der Schädigungsfolgen von 40 zuerkannt und meinen Anspruch auf einen Berufsschadensausgleich und die Anerkennung des besonderen beruflichen Betroffenseins zurückgewiesen. Das schlägt echt dem Fass den Boden aus. Mein Grad der Behinderung beträgt 80 und die Richtlinien sehen für meine Schädigung mindestens einen GdS von 60 vor.

Wir werden weiterkämpfen, auf dem Rechtsweg, das ist auch unausgesprochen zwischen uns beiden klar. „Ich muss Ihnen leider jegliche fachliche Kompetenz absprechen, Frau Kollegin", derart deutlich hat mein Mann zuvor niemals zu einem Kollegen gesprochen. Aber er ist dermaßen entsetzt, wütend und fassungslos, dass er sofort zum Hörer gegriffen hat, um mit der Leitenden Prüfärztin zu sprechen. Gerade haben wir den Briefumschlag mit dem Bescheid geöffnet. Wir haben eine Zeitlang gebraucht, um den Inhalt zu verstehen.

„Ihre Gesundheitsstörung *Neurologische Störung bei transverser Myelitis* ist durch schädigende Einwirkungen im Sinne des § 60 IfSG hervorgerufen. Ihr Grad der Schädigungsfolgen beträgt 40. Sie haben Anspruch auf eine Grundrente, die ab Oktober 2013 Euro 174 ausmacht. Sie haben keinen Anspruch auf eine Erhöhung der Grundrente wegen besonderen beruflichen Betroffenseins. Ihren Antrag auf Berufsschadensausgleich lehne ich ab."

„Wir werden natürlich Widerspruch gegen diesen Bescheid einlegen." Mein Mann kocht vor Wut, er ist außer sich, kann sich nur mit Mühe beherrschen, als er nun mit der Prüfärztin telefoniert. „Ich verstehe Ihre Verärgerung." Das angebliche Verständnis der Leitenden Prüfärztin bringt das Fass zum Überlaufen: „Sie verstoßen gegen jedwede ärztliche Ethik, schämen Sie sich." Ich sehe meinem Mann an, dass er alle Disziplin benötigt, um nicht ausfallend zu werden. Das ist ganz und gar nicht seine Art, aber die letzten Jahre, die Ignoranz der Behörde und nun dieser, man möchte ihn fast als unverschämt bezeichnen, Bescheid, der vollkommen an der Realität vorbeigeht, bringen ihn an den Rand seiner Höflichkeitsgrenze.

Ich schaue diesem Gespräch zu, als hätte es nichts mit mir zu tun. Ich sitze im Rollstuhl, bin ein Tummelplatz für Ameisen, kämpfe mit jedem Atemzug gegen den Ring um meine Brust, mache mir in die Hose, schlafe mit Beatmungsgerät und Schlaftabletten, bin immerzu erschöpft, ertrage diese unkontrollierbaren Spastiken und bin dankbar, dass die Hustenanfälle mir nicht mehr die Äderchen in den Augen platzen lassen, und für das alles erkennen sie einen Grad der Schädigungsfolgen von 40 an? Unter mir tut sich der Boden auf. Mit einem Weinkrampf, der einen Nervenzusammenbruch nur knapp verfehlt, sinke ich in mich zusammen.

20. September 2013

„… halte Gott dich fest in seiner Hand."

Ich höre kaum, was der Pfarrer sagt. Liebevoll habe ich die Beisetzung meiner Mutti gestaltet, die Lieder ausgesucht und den Blumenschmuck ausgewählt. Meine Geschwister sind gekommen, Rieke mit Lukas, Peter allein und natürlich unsere Töchter. Aber auch Alexa ist da. Sie hat eine besondere Verbindung zu meiner Mutti. Mutti hat ihr damals viel Mut zugesprochen, als sie während der Schulzeit auf dem Abendgymnasium schwanger wurde und klar war, dass sie alleinerziehend sein würde.

Nachdem wir ein Lied gesungen haben, steht Sarah auf. Ich weiß gar nicht, dass sie eine Rede vorbereitet hat. Nun steht mein Mädchen da vorne, neben dem Pfarrer und sendet eine Hommage an die geliebte Großmutter, erzählt von den gemeinsamen Erlebnissen, der großen Liebe, die „Mimi" ihnen entgegengebracht hat und der nun bestehenden Leere, weil niemand je diesen Platz wieder einnehmen können wird. Mehrfach bricht ihre Stimme, tränenerstickt, aber sie redet tapfer weiter: „Immer war dein Herz offen für unsere Flausen; strenge Worte gab es nie. Hast uns durch Kinderkrankheiten und Pubertät begleitet, immer mit einem Lied auf den Lippen." Es ist mucksmäuschenstill, während sie spricht. Allen laufen still die Tränen über die Wange, nur Rieke schluchzt laut auf und wischt sich demonstrativ die Tränen aus dem Gesicht. Für mich ist es anstrengend, dass sie überhaupt hier ist. Sie hat meine Mutti gehasst, und später wird sie mir einmal sagen, dass sie froh gewesen sei, als die Hexe endlich tot war.

Rieke macht ihre Mutter für die Fehlschläge in ihrem Leben verantwortlich, hat nie gelernt, sich zu befreien, obwohl sie eigentlich am wenigsten von allem mitbekommen hat. Aber sie wirft unserer Mutter vor, dass sie damals studiert habe, statt sich um ihre Kinder zu kümmern. Rieke und Peter waren immer bei meinen

Großeltern in Vlotho, wo es ihnen an nichts gefehlt hat, aber das will sie nicht sehen. Dass Mutti ihren Lukas nicht mit offenen Armen empfangen und sie aus dem Haus getrieben habe, daran hält meine große Schwester fest. Seit Jahren wiederholt sie das gebetsmühlenartig. Ich kann es nicht mehr hören. Rieke wird nächstes Jahr siebzig und heult immer noch rum. Und jetzt sitzt sie hier und bringt einen Kranz mit: „In Dankbarkeit Rieke und Lukas". Vor fünf Jahren hat sie ihre Praxis verkauft und ist jetzt Rentnerin. Seitdem höre ich nur noch, dass das Geld nicht reichen würde und sie vorne und hinten nicht zurechtkämen. Ganz schlimm wurde es, als das Geld aus dem Hausverkauf meiner Mutter für die zehn Jahre im Altenheim aufgebraucht worden war, und wir Unterhalt zahlen sollten.

Ich hatte zu dieser Zeit noch kein eigenes unterhaltsrelevantes Einkommen, war gerade erst mit dem Studium fertig geworden. Hanns hatte unsere Mutti all die Jahre zuvor unterstützt. Schon als sie noch in Vlotho lebte, haben wir ihr jeden Monat etwas überwiesen, weil ihre Minirente nicht zum Leben reichte. Mein Mann hat ihr ihren Traum erfüllt und ist mit ihr auf die Galapagos-Inseln geflogen, weil sie sich so sehnlich wünschte, auch diesen Platz auf der Erde einmal zu sehen. Wie oft hat er sie in den Flieger nach Barcelona gesetzt, das Ticket bezahlt, damit sie ihre Freundin dort besuchen konnte. Er war ihr nichts schuldig, hat aber selbstverständlich für sie gesorgt, als wäre sie schon immer seine Familie gewesen. Hanns hat meine Mutti geliebt, das beruhte auf Gegenseitigkeit. Vielleicht war er der Sohn für sie, den sie in ihrem eigenen Jungen oder in dem anderen Schwiegersohn vermisst hat, ich weiß es nicht.

Aber als sich nun das Sozialamt an uns wendet, ist Rieke die Erste, die schreit, dass sie nicht zahlen könne. Peter ist da weniger spröde, er versteht schon, dass auch er nun für die Mutter sorgen muss. Rieke hingegen fragt nach dem Verbleib des Geldes, jetzt, nachdem sie sich jahrzehntelang nicht gekümmert hat. Ich habe alle Ordner aufgehoben, habe so etwas kommen sehen und biete ihr an, alles durchzusehen. Es reiche aber auch eine einfache Überschlagsrechnung: Der Eigenanteil im Heim, abzüglich der paar Euro Rente mal zehn Jahre ist ziemlich genau der Betrag, den der Hausverkauf damals eingebracht hat. Heulen und Zähneklappern gibt es, aber es hilft nichts. Hanns erklärt sich sofort bereit, ein Drittel zu übernehmen, obwohl er als Schwiegersohn gar nicht unterhaltspflichtig ist. Aber so ist er, großzügig und liebevoll, wenn es um seine Lieben geht. Fünf Monate müssen wir nur zahlen, dann ist Mutti tot. Was aber jetzt, heute noch, passiert, kann man sich nicht ausdenken.

Wir gehen im Anschluss an die Beisetzung in ein kleines Café in der Nähe des Friedhofs. Dort sitzen wir zu acht am Tisch und bestellen Kaffee und Kuchen. Wir unterhalten uns noch ein wenig, Rieke äußert ihr Erstaunen über die Anwesenheit meiner Freundin. Die kenne sie ja gar nicht, was die denn hier wolle. Etwa eine Stunde, nachdem wir uns zusammengesetzt haben, steht sie auf und geht an die Theke. Sie nimmt ihr Portemonnaie mit und wendet sich an Lukas: „Was hattest du?" Ich glaube, meinen Ohren nicht zu trauen. Die ganze Trauergesellschaft hat vielleicht eine Rechnung von vierzig Euro verursacht, und da fragt sie allen Ernstes, was ihr Mann verspeist hat? „Kaffee und Käsekuchen", gibt mein Schwager aber wie selbstverständlich zurück, und so zahlt meine Schwester ihren Tee, das halbe Brötchen und Kaffee und Kuchen meines Schwagers. Meine Mädchen verdrehen die Augen. Sie können ihrer Tante nichts abgewinnen. Daran bin ich aber nicht unbeteiligt. Sie wissen, wie sehr ich unter den Zeiten ohne Kontakt zu den Geschwistern gelitten habe. Die Verabschiedung ist kühl, ich habe mich innerlich längst von meiner großen Schwester gelöst.

29. September 2013

„Gegen den oben benannten Bescheid vom 12.09.2013 lege ich Widerspruch ein und bitte um Akteneinsicht."

Wie angekündigt, lege ich Widerspruch gegen den Bescheid ein und beantrage die Zusendung der Akte. Inzwischen habe ich mich weiter schlau gemacht. Mit einem GdS von 40 bin ich zwar Beschädigte, aber keine Schwerbeschädigte. Schwerbeschädigt ist man, wenn der Grad der Schädigungsfolgen mindestens 50 erreicht hat. Ein schlauer Schachzug der Behörde, so habe ich über meine Grundrente hinaus kaum weitere Ansprüche. Erst ab einem GdS von mindestens 50 ergibt sich ein Anspruch auf viele weitere Leistungen für die Betroffenen.

Diesmal vertrete ich mich selbst. Ich bin Anwältin und habe in den letzten Jahren viel dazugelernt. Mein Kampfgeist ist wiedererwacht. Ich schalte in den Rechtsanwaltsmodus und verbiete mir irgendeine Emotion. Emotionen sind kein guter Berater, ich muss sachlich und nüchtern an die Sache rangehen.

Zudem bewegen mich zum Glück auch andere Dinge: Eine meiner Klientinnen macht mir große Sorgen. Ich habe die Betreuung für die 1922 in Beuthen/Oberschlesien geborene Dame vor zwei Wochen übernommen. Frau Bilsky lebt in einer winzigen Wohnung in einem Mehrfamilienhaus. Sie hat mich freundlich empfangen und bereitwillig durch die Wohnung geführt. Überall liegen handgehäkelte Deckchen, Kissen und sogar ganze Tischdecken. Als sie die Schränke öffnet, finden sich auch hier unzählige Schätze, alle von ihr angefertigt. All das solle die Tochter einmal erben. Wo die Tochter denn sei? Sie wohne in einem anderen Stadtteil, nicht weit von hier. Ob sie denn regelmäßig komme, möchte ich wissen. Nein, sie habe keine Zeit, leider, ist die Antwort. In den Augen der alten Dame sehe ich den Kummer. Ich kenne diesen Blick inzwischen, sie haben viel gesehen, diese Augen. Flucht,

Angst, Armut und Verderben. Und nun ist da noch die Tochter, die sich offenbar nicht kümmert. „Wie heizen Sie denn?“, frage ich, als ich weder Heizkörper noch Ofen entdecken kann. „Gar nicht“, ist die lakonische Antwort. Erst kann ich es nicht glauben, aber später, als ich den Mietvertrag aus den Fünfzigerjahren von der Verwaltung einsehe, begreife ich. Die Wohnungen wurden damals ohne Heizmöglichkeit vermietet. Den Mietern wurde Anfang der Sechziger angeboten, sich an die Heizung anschließen zu lassen. Viele wollten das nicht. Sie hatten Öfen montiert und scheuten die höheren Mieten. Frau Bilsky hatte tatsächlich weder Ofen noch Heizung. Sie fror einfach oder wickelte sich in Decken. Unvorstellbar! Im 21. Jahrhundert mitten in Deutschland. In mir steigt die Erinnerung an die Zeit hoch, in der Mutti und ich in der Küche gesessen haben und darauf hofften, dass der Backofen ein wenig Wärme spenden würde. Das ist aber über vierzig Jahre her. Dass so etwas heute noch möglich ist, verschlägt mir die Worte. Aber es kommt noch besser: In der Küche ist kein Licht montiert, der Herd wird mit einer Gasflasche betrieben. „Wie können Sie denn im Dunklen hier kochen?“, frage ich meinen neuen Schützling. „Ach, wissen Sie, bisher war es hell genug durch die Straßenlaterne vor dem Haus, aber nun sind dort die neuen Lampen aufgestellt worden, die mit dem kleinen Lichtkegel, das nimmt mir das Licht jetzt weg.“ Sie weist bei diesen Worten auf die schmale LED-Laterne, deren Lichtschein wirklich nur gering ist und kein bisschen mehr davon in die Küche schickt.

Verzweifelt wirkt sie nun und ein wenig ratlos. Sie hatte sich eingerichtet, sparsam und bescheiden, aber die neue Lampe bringt dieses fragile Lebensgerüst zum Einstürzen. Behutsam taste ich mich vor. Ob sie sich vorstellen könne, in eine andere Wohnung zu ziehen? Vielleicht auch etwas zentraler. Sie ist nicht mehr gut zu Fuß. Eine Nachbarin kauft für sie ein, manchmal. Manchmal hungert sie auch, weil niemand die Einkäufe erledigt. „Ich kann das nicht bezahlen, spare doch für die Kinder“, erwidert sie auf meine Frage. „3.000 € habe ich schon zusammen. Das soll meine Tochter bekommen, wenn ich tot bin.“ Sie zeigt mir eine Dose mit vielen Geldscheinen, abgespart vom Mund, im wahrsten Sinne des Wortes. Für die Tochter, die keine Zeit hat und die Mutter hungern und frieren lässt. „Darüber müssen Sie sich keine Sorgen machen, das regle ich. Sie haben jetzt so etwas wie eine qualifizierte Sekretärin an Ihrer Seite, den Schreibkram übernehme ich ab jetzt für Sie, wenn Sie einverstanden sind." Das mit der qualifizierten Sekretärin nimmt den Leuten die Angst, habe ich festgestellt. Eine Sekretärin ist weisungsgebunden, da können sie mitreden. Und genau das will ich ihnen damit sagen. Es ist und bleibt ihr Leben. Zögernd nickt sie. Ja, das könne sie sich wohl vorstellen, aber Unterstützung benötige sie dann. Ich bin erleichtert, dass sie so schnell bereit ist, Hilfe anzunehmen. Das zeigt mir aber auch, wie erschöpft sie wohl ist.

Hilfe annehmen können, das ist ein großes Ding. Ich musste es erst mühsam lernen, und zum Glück kam mir ein kleiner, eigentlich unbeachtlicher Vorfall zu Hilfe. Eines Morgens, es war noch recht früh, war ich mit meinem Auto unterwegs in die Stadt. Mein Weg führte mich durch einen Vorort in Bielefeld, in dem eine Straße die Stadtmitte bildet. Diese Straße ist mit Kopfsteinpflaster für ältere Menschen sehr unwegsam, und außerdem gibt es noch Straßenbahnschienen, die zusätzliche Stolperfallen bilden.

An diesem Morgen nun stand eine zierliche alte Dame mit ihrem Rollator am Straßenrand und schaute ein wenig verzweifelt auf den stark fließenden Verkehr. Die Fußgängerüberwege liegen sehr weit auseinander und so war sie bemüht, die Straße ohne Ampel oder Zebrastreifen zu überqueren. Es regnete heftig, die kleine Frau war völlig durchnässt. Als ich nun meinen Wagen stoppte und der kleinen Person ein Zeichen gab, dass sie die Straße passieren könne, erhellte ein Leuchten ihr regennasses, mit Furchen durchzogenes Gesicht. Sie strahlte mich an, nickte dankend mit dem Kopf und machte sich daran, mit kleinen, vorsichtigen Schritten die andere Straßenseite zu erobern. In diesem Moment geschah etwas mit mir: Ein tiefes Glücksgefühl erfüllte mich, Glück darüber, dass ich es war, die dieses Leuchten in ihr

Gesicht gezaubert hatte. Und ich verstand: Helfen macht glücklich! Seitdem fällt es mir leicht, Hilfe anzunehmen oder sogar um sie zu bitten.

„Ich schicke Ihnen jemand vom Pflegedienst", greife ich den Faden auf, der durch meinen kleinen gedanklichen Ausflug unterbrochen worden ist. „Gleich morgen, das kostet Sie nichts, machen Sie sich bitte keine Sorgen." Damit verabschiede ich mich, nicht, ohne nach dem Hausarzt gefragt zu haben. Sie hat keinen, aber das überrascht mich nicht.

Die Aufgaben sind schnell erledigt. Pflegestufe beantragen, Sozialhilfeantrag nach dem SGB XII und einen Pflegedienst bitten, nach dem Rechten zu schauen. Schwieriger wird es werden, eine neue Wohnung zu finden. Bezahlbarer Wohnraum ist ein rares Gut in Bielefeld. Und der Winter steht vor der Tür, da ist Eile geboten. Aber dieser Kontakt zu der so unglaublich bescheidenen und anspruchslosen alten Dame, die auf alles verzichtet, um für ihr Kind etwas zu ersparen, macht mich sehr nachdenklich. Und wieder einmal mehr erkenne ich, wie reich mein Leben trotz meiner körperlichen Einschränkungen doch ist.

11. Oktober 2013

„Gut, dass Sie kommen. Ich habe ein Paket für Sie."

Der Paketbote mitsamt seinem gelben Auto steht bei uns vor der Tür. Ich komme gerade vom Gericht, habe einen Anhörungstermin in einer Betreuungssache gehabt und bin erneut zur Betreuerin bestellt worden. Es ist schon die siebenunddreißigste Betreuung, die mir das Gericht anvertraut. Meine Arbeit erfüllt mich sehr, und ich bekomme einen Einblick in Welten, die mir bisher vollkommen verborgen geblieben sind. Da sind Menschen mit Behinderungen, Alkohol- oder Suchtkranke, alte Kranke mit oft fortgeschrittener Demenz oder sehr schwer psychisch kranke Menschen, die meine Unterstützung bekommen. Hier zu helfen macht mich glücklich, obwohl es keine originär anwaltliche Tätigkeit ist. Aber die anwaltlichen Mandate kommen oftmals mit den Betreuungen zusammen. Häufig sind es Nachlassangelegenheiten, die unerledigt geblieben sind, oder Räumungsklagen, weil Mieten nicht gezahlt wurden. Auch Familienstreitigkeiten sind nicht selten, da versuche ich dann zu erklären und zu vermitteln.

Seit 1. Oktober dieses Jahres werde ich von einer Mitarbeiterin unterstützt. Martha Meier ist keine ausgebildete Rechtsanwaltsfachangestellte, aber eine hochmotivierte freundliche Mutter von drei fast erwachsenen Kindern, die alles mitbringt, was mir die Arbeit erleichtert. Sie hat eine so liebenswerte Art, dass sie sogar den muffeligsten Behördenmitarbeiter bewegt, genau das zu tun, was für uns gerade wichtig ist.

Die Betreuung, die ich heute übernommen habe, betrifft eine ältere, freundliche Dame. Sie ist hocherfreut, ein wenig Unterstützung zu bekommen, was nicht immer so der Fall ist. Oft laufe ich nicht gerade offene Türen ein; Betreuung, das hat leider noch immer ein wenig den Beigeschmack der Entmündigung. Dabei ist das ganz und gar nicht so, sondern sogar ausdrücklich im Bürgerlichen Gesetzbuch geregelt: Da steht in § 1901 Abs. 3 Satz 1 BGB: „Der Betreuer hat den Wünschen des Betreuten zu entsprechen, soweit dies dessen Wohl nicht zuwiderläuft und dem Betreuer zuzumuten ist."

Mir ist das klar, und so versuche ich, in den ersten Begegnungen erst einmal das Vertrauen der Menschen zu gewinnen, für die ich fortan oftmals so wichtige Entscheidungen zu treffen habe. Dabei möchte ich nie aus den Augen verlieren, wie es für mich wäre, wenn ein völlig Fremder plötzlich so gewaltigen Einfluss auf den Fortgang meines Lebens nehmen könnte. Leider wird von einigen Betreuern den Begriff der Zumutbarkeit sehr eng ausgelegt. Das geht so weit, dass manche der Kollegen sogar die regelmäßig vorgeschriebenen Besuche bei ihren Klienten nicht wahrnehmen, um wichtige Angelegenheiten mit ihnen zu besprechen. Aber das sind zum Glück nur Einzelne, den meisten liegt das Wohl der ihnen anvertrauten Menschen sehr am Herzen.

Ich nehme dem Paketboten das Paket aus den Händen und trage es ins Haus. Absender ist das Amt für Soziales Entschädigungsrecht, und ich finde drei Aktenbände vor. Insgesamt umfassen die Bände 528 Seiten. Na gut, dann werde ich mich mal daransetzen, denke ich und vergesse völlig, dass ich eigentlich was kochen wollte. Nach und nach arbeite ich mich durch die Akte und versuche zu verstehen, was hier passiert ist.

Als die Leitende Prüfärztin das Gutachten von Prof. Kieblitz auf ihrem Tisch liegen hat, scheint sie mit ihrem Latein am Ende zu sein. In einem am 17. Mai 2013 verfassten Prüfvermerk ist erkennbar, dass sie offensichtlich versucht hat, auf den MRT-Bildern zu erkennen, ob krankhafte Veränderungen in meinem Rückenmark zu finden sind, die im Laufe der Jahre zugenommen haben und ihr die Verschlechterung meines Gesundheitszustandes erklären können. Diese Aufgabe bleibt üblicherweise den speziell ausgebildeten Neuroradiologen vorbehalten. Der Akte kann ich entnehmen, dass sie sogar einen Radiologen um Rat gebeten hat. Die Antwort des Chefarztes für Radiologie in der Akte entspricht genau dem, was ich bisher in Erfahrung gebracht habe: Er teilt der Leitenden Prüfärztin mit, dass zwischen Bewegungsstörung und radiologischen Befunden kein Zusammenhang bestehen muss, bei dem die beiden Elemente wechselseitig auf sich einwirken.

Die Leitende Prüfärztin ist offensichtlich nicht so leicht zu überzeugen. Sie will es besser wissen als der fachärztliche Kollege. Ich finde eine umfangreiche Übersicht über die sich aus den MRT-Aufnahmen ergebenden Befunde vor. Scheinbar ist Frau Dr. Pfeiffer nach wie vor auf der Suche nach einem objektivierbaren organischen Korrelat, sie sucht demnach nach Befunden in den Aufnahmen, die ihr erklären können, warum sich meine Gehfähigkeit so verschlechtert hat.

Ein paar Seiten später räumt sie dann in einer weiteren von ihr verfassten gutachterlichen Stellungnahme ein, ein Vergleich innerhalb der vorliegenden Aufnahmen, die seit 1995 angefertigt worden sind, sei schon deshalb nicht möglich, weil sich die Medizintechnik in den fast zwanzig Jahren weiterentwickelt habe. Sie kommt zu dem Schluss, dass dem Chefarzt der Radiologie doch zuzustimmen sei und die Bewegungsstörungen nicht zwingend durch einen entsprechenden Kernspinbefund nachgewiesen werden müssen. Mit gesundem Menschenverstand wäre an diesem Punkt alles geklärt gewesen. Ich hatte zwischenzeitlich darauf hingewiesen, dass die Herpesinfektion zu der Differenz bei den Befunden in dem Gutachten der Uni-Klinik geführt habe und dies den Eindruck der Aggravation bei dem Sachverständigen erweckt haben könnte. Der Radiologe hatte klargestellt, dass sich ein Fortschreiten des Krankheitsverlaufs nicht zwingend im MRT nachweisen lassen muss. Und das Gutachten von Prof. Kieblitz ist vollkommen untauglich, und bringt niemanden in der Sache weiter.

Die Leitende Landesmedizinaldirektorin, die den Posten der Leitenden Prüfärztin bekleidet, ist keine Fachärztin für Neurologie, Psychiatrie oder Radiologie. Sie muss sich auf kompetente Zuarbeit seitens der beauftragten Kollegen verlassen können. Prof. Kieblitz hat ihr nicht weiterhelfen können. Daher beißt sie sich jetzt an dem Vorwurf der Aggravation fest. Sie sieht eine psychogene Überlagerung als gegeben und möchte dies durch ein Psychiatrisches Gutachten geklärt wissen. Differenzialdiagnostisch hält sie sogar eine dissoziative Störung für möglich. An dieser Stelle hat sie dann Frau Dr. Arens ins Spiel gebracht. Die Psychiaterin sollte ein psychiatrisches Gutachten über mich erstellen. Dazu ist es aber gar nicht gekommen. Frau Dr. Arens hat offenbar befunden, dass ich ausreichend begutachtet worden sei und der GdS mit 40 angemessen beurteilt wäre. Sie hat sich nie die Mühe gemacht, mich kennenzulernen oder wenigstens mit mir zu sprechen. Das alles hat sie der Akte entnommen und den darin befindlichen Gutachten der Neurologen.

Als ich das lese, weine ich bereits haltlos. Was passiert hier? Was machen diese Menschen mit meinem Leben? Was hat das alles noch mit mir zu tun? Die Verzweiflung kann ich spüren wie körperlichen Schmerz. Ich muss mich beruhigen, denke ich. Wie eine Beschwörungsformel wiederhole ich immer wieder: Beruhige dich, beruhige dich. Zum Glück habe ich gelernt, mich zur Ruhe zu zwingen. Ich beherrsche die aktive Entspannungsübung nach Jakobsen wie aus dem ff. Als Hanns nach Hause kommt, steht zwar kein Essen auf dem Tisch, aber ich habe mich weitestgehend gefasst.

16. Oktober 2013

„Mami, er sagt, ich werde es nie schaffen!"

Hannah schluchzt verzweifelt in mein Ohr. Ich war schon überrascht, als ich ihre Nummer im Display gesehen habe, eigentlich war bei ihr für heute eine Prüfung angesetzt worden. Sie hat so viel dafür gelernt. Und nun erzählt sie mir, dass sie es nicht geschafft habe, den ganzen Stoff zu bearbeiten. Die Tage, die sie in Bielefeld war, um meine Mutti, ihre Mimi, zu beerdigen und zu beweinen, hätten zu viel Zeit gekostet. Deshalb sei sie in die Uni gefahren und habe nur mitteilen wollen, dass sie an der Prüfung nicht teilnehmen werde. Dann wäre dieser erste Versuch als nicht bestanden gewertet worden, und sie müsste beim nächsten Mal gleich im Zweitversuch antreten. Ein ehrenwertes und korrektes Vorgehen. Sie wollte sich nicht hinter einer Krankschreibung verstecken, sondern hat der Prüferin alles genau so erzählt, wie es sich abgespielt hat. In der Uni ist inzwischen bekannt, dass Hannah einen Nachteilsausgleich wegen ihrer Legasthenie in Anspruch nehmen darf. Sie ist die erste Studentin an der Veterinärmedizinischen Fakultät, die sich darauf berufen hat. Wir mussten weite Wege gehen, um im Prüfungsamt und Dekanat zu erklären, was es damit auf sich hat, aber inzwischen läuft es gut.

Die Lehrstuhlinhaberin, die die Prüfung abnehmen will, fragt aber genau nach. „Wenn Ihre Großmutter gestorben ist und Sie deshalb wegen der Legasthenie nicht genug Zeit hatten, sind Sie krank", stellt sie fest. „Dann gehen Sie jetzt zum Amtsarzt und lassen sich krankschreiben." Das ist menschlich großartig, aber inhaltlich völlig verfehlt. Hannah hat noch versucht, zu erklären, dass die Legasthenie ihr so viel Zeit raube, Legasthenie aber keine Krankheit sei, aber die freundliche, wohlwollende Professorin besteht darauf, dass unser Kind den Amtsarzt aufsucht. „Was genau hat er gesagt?", versuche ich, Licht ins Dunkel zu bringen. Hannah weint so herzzerreißend, dass ich kaum Gehör finde.

„Ach, Mama", bricht es schließlich aus ihr heraus, als sie sich halbwegs gefangen hat. „Der Amtsarzt sagt, ich solle mir nichts vormachen. Ich sei schließlich behindert und würde es nie schaffen. Und selbst wenn, meint er, würde niemand eine behinderte Tierärztin einstellen wollen, und ich würde nie eine Stelle finden." Bei den Worten meines weinenden Kindes stockt mir der Atem. Bisher habe ich gedacht, ich sei konfliktfähig und geschult durch den Umgang mit der Behörde, die mir das Leben seit Jahren schwer macht. Aber gerade steigt Mordlust in mir auf. Jetzt geht es um mein Kind, und da verstehe ich keinen Spaß. „Bleib, wo du bist, rühr dich nicht vom Fleck! Ich melde mich gleich wieder bei dir", damit lege ich auf. Ohne Zögern wähle ich die Nummer des Amtsärztlichen Dienstes. „Rechtsanwältin Pörtner, spreche ich mit dem zuständigen Amtsarzt?" Meine Stimme klingt leise und schneidend. Ich melde mich nie mit meinem Beruf, aber hier scheint es mir angebracht, die Karten von Anfang an auf den Tisch zu legen. „Ja?" Der Amtsarzt scheint überrascht, stellt keine Verbindung zu seiner vor wenigen Minuten beschimpften Patientin her. „Sie haben vor etwa einer Viertelstunde mit meiner Tochter, Hannah Pörtner, gesprochen", leite ich das Gespräch ein. „Ich erinnere mich, und jetzt rufen Sie an? Dann kann ich Ihnen gleich sagen, dass Sie das Mädchen von der Uni nehmen müssen. Die kann das nie schaffen …“ – „Stopp!“ Es ist nicht meine Art, andere Menschen zu unterbrechen, aber hier gelten keine meiner eigenen aufgestellten Regeln. Das hier ist Krieg! „Sie haben meiner Tochter gesagt, sie sei behindert, werde das Studium ohnehin nicht schaffen können, und außerdem werde sie später auch keine Stelle finden, weil niemand eine behinderte Tierärztin einstellen will. Habe ich das so richtig verstanden?“ Die Telefonleitung müsste gleich zufrieren, so eiskalt klirrend klingt meine Stimme. „Ja, wie ich schon sagte, Sie müssen sie von der Uni abmelden, das hat keinen Sinn“, höre ich ihn wie aus weiter Ferne großspurig tönen. Offensichtlich ist er immun gegen die Eiswürfel in meiner Nachfrage.

„Gut, dass das jetzt klargestellt ist“, fahre ich ihm wieder in die Parade. „Sofern Sie das fachlich vertreten können, werden Sie meiner Tochter jetzt die Bescheinigung ausstellen, um die sie Sie gebeten hat. Und sich bei ihr entschuldigen. Es steht Ihnen in keiner Weise zu, sich dergestalt zu äußern, und seien Sie sicher, dass ich keine Mittel und Wege scheuen werde, Ihnen das Leben schwer zu machen, sollten Sie keinen Grund für eine Entschuldigung erkennen. Falls Sie sich nicht entschuldigen, werden Sie morgen in der Zeitung über sich lesen, und ich werde Ihren Dienstherren und die Ärztekammer in Kenntnis setzen. Ihre Äußerungen sind unverschämt, diskriminierend, rechtsradikal und absolut nicht hinnehmbar. Dass jemand wie Sie bei der Behörde arbeiten und den ärztlichen Beruf ausüben darf, ist mehr als fragwürdig.“ Ich zittere am ganzen Körper, mir ist richtiggehend übel, aber meine Stimme lässt das nicht erkennen. „Haben Sie mich verstanden?“ „Klar und deutlich“, klingt er kleinlaut oder bilde ich mir das ein? Er hat gar nicht den Versuch unternommen, mich zu unterbrechen. Hannah bekommt ihre Bescheinigung ein paar Minuten später und dazu eine zähneknirschende Entschuldigung. Der verbeamtete Mann im weißen Kittel ist also nicht nur menschlich ein Versager, sondern auch noch ein Feigling dazu. Und er hat so große Macht! Ich will gar nicht wissen, welchen Schaden er damit anrichten kann.

Wir überlegen eine Zeitlang, ob wir den Vorfall zur Anzeige bringen. Mir ist dabei vollkommen egal, ob ich wegen Nötigung oder Bedrohung belangt werden könnte. Ausschlaggebend für unsere Entscheidung dagegen ist vielmehr, dass Hannah nicht immer wieder mit dieser unerfreulichen Begegnung konfrontiert werden soll. Nur aus diesem Grund lass ich die Angelegenheit im Weiteren ohne Konsequenzen für den Medizinmann. Trotzdem klingt das Gesagte noch Monate später in ihr nach und macht ihr winzig aufkeimendes Selbstbewusstsein in großen Teilen wieder zunichte.

7. November 2013

„Zum ersten Mal neunundzwanzig."

Sarah feiert ihren Geburtstag in Würzburg, wo sie nach wie vor lebt und arbeitet, nachdem sie im letzten Jahr ihr Studium mit ihrer Approbation erfolgreich beendet hat, im Uniklinikum Würzburg, um ihre Facharztausbildung zu absolvieren. Wie ihr Vater möchte auch sie sich später niederlassen und vielleicht in vier Jahren die Praxis übernehmen.

Vor neunundzwanzig Jahren habe ich Sarah auf die Welt gebracht. Zehn Tage nach dem errechneten Geburtstermin hat der Gynäkologe mir damals die Fruchtblase eröffnet und mich an einen Wehentropf angeschlossen. Dienstagmorgen war es, sieben Uhr. Ich erinnere mich genau, jedes Jahr aufs Neue. Die ganze Zeit musste ich auf der Untersuchungsliege im Kreißsaal auf dem Rücken liegen. Nachmittags bekam ich eine Periduralanästhesie gespritzt, weil die Schmerzen unerträglich geworden waren und sich der Muttermund nicht öffnete. Trinken durfte ich nicht und essen natürlich auch nicht. Dafür kam ständig irgendwer, um mich zu untersuchen. Niemand traf eine Entscheidung! Das war Chefsache! Ich war Kollegenfrau, und Hanns arbeitete auch noch in dieser Klinik. Aber es ging nicht weiter.

Immer wieder schaute Hanns nach mir, und auch sein Bruder rief in regelmäßigen Abständen im Kreißsaal an. „Was machen die mit Marie?", fragte er besorgt. „Spätestens acht Stunden nach Eröffnung der Fruchtblase soll das Kind raus aus dem Bauch." Am nächsten Tag, dem Mittwoch gegen fünfzehn Uhr, habe ich mich aufgesetzt und versucht, mir die Infusionsnadel zu entfernen. Ich war am Ende meiner Kraft und hatte große Angst um mein Kind. In der Nacht hatte eine Hebamme, die neu ihre Schicht antrat, meine Blase mittels eines Katheters entleert. Die Blase war übervoll und maximal gespannt, wie die junge Frau mir mitteilte. Klar, seit morgens bekam ich Infusionen und war kein einziges Mal auf Toilette gewesen. Durch die Periduralanästhesie merkte ich im Unterleib auch nicht, wie sich die Blase gefüllt hatte, und niemand hatte es für notwendig gefunden, einmal nachzuschauen. „Ich suche mir jetzt einen Arzt, der mir das Kind aus dem Bauch holt", habe ich damals der überrascht schauenden Hebamme erklärt. Endlich kam der Chefarzt und dann ging alles ganz schnell. Ich kam notfallmäßig in den OP, Sarahs Herztöne waren kaum mehr zu hören. Per Kaiserschnitt haben sie meiner Kleinen auf die Welt geholfen. Der Muttermund war nach über dreißig Stunden nur vier Zentimeter geöffnet.

Am nächsten Tag haben sie mir Sarah weggenommen. Sie musste in die Kinderklinik wegen des Verdachts auf ein Amnioninfektionssyndrom. „Sie müssen jetzt sehr tapfer sein", forderte mich der Chefarzt auf, als sie Sarah in einem kleinen tragbaren Inkubator weggetragen haben. Ein so erkranktes Kind kann in der Folge an einer Blutvergiftung sterben. 1984 hieß es, nach Eröffnung der Fruchtblase soll nach maximal acht Stunden das Kind geholt werden. Warum die Ärzte das nicht befolgt haben, habe ich nie erfahren. Sarah hat zehn Tage in der Kinderklinik gelegen, Infusionen bekommen, und ich habe meine Milch abgepumpt, weil ich nicht zu ihr durfte. Hanns ist zweimal täglich in die fünf Kilometer entfernte Klinik gefahren, um ihr meine Milch zu bringen. Nach drei Tagen habe ich es nicht mehr ausgehalten, mich auf eigene Verantwortung in ein Taxi gesetzt und bin zweimal am Tag zu ihr gefahren, um sie zu stillen und im Arm zu halten. Alles ist gut gegangen. Gott hat seine schützenden Hände über mein Kind und mich gehalten, aber es hätte durchaus anders ausgehen können.

Jetzt betreue ich zwei junge Männer, die durch einen Geburtsschaden schwer geschädigt sind. Beide Familien haben viel Geld bekommen, aber das kann die Gesundheit und das Unglück der Betroffenen und ihrer Angehörigen nicht aufwiegen. Wie jedes Jahr empfinde ich an diesem Tag große Dankbarkeit und Demut.

In diesem Jahr kommt noch ein anderes Gefühl dazu. Die komplette Woche habe ich die Begründung für meinen Widerspruch ausgearbeitet und mir Mühe gegeben, alle Emotionen beiseitezulassen. Jetzt endlich bin ich zufrieden. Viele Fehler fanden sich in der Akte, die ich mir hatte kommen lassen. Auf alles habe ich, sorgfältig ausgearbeitet, hingewiesen. Ich hoffe wirklich, dass meine Argumente überzeugen werden. Auf neun Seiten habe ich alle Widersprüchlichkeiten und Ungereimtheiten in den Gutachten gründlich und nachvollziehbar zusammengetragen. Dabei habe ich auch auf die Gutachten von Dr. Banch aus dem Jahr 2004 und Dr. Fuchs aus dem Jahr 2009 hingewiesen. Beide Gutachter hatten ausdrücklich erwähnt, dass bei mir keinerlei Aggravationstendenz zu spüren gewesen sei. Im Gutachten von Dr. Banch ging es um Rentenansprüche, Herr Dr. Fuchs sollte sich zum Grad meiner Schwerbehinderung äußern. Hätte ich übertreiben wollen, wären dies die richtigen Zeitpunkte gewesen, weil es ja um das Ausmaß meiner Einschränkungen ging.

Bei Prof. Waltersmann beziehungsweise seinem Oberarzt Dr. Kindermann ging es aber um die Kausalität der Impfung in Bezug auf die Myelitis. Er sollte also prüfen, ob die Impfung für meine Erkrankung ursächlich war. Da hätte es keinen Sinn gemacht, etwas schlechter darzustellen, als es in Wirklichkeit ist. Außerdem hätte der Gutachter sich in einer erneuten Untersuchung davon überzeugen müssen, um sich der Aggravation sicher zu sein. Es ist ein schwerwiegender Vorwurf, sofern er in einem Gutachten aufgeworfen wird, deshalb darf er ohne Wiederholungsuntersuchung keinesfalls erhoben werden. Das hat Dr. Kindermann versäumt, und sein Chefarzt, Prof. Waltersmann, ist ohne eigene Überprüfung auf den Zug aufgesprungen.

Schließlich habe ich eine Übersicht über alle erhobenen Befunde aufgestellt. Es gibt mitarbeitsunabhängige Untersuchungen wie MRT und sämtliche magnetischen, elektrischen oder visuellen Untersuchungen. Reflexe gehören auch dazu. Und dem gegenüber stehen die mitarbeitsabhängigen Untersuchungen, wie Bein hochheben oder den Fuß gegen die Kraft des Untersuchers drücken. Diese wären grundsätzlich der Manipulation zugängig. Allerdings muss auch immer bedacht werden, dass auch die Krafteinwirkung des Untersuchers eine Rolle spielt, und er ebenso unterschiedliche Wahrnehmungen empfangen kann. Genau betrachtet ist das ein Teufelskreis. Jeder Gutachter kann seine Untersuchungen aus den mitarbeitsbezogenen Untersuchungen interpretieren, wie immer er will. Ich konzentriere mich daher auf die objektivierbaren mitarbeitsunabhängigen Befunde und erstelle eine Art Kurve, aus der eine kontinuierliche Verschlechterung klar zu erkennen ist.

Streng halte ich mich an Fakten. Ich möchte mit guten Argumenten überzeugen und mich nicht im Sumpf von Spekulationen und Behauptungen verlieren. Dabei verweise ich auch auf die Versorgungsmedizin-Verordnung, die bei einer unvollständigen Brustmarkschädigung mit Teillähmung beider Beine und Störungen der Blasenfunktion je nach Ausprägung einen GdS von 60 – 80 vorgibt. Diese Verordnung gilt für Gutachter als verbindliche Norm und hat bei der Erstellung des Bescheides durch die Behörde keine Berücksichtigung gefunden.

Noch einmal durchgelesen und kontrolliert. Dann ab aufs Fax mit den beiden Anlagen, die aus zwei Seiten aus einem Radiologie-Buch bestehen und erklären, dass bei einer akuten Querschnittsmyelitis keine enge Wechselbeziehung zwischen den MRT-Befunden und der klinischen Symptomatik bestehen muss. Der Artikel stammt aus dem Jahr 1996. Abends stoßen Hanns und ich an. Auf unser Glück, dass Sarah gesund ist und darauf, dass die Abteilung Impfschaden jetzt verstehen wird, dass mein GdS mindestens mit 70 bewertet werden muss.

12. Dezember 2013

„Da haben Sie wirklich jemanden sehr glücklich gemacht."

Marthas Stimme klingt fröhlich, als sie den Hörer auflegt. Sie hat gerade mit einer Mitarbeiterin bei einer Wohnungsbaugesellschaft telefoniert. „Wir haben eine Wohnung für Frau Bilsky gefunden", beantwortet sie meine unausgesprochene Frage. „Das ist ja großartig", ich bin unsagbar erleichtert. Die alte Dame bekommt zwar Unterstützung vom Pflegedienst, und auch die Sozialhilfe ist bewilligt und wird gezahlt. Aber trotz einer Stehlampe für die Küche, die ich vor einer Wohnungsräumung aus einer anderen Wohnung gerettet und zu ihr gebracht habe, und die ihr nun etwas Licht spendet, ist es immer noch kalt in allen Räumen. Das mit der Lampe darf ich streng genommen nicht. Ein rechtlicher Betreuer darf keine Schenkung vornehmen, aber es gibt die Ausnahme der Gelegenheitsgeschenke oder Schenkungen in besonderen Fällen: zum Beispiel, wenn damit einer sittlichen Pflicht entsprochen wird. Nach meiner Auslegung ist das hier genau der Fall. Sonst wäre die Lampe auf dem Müll gelandet, da ist ein bisschen Kreativität sicher angebracht.

Als ich zu ihr fahre, um sie zu informieren, ist die alte Dame völlig aus dem Häuschen. „Eine richtige Wohnung, mit Licht und Heizung, ich kann es kaum glauben. Sie hat der Himmel geschickt." Bevor ich sie verlasse, nimmt sie mich in den Arm. Sie riecht nach Schweiß und nach Kohl, aber auch nach Dankbarkeit. Ich lasse es gerne geschehen, froh, sie so glücklich zu sehen. Am nächsten Tag bekomme ich einen Anruf vom Pflegedienst. Die Stimme am anderen Ende der Leitung ist aufgeregt, fast weinerlich. „Wir wollten doch nur mit ihr zum Arzt", entnehme ich dem Durcheinander der Worte, die an mein Ohr klingen. „Und jetzt ist sie tot." Mir wird kalt. „Wie tot? Wie meinen Sie das?", hake ich nach, kann kaum glauben, was ich höre. Eine Mitarbeiterin des Pflegedienstes habe Frau Bilsky in der Wohnung abgeholt, erfahre ich. Der Arzttermin bei dem neuen Hausarzt sei um elf Uhr gewesen. Auf dem Weg vom Auto zur Praxis sei sie zusammengebrochen. Sie sei sofort tot gewesen.

Ich bleibe einen Augenblick still am Schreibtisch sitzen. Die alte Dame hat mich ein wenig an meine Mutti erinnert, und es war nicht nur die fehlende Heizung. Selten bin ich ähnlich betroffen, wenn ein mir anvertrauter Mensch stirbt. Professioneller Abstand muss sein, sonst hält man das nicht aus. Aber manchmal gelingt das eben nicht, vor allem dann nicht, wenn etwas in einem selbst zum Schwingen gebracht wird. Als ich die Tochter informiere, gilt ihre erste Frage dem Bargeld in der Wohnung.

10. Februar 2014

„So können die nicht mit mir umspringen, mir reicht es jetzt wirklich!"

Zwei Tage nach meinem Geburtstag liegt erneut ein Widerspruchsbescheid in unserem Briefkasten. Lapidar in wenigen Sätzen wird mir erklärt, dass es bei der Bewertung des GdS von 40 bleibe. Der Sachbereich Recht habe meinen Widerspruch geprüft und keine Notwendigkeit erkannt, Abhilfe zu schaffen. Im Übrigen sei mir nach erfolgter Akteneinsicht alles bekannt, was zu dieser Entscheidung geführt habe. Es folgen diverse Textbausteine mit dem üblichen Behörden-Bla-Bla. Diesmal zögere ich keine Sekunde. Ich setze mich an meinen Schreibtisch, haue den Eingangsstempel auf den Bescheid, formuliere meine Klage an das Sozialgericht und lege sie aufs Fax. Ich beantrage erneut Akteneinsicht und stelle meine Begründung nach erfolgtem Aktenstudium in Aussicht.

9. April 2014

„Die werden mich nicht feiern, wenn sie alle das lesen müssen."

Das Paket ist groß und schwer. Vierundzwanzig Seiten Klagebegründung mit dreiundvierzig Anlagen in dreifacher Ausfertigung. Zusammen sind es etwa achthundert Seiten. Alle Gutachten, Arztbriefe, Belege über meine schulische und berufliche Ausbildung und diverse Literaturnachweise sind als Anlagen meiner Klagebegründung beigefügt. Akribisch habe ich die Akte der zuständigen und leider nach wie vor widerständigen Behörde erneut studiert und meine Begründung sorgfältig formuliert. Ich vertrete mich weiterhin selbst. Das traue ich mir inzwischen zu, und ich möchte keine zusätzliche Fehlerquelle schaffen. Auch in der Kommunikation zwischen Mandanten und Anwalt können Missverständnisse auftreten, die einem Verfahren eine nicht gewünschte Wendung geben können.

Übernehme ich ein Mandat, binde ich meine Auftraggeber stets eng ein. Ehe ein Schriftstück meine Kanzlei verlässt, gebe ich es dem Mandanten zum Gegenlesen. Erst wenn er es freigegeben hat, schicke ich es an den Adressaten. Sei es der gegnerische Anwalt oder das Gericht. Das findet offenbar große Resonanz, jedenfalls habe ich gut zu tun. So gut, dass ich meinem Doktorvater nun letztmalig eine Absage erteilt habe. Er hat großartig reagiert. „Sie verstehen es, Prioritäten zu setzen", hat er mich getröstet. „Eine Dissertation schreiben können Sie auch noch mit siebzig, aber arbeiten wird dann schwierig werden." Ich hatte ihm erzählt, wie gut mein kleiner Laden läuft, und was für ein Glück ich habe, dass das Betreuungsgericht mich so oft und gerne bedenkt.

Inzwischen habe ich sogar Kanzleiräume angemietet. Neben Martha Meier habe ich eine weitere Mitarbeiterin angestellt, und wir brauchen dringend mehr Platz. Es gibt noch einen weiteren Grund: Einige meiner Betreuten sind schwer psychisch krank, und ich möchte nicht, dass sie meine private Anschrift kennen. Die Anschrift des Betreuers steht in den Beschlüssen, die die Betroffenen natürlich auch bekommen. Deshalb habe ich zum 1. Juni ein kleines Büro angemietet und bin voller Vorfreude.

Als ich die Stellungnahme von Prof. Kieblitz zu meinem Widerspruch in der Akte gefunden habe, musste ich lachen. Kurz vor Weihnachten hatte er auf die Anfrage der Leitenden Prüfärztin ein ergänzendes Statement verfasst. Mein Widerspruchsschreiben sei doch sehr auffällig. Zu den ganzen Details im Einzelnen wolle er sich nicht äußern, lediglich auf drei Aspekte eingehen: Er fände es äußerst ungünstig, dass in meinem Falle Patient, Mandant, Kläger und Rechtsanwalt in einer Person firmieren würden. Damit seien Objektivität und Transparenz aufgehoben. Zweitens beschreibt er das Hohe Lied des Herrn Prof. Kieblitz, seine fachliche Expertise, wie viele Patienten er im Jahr behandelt und bezieht sich dabei auf seine Publikationen und Vorträge. Zuletzt betont er, dass er bei fehlenden radiologischen Befunden gar nicht anders konnte, als von Aggravation auszugehen. Die von ihm festgesetzte GdB von 70 sei äußerst großzügig bemessen.

Na ja, dachte ich so bei mir. Mandant, Patient und Kläger sind immer dieselbe Person. Das liegt in der Natur der Sache. Und aus gutem Grund gibt es beim Sozialgericht keinen Anwaltszwang. Es ist absolut üblich, dass die Geschädigten sich hier ohne Anwalt vertreten. Und zum Zeitpunkt seiner Stellungnahme war ich noch nicht einmal Klägerin, wir befanden uns erst im Widerspruchsverfahren. Dies verdeutlicht einmal mehr die Gefahr, sich aufs Glatteis zu begeben, wenn man von Dingen spricht, von denen man keine Ahnung hat. Darin scheint der Chefarzt tatsächlich ein Ass zu sein. In meinem Widerspruch hatte ich bewusst nicht die gesamte Expertise des Professors infrage gestellt. Lediglich bezüglich des Formenkreises der Myelitiden. Dass er dennoch wie ein waidwundes Tier um sich beißt, ist schade, verdeutlicht aber seine – aus meiner Sicht – fehlende Bereitschaft, sich mit Kritik auseinanderzusetzen. Dabei soll er seine Stroke-Unit wirklich gut im Griff haben, wie man sich erzählt.

Aber bereits damals schoss mir ein Satz durch den Kopf, der mich schon begeistert hat, als ich erstmalig davon gehört habe: „Mach einen klugen Menschen auf einen Fehler aufmerksam, und er wird sich bedanken, ein dummer Mensch hingegen wird dich beleidigen." Ähnliches findet sich in Sprüche 9.8 in der Bibel: „Rüge nicht den Spötter, dass er dich nicht hasse; rüge den Weisen, der wird dich lieben." Ob nun von Laotse oder aus der Bibel, es ist viel Wahres daran, und der Chefarzt ist der beste Beweis dafür. Seine Erklärung, wegen der fehlenden korrespondieren MRT-Befunde Rückschlüsse auf eine Aggravation zu ziehen, lässt mich vollkommen sprachlos vor dem Schreiben sitzen. Ihm lag alles vor: die Stellungnahme des Chefarztkollegen für Radiologie und auch der Literaturnachweis, den ich meinem Widerspruch beigelegt hatte. Sollte ich doch irgendwann einen neuen Anlauf auf meinen eigenen Doktortitel nehmen, werde ich zu Medizinischen Gutachten im Sozialrecht promovieren. Das jetzige System, dass einer vom anderen abschreiben kann, ist eine Katastrophe.

5. Juni 2014

„Schau mal, hier oder hier?“

Hanns steht auf einer kleinen Leiter an der Hauswand neben dem Eingang zu meiner kleinen Kanzlei und hält mein neues Schild an die Wand.

Marie Pörtner
Rechtsanwältin

steht auf dem glänzenden Messingschild. Das bin ich, kaum zu glauben. „So ist super! Komm, ich halt es fest, solange du bohren musst.“ Hanns reicht mir das Schild, es ist ganz schön schwer. Kurze Zeit später hängt es kerzengerade an der Wand. Es hat so etwas Offizielles. Zuhause in meinem kleinen Büro, in dem ich schon für die Uni gepaukt habe, war eher eine intime Atmosphäre. Hier ist das anders. Hier ist die Kanzlei der Rechtsanwältin Pörtner.

Meine kleine Kanzlei ist explodiert. Inzwischen habe ich schon vierundfünfzig Betreuungen bekommen. Die Deadline liegt bei sechzig, mehr sollte man nicht führen. Sechs Betreuungsrichter gibt es in unserem Amtsgericht, drei von ihnen bedenken mich regelmäßig. Frau Hassel, Richterin am Amtsgericht, hat herausbekommen, dass ich ein bisschen mehr von Medizin verstehe als die anderen Rechtsanwälte. Sobald sie in einem Krankenhaus einen Betreuer braucht, bekomme ich einen Anruf: „Frau Pörtner, ich bin im Städtischen Krankenhaus auf der Kardiologie. Sind sie verfügbar? Wie schnell können Sie hier sein?“ Ich mache es immer möglich zu kommen. Kaum stehe ich bei ihr am Bett des Betroffenen, kommt der Satz, der Musik in den Ohren eines jeden Betreuers ist: „Beschlossen und verkündet: Frau Rechtsanwältin Pörtner ist zur Betreuerin im Betreuungsverfahren zum Aktenzeichen 2 XVII 31815/14 bestellt.“

Auch die Rechtspfleger bestellen mich. Seit ich 2013 einen Fall angenommen habe, der sechs dicke Aktenhefter umfasste, bekomme ich spannende Sachen. Das Verfahren war seit Jahren von einem zum anderen geschoben worden, und niemand wollte es haben. Mich hat es bewegt, weil es um einen jungen Mann mit einem schweren Geburtsschaden ging. Das Besondere an den Verfahrenspflegschaften ist, dass ich anwaltlich abrechnen darf, wenn es mit einer anwaltlichen Tätigkeit verbunden ist. Auf einmal verdiene ich richtig viel Geld, und darauf bin ich schon ein bisschen stolz.

Meine beiden Mitarbeiterinnen verstehen sich prächtig, die Stimmung im Büro ist fast immer fröhlich. Wohnungen müssen geräumt, Häuser verkauft und unzählige Anträge geschrieben werden. Viele Betreute bringen juristische Mandate mit, wie Räumungsklagen, Nachlassangelegenheiten oder Überschuldungen, die manchmal sogar in eine private Insolvenz münden. Ich nehme an Ethikkonferenzen teil, wenn es um die weitere Behandlung sterbenskranker Menschen geht, beantrage geschlossene Unterbringungen, wo psychisch Kranke sich selbst gefährden oder Demenzkranke hilflos umherirren. Nie habe ich mir vorstellen können, dass mein Studium mich in ein so buntes Berufsbild katapultieren könnte. Und ich spüre, wie mich die Arbeit mit den Menschen verändert. Sie verlangen mir großen Respekt ab, die Alten, die Kranken, die pflegenden Angehörigen, Mitarbeiter in Heimen und Krankenhäusern, aber auch die Sozialhilfeempfänger, die ihr Leben lang gearbeitet oder Kinder aufgezogen haben, und deren Rente zum Leben zu gering ist und zum Sterben zu hoch.

Martha Meier und Karin Klein sind fleißig wie die Bienchen. In Windeseile putzen sie die gerade montierten Büromöbel und räumen die Umzugskisten leer. Alexas Bruder schließt uns die Computer und die Drucker an, Hanns montiert noch einige Lampen, und als wir am Abend alle zusammen in der kleinen Kneipe um die Ecke sitzen, ist schon alles fertig. „Morgen kann es losgehen mit unserer kleinen Zauberbude. Ihr werdet sehen, wir werden eine Menge Spaß haben." Abends falle ich todmüde und glückselig in mein Bett. Vor über fünfundzwanzig Jahren war es das Schild für Hanns' Praxis. Da war ich noch ein Schattenkind, heute habe ich meinen eigenen Kittel. Und mein eigenes Schild! Mit diesem Gedanken schlafe ich ein.

16. Juni 2014

Vom Sozialgericht erhalte ich das Schreiben der von mir beklagten Behörde. In kurzen Worten beantragt die Gegenseite, meine Klage abzuweisen. Man habe keine Veranlassung, von der Einschätzung der Leitenden Prüfärztin abzuweichen. Zu meiner detaillierten Begründung wird gar nicht Stellung bezogen. Das Gericht stellt es mir frei, mich hierzu zu äußern.

28. Juni 2014

„Zusammenfassend halten wir die hier erhobenen Befunde als ausreichend, um eine klinische Verschlechterung im Krankheitsverlauf zu dokumentieren."

Mein behandelnder Arzt hat mir eine Zusammenfassung seiner Untersuchungsergebnisse seit 1999 erstellt, aus der sich ergibt, dass sich mein Gesundheitszustand in den fünfzehn Jahren deutlich verschlechtert hat. Dieses Schreiben reiche ich beim Sozialgericht ein und verweise noch einmal auf die objektivierbar feststellbar erhobenen Befunde. Mir ist klar, dass ich mich massiv gegen den Vorwurf der Aggravation zur Wehr setzen muss.

In gewisser Weise fühle ich mich in meiner Intelligenz beleidigt. Warum sollte ich übertreiben, wenn es um den ursächlichen Zusammenhang und gar nicht um die Schwere der Schädigung ging? Da wären die Begutachtungen von Herrn Dr. Banch und Herrn Dr. Fuchs besser geeignet gewesen, als meine Erwerbsfähigkeit beziehungsweise der Grad der Behinderung beurteilt werden sollte. Ganz anders hatte es sich aber bei der Untersuchung im Uni-Klinikum dargestellt. Hier war die Fragestellung die der Kausalität der Impfung zur Gesundheitsschädigung. Da spielt das Ausmaß der Erkrankung zunächst keine Rolle. Ich versuche, auch diese Gedanken noch einmal so zu formulieren, dass sie für das Gericht nachvollziehbar sind.

29. September 2014

„Ich fürchte, ich muss wieder zu meinen Schlümpfen.“

Lange habe ich überlegt, aber nun stelle ich doch einen erneuten Antrag an meine Pflegeversicherung. Seit geraumer Zeit verliere ich zunehmend die Kontrolle über meinen Oberkörper. Wenn ich mich auf unser Sofa setze, kippe ich nach hinten um, weil die Sitzfläche sehr tief ist, und die Rückenlehne erst weit hinten ansetzt. Meine Bauchmuskulatur ist so schwach geworden, dass ich keine ausreichende Stabilität mehr habe, um dem Schwung entgegenzuwirken.

Erst ist es mir kaum aufgefallen, aber auch, wenn ich an einem Tisch sitze und mich auf meinem Stuhl bequem hinten an die Lehne stütze, kann ich mich nicht mehr gerade aufrichten, ohne meine Hände zu Hilfe zu nehmen. Ich muss an die Tischkante greifen, um mich nach vorne zu ziehen. Das macht mir Angst. Mein Gefühl sagt mir, dass hier etwas ganz und gar nicht stimmt, und dass es nicht besser wird, wenn ich es ignoriere. Es nützt nichts, ich muss ins MRT und nachsehen lassen, ob sich etwas finden lässt.

7. Oktober 2014

„Setzen Sie sich zu mir."

Herr Dr. Rudian schaut mich ernst an. Seit 1999 ist er der Radiologe meines Vertrauens, er kennt meine Geschichte von Anfang an. Schweißausbruch, Ameisenattacke und Gummibeine haben sich verabredet, um auf dieses Startzeichen hin einen Überfall auf mich zu starten. Ich habe gewusst, dass etwas nicht stimmt, aber so schlimm? „Schauen Sie hier!" Er weist mit der Spitze seines Bleistifts auf den Bereich HWK 5 bis HWK 7, die unteren drei Halswirbel. „Sehen Sie, wie es hier immer enger geworden ist? Da ist deutlich eine Atrophie des Myelons zu erkennen."

Er wendet sich mir zu. „Dieser Gewebeschwund im Rückenmark macht den Bereich um die Narben sehr eng und undurchlässig. Das kann die Ursache für Ihre neuen Beschwerden sein. Es tut mir leid, ich hätte Ihnen gerne etwas anderes gesagt." Ich muss ihn gar nicht fragen. Wenn es neu aufgetreten ist, wird es sich weiterentwickeln. Gerade brauche ich alle meine Kraft, um Haltung zu bewahren.

An allen Vieren lahm, schießt mir durch den Kopf. Seit zwanzig Jahren lebe ich inzwischen mit den Folgen der Impfung. Ich habe mich arrangiert, gelernt, mit allen Konsequenzen umzugehen. Dabei ist es nicht so, dass ich diesen leisen, schleichenden Prozess ignorieren würde, der mir fast unmerklich Jahr für Jahr ein wenig mehr meiner Körperkontrolle, Beweglichkeit und Eigenständigkeit raubt. Nach Nischen habe ich gesucht und welche gefunden.

Mit Körper und Seele habe ich mich eingerichtet in meinem neuen Leben, dem Leben nach der Impfung.

Mit neuen Herden im Myelon habe ich gerechnet. Auch damit, dass sich gar nichts auf den Bildern zeigt. Symptome und klinische Befunde müssen keinen radiologisch darstellbaren Gegenspieler haben, eines meiner Hauptargumente im laufenden Verfahren. Aber eine Atrophie des Rückenmarks? Ich muss sofort raus, raus aus der Praxis, weg von den Menschen, die so mitleidig schauen, einfach allein sein, um wieder zu mir zu kommen. Mit einem kurzen Wort des Dankes verlasse ich die Praxis, lade meinen Rollstuhl in den Kofferraum, setze mich auf den Fahrersitz, lege die Arme und meinen Kopf auf das Lenkrad und fange haltlos an zu weinen.

Es dauert fast eine halbe Stunde, bis mein Schluchzen versiegt. Noch nie hat mich eine Nachricht über meinen gesundheitlichen Zustand so hart getroffen. Früher hat mich mein Wattebausch geschützt, aber den habe ich vor fünfzehn Jahren abgestreift, als ich mich entschlossen habe, einen neuen Weg für mich zu finden. Ich habe Angst. Nackte, eiskalte und nicht greifbare Angst. Dann reiße ich mich zusammen. Ich möchte Hanns nicht beunruhigen, wenn ich so verheult und niedergeschlagen nach Hause komme. Auf dem Heimweg singe ich das Lied, dass mir bisher in jeder Situation Trost gespendet hat: „Von guten Mächten wunderbar geborgen, erwarten wir getrost, was kommen mag." Ruhe breitet sich in mir aus. Ruhe und Zuversicht. Es wird einen Weg geben. Es hat immer einen Weg gegeben.

13. November 2014

„Frau Pörtner? Bitte kommen Sie mit mir."

Dr. Rudian hat mir einen Neurologen in Essen empfohlen. Dort gäbe es ein MRT mit deutlich höherer Auflösung. Möglicherweise könne man dort noch mehr darstellen als mit seinem Gerät. Heute Morgen bin ich dorthin gefahren und habe mich beim Leitenden Oberarzt der Neurologischen Klinik vorgestellt. Seine erste Idee galt einer Neuromyelitis Optica, meiner allerobersten Angstdiagnose. Um die NMO auszuschließen, gibt es neben den üblichen Untersuchungen wie MRT und Liquorentnahme eine Möglichkeit, im Blut einen Autoimmunantikörper zu bestimmen, den Aquaporin 4. Mir wird also Blut abgenommen, nachdem ich die Liquorentnahme als ultima ratio, also allerletzte Möglichkeit, zunächst zurückgewiesen habe.

Die anschließende Untersuchung soll Aufschluss über die Leitungsgeschwindigkeit vom Kopf zu meinen Beinen bringen. Unzählige Male habe ich die Ströme messen lassen, die durch meinen Körper laufen, um in den Beinen Antworten zu provozieren. Nie war es besonders angenehm, aber was ich heute erlebe, ist von nie dagewesener Qualität. Die Arzthelferin bekommt keine Antwort, als sie die Magnetfeld-Reizspule über meinen Kopf hält. Wieder und wieder und mit immer stärker werdenden Impulsen versucht sie ihr Glück, bis ich abwinke. Die Schläge, die ich auf meinem Kopf wahrnehme, sind so stark, dass ich nur noch möchte, dass das jetzt aufhört. „Ich bekomme einfach keine Antwort", die Stimme der Helferin klingt fast verzweifelt und spiegelt meine Stimmung wider. Keine Antwort, das ist nicht gut. Der Oberarzt bestätigt mir das im späteren Gespräch. Die Reizleitung vom Kopf zu den Beinen ist komplett unterbunden.

Alle weiteren Untersuchungen fallen aus wie immer. Geringfügige Verschlechterungen, aber das habe ich auch erwartet. Mit dem Versprechen, mir das Blutergebnis kurzfristig zuzusenden, verabschiedet mich der Herr im weißen Kittel. Er ist keiner von denen, die einem Mut machen oder trösten können. Er ist ein Bote, der Tatsachen berichtet, und die sind im Augenblick kein Grund zur Freude.

20. November 2014

„Carpe diem“,

sage ich mir, „nutze den Tag! Und den nächsten, und den danach, und den, der dann kommt. Höre nicht auf damit, weil du nicht weißt, wie lange du es noch kannst, und was dich erwartet.“

Genau eine Woche später kommt das Blutergebnis. Der Befund ist regelhaft, es gibt keinen Anhalt für eine NMO. Irgendwie habe ich die letzten Tage durchgehalten, immer in Sorge, es könne noch eine Hiobsbotschaft auf mich warten. Die Erleichterung, die ich fühle, als die gute Nachricht mich erreicht, ist so groß, dass ich mich sogar mit der Myelon-Atrophie versöhne. Sie ist nun einmal da und ändern kann das niemand.

Ich frage mich oft, ob es eine Grenze gibt, über die ich nicht mehr gehen würde. Eine hohe Querschnittslähmung wäre für mich so eine Grenze. Oder eine Erblindung, zumindest jetzt, wo ich überwiegend im Rollstuhl sitze. Mein Großvater war blind. Ihm hatte ein französischer Soldat im 1. Weltkrieg die Augen mit einem Bajonett ausgestochen, als er, nachdem er von einem Granatsplitter verletzt worden war, hilflos im Feld lag. Er hat die unglaublichen Verletzungen überlebt, aber da, wo seine Augen hätten sein müssen, waren die Lider zusammengenäht. Er war ein tiefgläubiger und sehr fortschrittlicher Mann. Nie habe ich gehört, dass er sich über sein Schicksal beschwert hätte. Aber ich habe auch gelernt, was es bedeutet, nicht sehen zu können. Zum Glück ist das aber für mich im Augenblick nur eine Theorie.

23. Dezember 2014

Einen Tag vor Weihnachten informiert mich die Pflegeversicherung, dass ich wieder Leistungen der Pflegestufe I erhalten werde. Den Bescheid leite ich an das Sozialgericht weiter.

15. Januar 2015

„Es bleibt Ihnen freigestellt, hierzu Stellung zu nehmen."

Es gibt eine neue Nachricht vom Sozialgericht. Die von mir beklagte Behörde hat mitgeteilt, dass die ärztliche Stellungnahme nicht taugen würde, um zu einer anderen Ansicht zu gelangen. Auch das inzwischen von mir vorgelegte MDK-Gutachten sei nicht aussagekräftig, weil hier kein Arzt, sondern eine Pflegefachkraft die Begutachtung vorgenommen hätte. Das Schreiben ist kurz, zwei Sätze genügen dem beklagten Landschaftsverband, um meine Mühe zu torpedieren.

Bei mir trifft diese Haltung auf Verwunderung, weil gerade die Pflegefachkraft doch am besten beurteilen kann, in welchem Umfang ich pflegebedürftig bin. Und auch die Pflegeversicherung hat nichts zu verschenken, sondern prüft sehr genau, ob eine Erkrankung oder Behinderung auch mit einer Pflegebedürftigkeit einhergeht. Der Richter bietet mir an, mich zu äußern.

18. Januar 2015

„Es ist alles vorgetragen, was ich zu sagen habe.“

Anders als im Zivilprozess, wo die Parteien alles geben müssen, um ihren Standpunkt nachvollziehbar darzulegen, hat der Richter am Sozialgericht einen Amtsermittlungsauftrag. Das ist auch einer der Gründe, warum kein Anwaltszwang besteht. Im Prinzip ist es ausreichend, wenn ein Geschädigter sich meldet und vorträgt, was ihn bewegt und was er haben möchte. Reicht das nicht aus, muss der Richter im sozialgerichtlichen Verfahren selbstständig Untersuchungen in Auftrag geben. Ich fasse mich deshalb kurz, benenne nur noch meinen Mann und meine Töchter als mögliche Zeugen. Meiner Meinung nach sind diese drei Personen besser geeignet, das tatsächliche Ausmaß meiner Erkrankung zu schildern und zu beurteilen als eine Frau Dr. Arens, die mich nie gesehen hat.

5. Februar 2015

„Hoffentlich ist Prof. Waltersmann nicht verärgert, weil du sein Gutachten angegriffen hast.“

Das Gericht teilt mir mit, dass die Akte des vorherigen Verfahrens um die Anerkennung meines Impfschadens beigezogen worden und Herr Prof. Waltersmann mit einer erneuten Erstellung eines Gutachtens beauftragt worden ist. Mein Mann kennt seine Kollegen nur zu gut und weiß, dass die Herren in den weißen Kitteln, die zudem noch eine Universitätslaufbahn angestrebt haben, nicht gerne kritisiert werden. „Wenn du Pech hast, ist er richtig sauer und lässt dich voll vor die Wand laufen", legt Hanns noch nach. „Ich habe sein Gutachten doch über den Klee gelobt und wäre ja auch sehr dumm gewesen, wenn ich es angegriffen hätte. Er hat den Zusammenhang mit der Impfung so nachvollziehbar und gut verständlich geprüft und aufgerollt.

Letztlich geht es doch nur um den einen Punkt der Aggravation, den ich aufgegriffen habe", versuche ich die in mir aufsteigenden Panik kleinzureden. Meine innere Stimme sagt mir aber, dass mein Mann wieder einmal recht behalten wird. Aggravation, denke ich wieder einmal. So ein überflüssiges Wort. In dem langen und umfangreichen Gutachten hat es nur diese elf Buchstaben gebraucht, um so vieles in Schieflage zu bringen.

30. April 2015

„Marie Pörtner, guten Morgen, würden Sie mich bitte mit Herrn Dr. Kindermann verbinden?"

„Um was geht es denn?" Die Stimme der Sekretärin klingt freundlich. „Das Sozialgericht hat Herrn Prof. Waltersmann noch einmal mit der Erstellung eines Gutachtens beauftragt. Vor fünf Jahren bin ich schon einmal bei Ihnen gewesen." – „Ach, Sie sind das! Entschuldigen Sie, wenn ich Sie unterbreche, aber Herr Dr. Kindermann hat die Akte schon auf seinem Schreibtisch liegen. Er wird das Gutachten nach Aktenlage erstellen." Jetzt klingt die Stimme der Sekretärin nicht mehr so freundlich. „Aber es ist fünf Jahre her, dass er mich zuletzt gesehen hat. Sind Sie sicher, dass er mich nicht noch einmal sehen möchte?" „Ganz sicher! Das ist hier lang und breit erörtert worden. Sie bekommen dann vom Gericht Nachricht." Als ich den Hörer auflege, klingt immer noch in mir nach, dass ich es mir mit diesem Sachverständigen bestimmt verdorben habe. Kurz überlege ich, ob ich das so hinnehmen soll, entscheide mich dann aber dafür, das Gericht zu informieren. Ich verfasse ein kurzes Schreiben, in dem ich meine Bedenken bezüglich der Begutachtung nach Aktenlage äußere, lege es aufs Fax und harre der Dinge, die da kommen werden.

30. Juni 2015

„Du glaubst nicht, was ich eben lesen musste."

Mein Mann ist gerade zur Tür reingekommen, und ich überfalle ihn, noch bevor die Haustür ins Schloss gefallen ist. Heute ist das Gutachten eingetroffen, dass tatsächlich nach Aktenlage erstellt worden ist. Bis zuletzt habe ich nicht daran geglaubt. Schließlich hatte der Sachverständige vor fünf Jahren selbst festgestellt, dass es sich um eine fortschreitende Erkrankung handeln würde. Es ist deutlich zu erkennen, dass er hochgradig verärgert ist, weil ich es gewagt habe, seine Expertise, und wenn auch nur in einem einzigen Punkt, infrage zu stellen.

Meine Augen werden beim Lesen immer größer. Als ich Anfang 2011 das umfangreiche und sehr gut recherchierte Gutachten von ihm gelesen hatte, war ich von seiner Qualifikation wirklich sehr überzeugt. Was ich nun lesen muss, erschüttert das Bild doch ganz erheblich. Der Oberarzt schließt sich den Ausführungen der Landesmedizinaldirektorin an und befürwortet allen Ernstes einen Grad der Schädigungsfolgen von 40. Dabei lässt auch er die vom Gesetzgeber in den Versorgungsmedizinischen Grundsätzen klar vorgegebene Spanne von 60 bis 80 Prozent außer Acht. Er scheint sie nicht einmal zu kennen.

Es kommt aber noch besser. Eine halbe Seite weiter lobt er seinen Kollegen Kieblitz als kompetenten Sachverständigen und zögert auch nicht, sich dessen Empfehlung eines Grades der Behinderung von 70 anzuschließen. Es ist überdeutlich, dass ihm die Zusammenhänge zwischen Grad der Behinderung und Schädigungsfolgen überhaupt nicht klar sind. Und das Gutachten ist mit an Sicherheit grenzender Wahrscheinlichkeit nicht von Prof. Waltersmann gegengelesen worden, sonst hätten ihm wenigstens die Ungereimtheiten bezüglich der vorgeschlagenen Prozentzahlen auffallen müssen.

„Leider hast du mal wieder recht gehabt. Dein Kollege in der Uni ist so sauer, dass er offensichtlich nicht mehr klar denken kann." In kurzen Worten fasse ich zusammen, dass ich allmählich vom Glauben abfalle. Das Maß meiner Behinderung, also der GdB, ist von der zuständigen Behörde, nämlich der Stadt Bielefeld, verbindlich mit 80 festgelegt und steht in diesem Verfahren überhaupt nicht zur Diskussion. Dass nun auch die Fachleute aus der Uniklinik die Begrifflichkeiten durcheinanderwerfen und auf einer Seite zunächst eine Empfehlung für 40 und wenige Zeilen später für 70 ausgesprochen wird, habe ich in diesem Ausmaß nicht erwartet. Trotz meiner inzwischen sehr vielseitigen Erfahrungen gelingt es den Herren in Weiß immer wieder aufs Neue, mich von der Rolle zu holen.

Wie auch bisher hat Prof. Waltersmann dieses Gutachten mit dem Zusatz „Einverstanden aufgrund eigener Urteilsbildung" unterschrieben. Ich bin sicher, dass, würde man ihn befragen, er nicht die geringste Ahnung hat, wer ich bin und um was es geht. Allenfalls könnte er wissen, dass ich die bin, die es gewagt hat, seine Kompetenz infrage zu stellen und sei es auch nur in einem einzigen Punkt. „Und? Was wirst du jetzt tun? Hast du noch etwas in deiner Trickkiste vorrätig?" Hanns schaut mich erwartungsvoll an. „Und ob! Ich werde ein Gutachten nach 109 beantragen, nein, besser zwei." Als mein Mann mich fragend anschaut erkläre ich ihm: „Beim Sozialgericht hat der Kläger Anspruch darauf, einen Gutachter seiner Wahl vorzuschlagen. Das Gericht muss darauf eingehen, jedenfalls, wenn es sich nicht nur um eine reine Verzögerungstaktik handelt. Geregelt ist das in § 109 SGG, also dem Sozialgerichtsgesetz, deshalb nennt man es auch Hundertneuner-Gutachten. Ich werde Rolf fragen, ob er uns einen wirklich neutralen und sachverständigen Neurologen empfehlen kann. Außerdem werde ich jetzt auch ein psychiatrisches Gutachten beantragen, damit einmal diese unerträglichen Behauptungen, ich hätte aggraviert und sei psychisch krank, ausgeräumt werden." – „Klingt nach einem guten Plan, und jetzt lass uns abendessen." Mein Mann hat verständlicherweise auf diesen ganzen Prozess keine Lust mehr, alles nimmt viel zu viel Raum in unserem Leben ein.

In unserem Haus herrscht großer Trubel. Hanns und ich haben Wochen zuvor überlegt, wie wir den immer größer werdenden Schwierigkeiten begegnen können, die das Wohnen in unserem Haus für mich mit sich bringt. Die Palette reicht von Haus abreißen und neu bauen, über barrierearm gestalten oder ganz aus- und in eine ebenerdige Wohnung ziehen. Aber Hanns möchte weder Haus und Garten verlassen und auf keinen Fall unser Haus, in dem wir Freud und Leid in den vergangenen fünfundzwanzig Jahren geteilt haben, abreißen. Also entschließen wir uns, umfassend umzubauen.

Eigentlich müsste die Behörde für Soziales Entschädigungsrecht einen Teil der Kosten übernehmen, aber weil man mir nur einen GdS von 40 zuerkannt hat, habe ich derzeit keinen Anspruch auf weitergehende Unterstützung. Auch in dieser Hinsicht ein schlauer Schachzug der Behörde. Erst mit einem GdS von 50 wäre ich schwerbeschädigt und hätte viele Ansprüche über die einfache Rente hinaus. Vorsorglich beantrage ich dennoch die Leistungen, aber wir legen schon mal los. Das Verfahren kann noch ewig dauern, und ich komme die Treppe kaum noch hoch. Selbst die zwei Stufen vor unserer Haustür oder die Bordsteinkante vor dem Gartentürchen sind für mich mit dem Rollstuhl nicht zu überwinden.

Seit zwei Wochen haben wir nun die Handwerker in Haus und Garten. Die Zuwegung durch unseren Garten zur Haustür wird barrierefrei gestaltet. Auch der Bürgersteig wird mit Genehmigung durch die Stadtverwaltung abgesenkt. Im Haus wird das komplette Badezimmer saniert. Die Dusche wird bodengleich eingepasst und bekommt eine gemauerte Sitzgelegenheit, der Waschtisch wird ohne Unterschrank sein, damit ich mit meinem Rollstuhl darunterfahren kann, und die Toilette wird erhöht befestigt, weil ein niedriger Sitz für mich zusätzliche Erschwernisse beim Aufstehen bedeutet. Um die Dusche ebenerdig zu bekommen, muss die Decke aufgeschlagen werden, damit die Leitungen eine ausreichende Neigung behalten, und das Wasser abfließen kann. Obwohl die Handwerker mit äußerster Sorgfalt vorgehen, ist der feine Staub überall. Wenn alles fertig sein wird, soll noch ein Treppenlift installiert werden, weil die Treppe für mich nur noch sehr schwer zu erklimmen ist. Stufe für Stufe muss ich mich am Geländer hochziehen und dabei immer häufiger mit einer Hand das Bein auf die nächste Stufe heben, weil ich es aus der verbliebenen Kraft heraus nicht mehr schaffe.

Auch für die Spaziergänge durch den Wald hatte Hanns eine Idee, die er sofort umsetzte. Auf der REHACARE in Düsseldorf, der Messe für Menschen mit Behinderungen, hat er einen umgebauten Segway entdeckt. Eine Firma in der Schweiz hat ihn gestaltet und mit einer Sitzfläche und Stützen ausgestattet. Ein fantastisches Teil! „Setz dich mal drauf", hat er mich aufgefordert, und als er mein strahlendes Lächeln sah, während ich mit der „Mobilitätshilfe" über das Messegelände fuhr, hat er sofort eine bestellt. Ohne auch nur zu zögern. Nichts ist ihm zu teuer, wenn es um meine und damit unsere Lebensqualität geht. Die Reifen sind, wie bei einem Segway, viel größer als die kleinen vorderen Lenkräder eines Rollstuhls. Deshalb kann dieses Wunderwerk über Äste, Rasen und unwegsames Gelände fahren. Mit einem Rollstuhl undenkbar. Jetzt können wir wieder ungehindert Spaziergänge machen und weil die Bordsteinkante nun abgesenkt und die Stufen vor der Haustür beseitigt sind, kann ich direkt damit in unseren Flur fahren und dort parken. Herrlich! Wieder einmal hat mein Mann ein bisschen Normalität für mich zurückerobert.

Als ich bei der Behörde für Impfentschädigung um Kostenübernahme oder zumindest um Bezuschussung gebeten habe, hat man mich vertröstet und auf das laufende Verfahren verwiesen. Viele Leistungen wie Heilbehandlung für Gesundheitsstörungen, die nicht Schädigungsfolge sind, aber auch Ehegattenzuschlag, Kinderzuschlag, Ausgleichsrente oder Schwerstbeschädigtenzulage sind an einen Mindest-GdS von 50 gebunden. Natürlich können wir nicht endlos warten, die Umbaumaßnahmen sind längst überfällig. Würde mein Mann nicht so gutes Geld verdienen, hätten wir jetzt unser Haus verlassen müssen. So aber erkläre ich mich einverstanden, meinen Antrag ruhen zu lassen, bis das Gericht eine Entscheidung getroffen hat. Wegen der Umbaumaßnahmen verzichten wir in diesem Jahr auf unseren Urlaub. Die Handwerker im Haus erfordern unsere ganze Aufmerksamkeit, und außerdem verursacht der Umbau derartige Kosten, dass an Urlaub nicht zu denken ist.

Aber auch meine Kanzlei braucht mich. Aktuell bin ich für dreiundfünfzig Menschen als rechtliche Betreuerin bestellt. Noch vor wenigen Monaten waren es sechzig, damit war die absolute Höchstgrenze erreicht. Bei der Betreuungsbehörde und auch im Amtsgericht werden Übersichten geführt, aus denen sich die Anzahl der Betreuungen ergibt. Mehr als sechzig sind nur sehr seltenen Ausnahmefällen vorbehalten, eigentlich sollte die Zahl deutlich darunter liegen. Die Begrenzung dient dem Zweck, dass der Betreuer sich um die einzelnen ihm anvertrauten Menschen ausreichend kümmern kann.

„Wenn wir jetzt einen Fehler machen, bekommen wir das noch nicht einmal mehr mit", habe ich Anfang des Jahres meinen Mitarbeiterinnen gesagt, als in einer Woche fünf neue Betreuungsbeschlüsse ins Haus flatterten. Gerade zu Anfang ist so vieles zu bedenken und herauszufinden, da kann es schnell passieren, dass ein Antrag vergessen wird oder notwendige Zahlungen übersehen werden. Damals habe ich beim Amtsgericht angerufen und um eine Atempause gebeten. Dabei habe ich richtig Herzklopfen gehabt, weil ich dachte, es könne überheblich oder arrogant empfunden werden, wenn ich sage, es sei zu viel Arbeit, um es gewissenhaft und ordentlich zu schaffen. Aber das Gegenteil war der Fall. Richter Hansen begrüßte meine Bitte ausdrücklich und bat mich, mich wieder zu melden, sobald ich neue Kapazitäten frei hätte.

Mein Beruf füllt mich aus. Er macht mir so viel Freude und gibt mir so viel Befriedigung, dass ich vollkommen damit versöhnt bin, nicht Zahnärztin geworden zu sein. Und meine beiden Damen im Büro sind nach wie vor mit ganzem Herzen dabei.

28. Juli 2015

„Schau mal, da haben wir dir einen Arbeitsplatz eingerichtet."

Ich mache die Tür zu dem dritten Raum in meiner Kanzlei auf und zeige stolz auf das vollständig eingerichtete Arbeitszimmer. Die Arbeit ist so viel geworden, dass ich mir die Verstärkung einer anwaltlichen Kollegin hole. Susanne strahlt mich an. Für sie ist es ein mutiger Schritt. Ich kann ihr keine Garantie geben, wie lange ich ihr diese Stelle anbieten kann. Immer hängt das Damoklesschwert meiner Myelitis über mir, und jederzeit kann es zu Ende sein. Aber ich habe mit offenen Karten gespielt, und sie wagt es, sich darauf einzulassen. Jetzt sind wir schon zu viert. Ich hätte das niemals erwartet, als ich vor drei Jahren mit meinem Zweiten Staatsexamen in der Hand meinen Laptop auf den Schreibtisch in dem winzigen Büro in unserem Haus gestellt habe. So ein Glück, denke ich wieder einmal. Nächstes Jahr werde ich sechzig und bin mitten im Aufbruch.

Aber nicht alles ist nur schön: Bei meinem letzten grippalen Infekt vor zwei Wochen war ich allein, mein Mann war ein paar

Tage verreist. Meine Freundin Geli, die mir dann immer zur Seite steht, hatte sich ausgerechnet an diesem Tag verspätet und meine Tochter, die in solchen Situationen bei mir übernachtet, war schon auf dem Weg zur Arbeit. Als ich, kurz nachdem Hannah das Haus verlassen hatte, aufwachte und meine Beine, wie bei Infekten inzwischen üblich, völlig unbeweglich waren, war ich der Verzweiflung nahe. Mein Rollstuhl stand im Erdgeschoss, weil ich oben normalerweise mit dem Rollator zurechtkomme. Aber nun konnte ich mich nicht auf den Beinen halten. Meine Blase hatte sich entleert, und ich lag im Nassen. In meiner Not bin ich aus dem Bett gerutscht und habe mich auf den Boden gelegt. Mit den Armen habe ich mich über den Boden bis ins Bad gezogen, um mich wenigstens notdürftig zu reinigen. Dort habe ich auf Geli gewartet, die einen Schlüssel besitzt und mir später geholfen hat. Seitdem habe ich einen Hausnotruf, den ich immer am Arm trage, sobald ich allein im Haus bin. Und wir haben einen gebrauchten Rollstuhl besorgt, der für Notfälle im Schlafzimmer neben meinem Bett steht.

5. August 2015

„Was kann ich für Sie tun?"

Ich sitze in einem puristisch eingerichteten Raum auf einem nicht sehr bequemen Stuhl und überlege, wie ich meine Idee für mein Gegenüber formulieren kann, damit sie nicht allzu abenteuerlich klingt.

Während der Umbau sich dem Ende zuneigte und Susanne sich gut eingearbeitet und mir eine Menge Arbeit abgenommen hatte, ging mir die Verdachtsdiagnose der Prüfärztin nicht aus dem Kopf: Was, wenn ich wirklich an einer dissoziativen Störung litt?

Könnte ich dann wieder laufen, wenn ich eine Therapie bekäme? Ich entschied mich, das herauszufinden.

Beim letzten Studium meiner Akte hatte ich einen Hinweis darauf gefunden, dass die Prüfärztin eine dissoziative Störung für möglich hält. Zuerst war ich entsetzt, als ich diese Verdachtsdiagnose las, aber dann sickerte es tief in mich hinein und formte sich zu einer Idee: Konnte es sein, dass ich in meiner Kindheit Dinge erlebt hatte, die zu einer solchen Störung führen konnten? Ich erinnere mich an weite Teile meiner Kindheit nicht, hatte ich vielleicht Erlebnisse verdrängt? Wegen meiner Betreuertätigkeit habe ich in Bielefeld mit nahezu allen Psychiatern Kontakt, daher suchte ich einen Arzt für Psychiatrie in Kassel auf. Ich will vermeiden, dass es in Bielefeld Gerede gibt. Herr Dr. Fröhlich hat vor einiger Zeit ein Gutachten für eine Mandantin von mir erstellt und das sehr gut gemacht. Daher ist meine Wahl auf ihn gefallen.

Nun sitze ich vor ihm und versuche, die Sache möglichst auf den Punkt zu bringen.„Es gibt eine Theorie, dass ich an einer dissoziativen Störung leiden könnte." Kurz erläutere ich Herrn Dr. Fröhlich die Zusammenhänge meiner Myelitis und den Streit mit der Behörde. „Die Prüfärztin hat diesen Gedanken ins Spiel gebracht, und ich möchte nichts unversucht lassen, um vielleicht wieder laufen zu können." Er schaut mich fragend an. „Ich habe gelesen, dass dissoziative Störungen zu Lähmungen führen können. Dann müsste es doch möglich sein, dass ich wieder laufen kann, wenn die Störung behoben wäre."

Jetzt bin ich es, die fragend schaut. Seine Antwort lässt meine Zuversicht aber schnell verpuffen. „Eine gewagte Theorie", meint er. „Wir können gerne ein paar Stunden zusammenarbeiten, aber machen Sie sich nicht allzu große Hoffnung." Zehnmal fahre ich in seine Praxis und wühle in meiner Kindheit herum, ohne Erfolg. Der Arzt bescheinigt mir psychische Gesundheit, keine Anzeichen für eine dissoziative Störung und schickt mir seine Rechnung. Mein Mann hat das im Vorherein gewusst: „Wenn einer keine dissoziative Störung hat, dann du."

11. Oktober 2015

„Das ist aber der letzte Versuch mit diesen hohen Cortisondosen“,

teile ich meinem Mann mit, als er mir die Nadel in den Arm schiebt. Seit fünf Tagen erhalte ich noch einmal eine Stoßtherapie mit jeweils 1000 mg Kortison am Tag. Die deutliche Zunahme meiner Beschwerden verlangt nach einem Handeln seitens der Neurologen. Also lasse ich die Infusionen in mich fließen, bin aber nicht hoffnungsvoll, dass sie etwas bewirken können. In der Tat verspüre ich keinerlei Besserung, sondern eher Erschöpfung und dauernde Müdigkeit. Irgendwie versuche ich über die Tage zu kommen und bin froh, dass heute der letzte Tag ist. Aber ich treffe wieder einmal eine Entscheidung für mich: Diese ganzen Therapieversuche führen zu nichts. Im Gegenteil, heimlich knüpfe ich doch immer wieder Hoffnung daran, und die wird dann enttäuscht. Das ist viel schlimmer, als einfach weiterzumachen. Die enttäuschten Hoffnungen sind es, die mir das Leben schwer machen, und ich will ihnen, soweit es mir möglich ist, aus dem Weg gehen.

Etwa zur gleichen Zeit trifft das Sozialgericht seine von mir beantragte Beweisanordnung für beide Gutachten. Ich zahle den verlangten Kostenvorschuss von fünftausend Euro bei der Gerichtskasse ein und warte auf die Terminmitteilungen der Gutachter. Zum Glück habe ich eine Rechtsschutzversicherung, die den Betrag verauslagt. Mir ist klar, dass es bei anderen Beschädigten oft an dieser Schwelle in ihren Klageverfahren scheitert, vor allen Dingen, wenn die Rechtsschutzversicherung fehlt.

26. Januar 2016

„Ein letztes Mal!“

„... hoffentlich!“, sage ich mir, als ich unterwegs bin. Ich fahre zur neurologischen Begutachtung. Absichtlich habe ich mich für einen Gutachter außerhalb meines Bundeslandes entschieden. Meine Hoffnung ist, dass Herr Prof. Herberts keinen der Vorgutachter persönlich kennt und sich auch keinem der bisher mit meiner Erkrankung befassten Herren im weißen Kittel verpflichtet fühlt. Dabei bin ich maximal angespannt. Die vielen Begutachtungen sind inzwischen zu einer unerträglichen Folter für meine Seele geworden. Das Ausgeliefertsein gegenüber Menschen, deren fachliche Kompetenz sich immer erst im Nachherein beurteilen lässt und die Macht, die diese Halbgötter in Weiß ausüben, oftmals, ohne den Menschen hinter der Akte zu sehen, kann ich fast nicht mehr ertragen. Ich fühle mich wie weich gekocht. Die unendliche Arbeit, die ich in meine mühevollen Begründungen gesteckt habe, die Hoffnungen, die ich daran geknüpft habe – es hat mich ausgehöhlt. Wie oft habe ich geglaubt und gehofft, mit guten Argumenten und Beweisen die Gegenseite überzeugen zu können.

Jedes Mal kam eine kurze Stellungnahme zurück, manchmal nur zwei oder drei Zeilen: „Können wir aufgrund des Vortrags von unserer Meinung nicht abweichen“, heißt es dann und löst in mir Wut, Verzweiflung, Rat- und Hilflosigkeit aus. Aber dieses eine Mal halte ich noch durch und fühle mich wie eine Süchtige, die die Abstinenz immer wieder auf den nächsten Tag verschiebt.

Das Prozedere ist wie immer. Eine Unterhaltung geht vielen Untersuchungen voraus, wenigstens will niemand an meinen Liquor. Und dieser Chefarzt ist der Erste, der feststellt, dass meine Füße blau verfärbt und eiskalt sind. Bevor er mit der Untersuchung fortfährt, legt er meine Beine unter eine Wärmelampe. Wie fürsorglich, denke ich und spüre dennoch, dass ich nicht mehr bereit bin, irgendeinem Gutachter zu vertrauen. Selbst diesem nicht, ich kann es einfach nicht mehr. Taub und völlig ohne jedes Gefühl fahre ich am Nachmittag nach Hause. Seit zehn Jahren kämpfe ich jetzt um eine angemessene Anerkennung und fühle mich zerrieben zwischen den Mächten der schwarzen und weißen Kittelträger.

8. Februar 2016

„Mein Schatz, alles, alles Liebe wünsche ich dir. Ich bin so glücklich, dass wir heute immer noch zusammen sein dürfen."

Mein sechzigster Geburtstag, der erste Schritt ins siebte Lebensjahrzehnt, denke ich, als ich so allmählich wach werde. Voller Wärme klingt die Stimme meines Mannes an mein Ohr. Hanns hat die Angst auch nach über fünfzehn Jahren noch immer nicht vergessen. „Man muss bei so was auch immer mal an einen Tumor denken", hatte unser Freund vor siebzehn Jahren seine Aufforderung, mich sofort in ein Krankenhaus zu bringen, begründet. Und uns beiden ist klar, dass ich dann wahrscheinlich heute keinen sechzigsten Geburtstag mehr feiern würde. Es hat uns sensibel gemacht für unser Glück, und manchmal denke ich sogar, dass das Leben an Intensität gewonnen hat, seit ich viel Selbstverständliches durch die Myelitis verloren habe.

Wir sind an meinem Ehrentag alle auf Sylt, die Mädels haben sich frei genommen. Nach einem langen Strandspaziergang sitzen wir abends in meinem Lieblingsrestaurant und stoßen auf das Leben an. Auf das Leben und alle, die wir lieben. Es könnte nicht schöner sein. Nur meine Mutti fehlt mir, an solchen Tagen ganz besonders.

25. April 2016

„Und wieder einer dieser dicken Umschläge.“

Endlich kommen beide von mir beantragten Gutachten bei mir an. Die Untersuchung bei dem von mir vorgeschlagenen Psychiater hat kurze Zeit nach der neurologischen Untersuchung stattgefunden. Der Neurologe hat einen GdS von 70 befürwortet und erklärt, dass ein GdS von 40 nicht akzeptabel sei. Er findet klare Worte und weist diese Idee als vollkommen befremdlich und realitätsfremd zurück.

Der psychiatrische Gutachter meiner Wahl, der in Düsseldorf praktiziert, hat sich bei meiner Exploration viereinhalb Stunden mit mir unterhalten. Sein umfangreiches Gutachten befasst sich auf fünfundvierzig Seiten mit dem gesamten Inhalt meines bisherigen Lebens, und wie ich trotz meiner Erkrankung bemüht bin, Normalität in meinem Alltag zu erhalten. Der Sachverständige demontiert fein säuberlich den Vorwurf der Aggravation, versäumt am Ende aber leider, alles in einer Diagnose zusammenzufassen und einen GdS für die psychiatrischen Auswirkungen und einen weiteren Gesamt-GdS für die Gesamterkrankung vorzuschlagen. Damit ist das Gutachten zwar schön zu lesen und Balsam für meine Seele, aber im gerichtlichen Verfahren nicht zu verwenden.

Das erkennt selbstverständlich auch die Gegenseite, die weiterhin auf Klageabweisung besteht. Es ist erstaunlich, mit welcher Selbstverständlichkeit die Behörde sich über meine Interessen hinwegsetzt. Daher bin ich jetzt an dem Punkt, wo ich mich frage, ob die Verwaltung noch die geforderte Objektivität wahrt.

Eine Behörde ist immer auch dem Bürger verpflichtet, muss objektiv sein und das Für und Wider sorgfältig abwägen. Wieso wird also das Gutachten des von mir ausgewählten Psychiaters sofort als unzureichend bewertet, das fehlerbehaftete Gutachten des Prof. Kieblitz aber angenommen? Ich werde darauf keine Antwort finden. Aber ich nehme mir in diesem Moment noch einmal vor, doch noch einmal den Versuch einer Doktorarbeit zu starten und die unerträglichen Verhältnisse bei den medizinischen Gutachten im sozialgerichtlichen Bereich zum Inhalt zu machen.

19. August 2016

„Ich habe einen Interessenten für die Praxis gefunden."

Hanns schaut mich mit strahlenden Augen an. Vor etwa drei Monaten hat er sich entschieden, die Praxis abzugeben. Er ist vollkommen erschöpft und ausgelaugt. Morgens liegt er ab vier Uhr nach einer unruhigen Nacht wach und fürchtet sich vor dem täglichen Ansturm der Patienten. „Das ging ja schnell! Wie bist du auf ihn gekommen?" Die wunderbare Nachricht macht auch mich froh. Ich sehe, wie mein Mann von Tag zu Tag weiter abbaut und sich nur noch mit großer Kraftaufwendung seinen Aufgaben stellen kann. Er ist seit einigen Jahren Schmerzpatient, muss täglich Medikamente nehmen, um die Schmerzen auf einem erträglichen Niveau zu halten. Eine schmerzhafte Arthrose hat sämtliche Fingergelenke fest im Griff, zum Teil sind die Endgelenke schon vollkommen aufgelöst. Nur mit Mühe gelingt es ihm, die Instrumente in der Praxis sicher zu führen, oftmals entgleiten ihm Gegenstände aus den Händen.

„Er ist ein Freund von Udo und möchte gerne mit ihm zusammen die Praxis weiterführen." Udo, wie der junge Mann heißt, hat Anfang des Jahres den Anteil unseres ehemaligen Sozius in der Praxis übernommen, als dieser aus Altersgründen ausgeschieden ist. Hanns und er haben sich sofort gut verstanden, und die Zusammenarbeit war von Anfang an reibungslos. „Das ist ja super!" So unkompliziert habe ich mir das gar nicht vorgestellt. Es ist nicht mehr leicht, eine Praxis weiter zu veräußern. Bisher hatte immer noch der Gedanke im Raum gestanden, dass unsere Sarah Hanns‘ Praxisanteil übernehmen wollte, aber das hat sich in den letzten Monaten grundlegend geändert.

Anfang Mai hat Sarah erfahren, dass sie schwanger ist. Es ist ihr Herzenswunsch, ein Kind zu haben, und der soll jetzt in Erfüllung gehen. Das Baby wird voraussichtlich im Januar nächsten Jahres zur Welt kommen. Sarah plant, etwa ein Jahr Elternzeit zu nehmen und bei dem kleinen Schätzchen zu Hause zu bleiben.

Für Hanns bedeutet das, dass sich die Praxisübernahme mindestens zwei weitere Jahre verzögern wird. Während ihrer Schwangerschaft darf Sarah nicht operieren, so dass sich die Weiterbildung zur Fachärztin nicht nur um das Jahr der Elternzeit, sondern darüber hinaus auch für den Zeitraum der Schwangerschaft verlängern wird. Um den Facharzttitel zu bekommen, muss in den chirurgischen Fächern ein Nachweis über eine bestimmte Anzahl diverser Operationen beigebracht werden, der sogenannte OP-Katalog muss vollständig vorliegen. Das ist bei Sarah noch nicht der Fall. Meinem Mann ist das eindeutig zu lange, und auch Sarah hat einen neuen Blick auf die Dinge. Als Mutter eines kleinen Kindes sei sie auf jeden Fall besser als Angestellte in einem Krankenhaus aufgestellt, als selbstständig in eigener Praxis, und wir können ihr da nur zustimmen.

Und nun ist da schon jemand, der Hanns ablösen möchte. „Gib mir seine Nummer, dann kümmere ich mich darum“, bitte ich meinen Mann, der aussieht, als habe ihm jemand eine schwere Last von den Schultern genommen. Mittags finde ich ein Schreiben des Sozialgerichts in der Post vor. Die Behörde hat einen Regelungsvorschlag unterbreitet. Zumindest haben sie jetzt verstanden, dass die ausgerufenen 40 Prozent zu Recht von mir nicht akzeptiert worden sind. Sie bieten mir einen Grad der Schädigungsfolgen von 70 seit Februar 2006 an. Mein Antrag wegen des besonderen beruflichen Betroffenseins wird nicht angenommen, und auch der von mir geforderte Berufsschadensausgleich wird weiterhin abgelehnt. Jetzt muss ich schmunzeln. Ein Teilerfolg, immerhin. Aber es passt natürlich vorne und hinten nicht. Der GdS von 70 war 2006 definitiv korrekt bewertet, aber seitdem sind zehn Jahren vergangen, und mein Gesundheitszustand hat sich deutlich verschlechtert.

Dem Schreiben des Gerichts liegt eine Stellungnahme eines Arztes für Neurologie bei. Herr Dr. Ather scheint ein externer Berater der Behörde zu sein. Er ist niedergelassener Neurologe im Ruhrgebiet und berät ganz offensichtlich das Amt für Soziales Entschädigungsrecht. Schon häufiger habe ich Stellungnahmen von ihm lesen müssen, die so klar erkennbar falsch waren, dass alle anderen Gutachter ihren Inhalt als fehlerhaft und nicht nachvollziehbar beschrieben haben. Aber wer beißt schon die Hand, die ihn füttert? Jetzt aber knickt er aufgrund der deutlichen Worte des von mir benannten Gutachters ein und empfiehlt den angebotenen GdS von 70.

Über das Vorgehen der zuständigen Behörde in den vergangenen zehn Jahren kann ich nur den Kopf schütteln. Wie unseriös das alles erscheint, vor allem, wenn man bedenkt, dass ich nichts falsch gemacht habe, als ich damals der vom Robert Koch-Institut ausgesprochenen Impfempfehlung gefolgt bin, und sie nunmehr eine Einstandspflicht für meine Schäden nach dem Infektionsschutzgesetz zu erfüllen haben.

Von der Pflegeversicherung bin ich inzwischen auf Pflegestufe II angehoben worden, das Gericht bittet mich um Zusendung des Pflegegutachtens. Für normal denkende Menschen ist auch die Höherstufung in der Pflegeversicherung ein sicheres Indiz, dass der für 2006 geltende GdS heute keine Gültigkeit mehr haben kann.

Hanns schwebt währenddessen auf Wolke Sieben. Er ist so erleichtert, dass er einen Interessenten für die Praxis gefunden hat und Ende des Jahres Aussicht besteht, dass das „Gesundmachen im Akkord", wie er es nennt, ein Ende für ihn findet. Und jetzt der Regelungsvorschlag. Ein Schritt in die richtige Richtung. Wir freuen uns beide und liegen uns in den Armen. Insgeheim fürchte ich mich ein wenig, wenn Hanns dann zuhause bleiben wird. Es wird unser Leben auf den Kopf stellen. Aber das sage ich nicht, das muss er nicht wissen. Wir haben es bisher so gut geschafft, auch der neue Lebensabschnitt wird uns gelingen.

20. August 2016

„Der Regelungsvorschlag wird von der Klägerin ***nicht*** *angenommen, der Rechtsstreit wird* ***nicht*** *für erledigt erklärt."*

Meine Antwort an das Gericht ist unmissverständlich. Wieder einmal bin ich es, die auf zwölf Seiten genau darlegt, warum das Angebot der Behörde nicht akzeptabel ist. Die Hoffnung stirbt zuletzt denke ich, als ich meine Stellungnahme in den Briefkasten werfe.

25. August 2016

„Hallo Frau Pörtner, darf ich?"

Ich sitze in meinem Büro und bin bemüht, trotz der unglaublichen Hitze ein bisschen zu arbeiten. Ein kleiner Ventilator steht vor mir, aber seine Versuche, die Temperatur erträglicher zu gestalten, scheitern kläglich. Die Terrassentür steht offen, eine Markise spendet Schatten. Als es klopft, schaue ich auf. Unser alter Pfarrer steht vor mir. Er hat es sich zur Angewohnheit gemacht, jedes Jahr einmal bei mir vorbeizuschauen und ein Schwätzchen zu halten. Dieses Mal erzähle ich voller Freude, dass ich bald Oma werde. Er schaut mich an und runzelt bedauernd die Stirn: „Das ist ja schade.“ Ich sehe ihn fragend an, verstehe nicht, was er mir sagen will. „Wo Sie doch gar keine richtige Oma sein können.“ „Ich verstehe nicht, was Sie meinen?“, äußere ich jetzt, weil ich wirklich noch immer nicht weiß, was er zum Ausdruck bringen möchte. „Na, wo Sie doch im Rollstuhl sitzen, da können Sie keine richtige Oma sein.“

Fassungslos schaue ich ihn an, kann nicht glauben, was ich da höre. Ist meinen Mitmenschen auch nur annähernd klar, was sie mit solchen Aussagen anrichten? Bestimmt würde er sich mit dem Amtsarzt, der Hannah so diskreditiert hat, gut verstehen. Ich komplimentiere ihn nach draußen. Pfarrer hin oder her, solche Ansagen lassen mich daran zweifeln, dass er den richtigen Beruf hatte. Ich jedenfalls möchte nichts mehr mit ihm zu tun haben.

10. Oktober 2016

„Ihr Lieben, jetzt ist es so weit. Wie ihr wisst, geben wir zum Jahresende die Praxis ab. Herrn Dr. Meuler habt ihr schon kennengelernt, er übernimmt den Anteil von meinem Mann.“

Ich schaue in die Runde. Vertraute Gesichter ringsherum. Einige unserer Mitarbeiterinnen sind seit der Praxisgründung 1988 bei uns. Bald dreißig Jahre, und wir haben viel gemeinsam erlebt. Ein bisschen wie Familie fühlt es sich an, und Wehmut erfasst mein Herz. Ich muss schlucken, um den Kloß in meinem Hals nicht zu große Macht über mich bekommen zu lassen. Es wird Ernst, ohne Frage. Ein neuer Lebensabschnitt steht vor uns, ohne Praxis, ohne geregeltes Einkommen und ohne all die Menschen, die mir so ans Herz gewachsen sind.

Die Verträge sind unter Dach und Fach. Jetzt ist es meine Aufgabe, die Mitarbeiterinnen über ihre Rechte aufzuklären, die so ein Betriebsübergang mit sich bringt. Was für ein Wort. Betriebsübergang. Kalt, nüchtern, ohne Klang, juristisch einwandfrei. Aber all die Emotionen, die auf beiden Seiten damit verbunden sind, werden nicht erfasst. Als ich mit meiner Unterweisung fertig bin, stehen nicht nur in meinen Augen Tränen.

24. Dezember 2016

„Jauchzet, frohlocket ..."

Aus dem CD-Player erklingt das Weihnachtsoratorium von Bach und hüllt unser Wohnzimmer in weihnachtliche Stimmung. Der Tannenbaum steht an seinem angestammten Platz, winzig kleine Lichter strahlen mit den Weihnachtskugeln um die Wette. Unter dem Baum liegen die liebevoll verpackten Geschenke. Wir sind gerade vom Weihnachtsgottesdienst zurückgekommen, und Hanns bereitet in der Küche das Fondue vor. Jedes Jahr gibt es am Heiligen Abend Fleisch-Fondue bei uns.

„Oh du fröhliche, oh du selige, gnadenbringende Weihnachtszeit" haben wir gerade noch in der Kirche gesungen und „freue dich, freue dich, oh Christenheit." Alles ist wie immer und doch so ganz anders. Weihnachten ist dieses Jahr irgendwie überschattet. Sarah hat eine schlimme Schwangerschaft. Sie leidet an einer Hyperemesis, diesem furchtbaren Schwangerschaftserbrechen, dass nie aufhört und mehrmals am Tag auftreten kann. Meine Tochter ist mit ihren knapp 1,60 m ein zierliches Persönchen, und ich mache mir immer wieder große Sorgen, weil sie so wenig zugenommen hat und so schlecht aussieht. Ich bete inständig, dass ihr Baby gesund auf die Welt kommen wird, und es meinem Kind dann auch wieder gut geht.

Inzwischen sind es schon drei Jahre, während der ich die beiden jungen Männer betreue, die an Geburtsschäden leiden. Sie sind mehrfach behindert und ihre Familien leiden, trotz oftmals hart erkämpfter Abfindungen, schwer daran, dass ihre Leben so ganz anders sind, als sie es sich erträumt hatten. Je tiefer ich in diese Familiengeschichten hineinschauen darf, umso größer ist die Dankbarkeit, dass uns so ein Schicksal erspart geblieben ist.

Mein Patensohn ist im Oktober vierundzwanzig Jahre alt geworden und nach wie vor auf dem Entwicklungsstand eines wenige Monate alten Säuglings. Er kann nicht selbstständig sitzen, ist blind und vollkommen geistig behindert. Meine Freundin Marianne bringt das an die Grenzen dessen, was sie leisten kann. Man darf das nicht vergleichen, das ist mir klar, aber ich bin froh, dass es mich damals erwischt hat und keine meiner Töchter, die routinemäßig noch ihre Auffrischimpfung gegen Kinderlähmung bekommen haben, als sie zehn Jahre alt waren. Auch sie haben noch den Lebendimpfstoff bekommen, der auf dem Würfelzucker verabreicht worden ist. Natürlich lasse ich mir aber nichts von meinen Sorgen anmerken und strahle Freude und Zuversicht aus. Manchmal ist das so. Nach außen gebe ich die Fröhliche, gut Gelaunte und Unkaputtbare, aber innen, tief darin, sieht es dann ganz anders aus.

Auch Hannah wirkt erschöpft. Manchmal denke ich, es wäre besser gewesen, sie hätte sich nicht auf den weiten Weg zu ihrem Traumberuf, Tierärztin, gemacht. Als Legasthenikerin fällt es ihr nicht leicht, die medizinischen Fachbegriffe zu lesen. Oft schleichen sich Fehler ein, die manchmal richtig lustig sind, aber ihr trotzdem das Genick brechen können, sollte sie an einen humorbefreiten strengen Prüfer geraten. Aber sie lässt sich nicht unterkriegen, steht nach jeder Niederlage wieder auf und macht weiter. Ich bin schon sehr stolz auf meine beiden Mädels.

Hanns teilt meine Sorgen. Aber er ist getragen von der Erleichterung, nicht mehr in die Praxis zu müssen. Und er hat einen Satz gesagt, der sich tief in meine Seele brennt: „Weißt du", meinte er, als ich mir ein wenig Sorgen wegen der ausfallenden Einkünfte aus der Praxis machte, „weißt du, mein Schatz, im Schatten der schwarzen Kittel lebt es sich bestimmt auch ganz gut.“ Für diesen Satz werde ich ihn immer lieben.

20. Januar 2017

„Kommt ihr bitte in die Klinik!“

Es ist mehr eine Aufforderung denn eine Bitte, die ich durch das Telefon vernehme. Seit dem 4. Januar sind wir in Würzburg, um in Sarahs Nähe zu sein, wenn das Baby kommt. „Es ist so weit“, wende ich mich an meinen Mann, der sich noch schlaftrunken im Bett wälzt. Was wir nicht wissen, ist, dass Sarah schon am Abend zuvor in die Klinik kam und dort in der Nacht einen Wehensturm erlitten hat.

Als wir in der Klinik ankommen, ist unser Kind schon im OP. Notkaiserschnitt heißt es. Mir fehlen die Worte, um zu beschreiben, was das mit mir macht. Die Erinnerung, verbunden mit meinen Ängsten, überflutet mich. Auch Sarah war ein Notkaiserschnitt, und nur mit viel Glück haben wir beide die Vorgänge damals gesund und unversehrt überstanden. Aber wieder einmal sind wir alle in den schützenden Händen Gottes gut und sicher bewahrt. Die kleine Anna Hannah kommt kerngesund auf die Welt. Sarah ist traumatisiert nach der durchgelittenen Nacht und dem Kaiserschnitt, aber davon wird sie sich nach und nach erholen. Ich habe da großes Vertrauen in mein Kind.

2. Februar 2017

„Post vom Sozialgericht.“

Hanns zieht den grauen Briefumschlag aus dem Stapel Post hervor, der in unserem Briefkasten liegt, als wir nach fast vier Wochen zurück nach Hause kommen. Seit Mitte August letzten Jahres herrschte Schweigen an der Gerichtsfront. Das ist typisch, denke ich. Gerade jetzt, wo ich voller Glückseligkeit über das frisch gebackene Oma-Dasein auf rosaroten Wolken schwebe, kommt dieser doofe Brief. Ich kann mir nicht vorstellen, dass irgendetwas Gutes von der Behörde kommen könnte. Die Haltung meines Gegenübers ist uneinsichtig und unnachgiebig, und ich hoffe sehr, dass der zuständige Richter irgendwann ein Einsehen hat und zu einer mündlichen Verhandlung lädt. Es gibt den schönen Begriff der Ping-Pong-Akte, was nichts anderes bedeutet, als dass die Schreiben der Parteien einfach nur hin- und hergeschickt werden, jeweils mit der Gelegenheit zur Stellungnahme.

„Lass mal sehen“, widerwillig nehme ich den Umschlag entgegen. Er ist nicht dick, aber das habe ich auch nicht erwartet. Die Behörde wird, wie immer, eine minimalistische Stellungnahme angegeben und meinen Vortrag ignoriert haben. Als ich den Umschlag öffne, finde ich alles erwartungsgemäß: Das Schreiben der Gegenseite, die an ihrem Regelungsvorschlag festhält und im Übrigen beantragt, die Klage abzuweisen. Der Richter bietet mir an, Stellung hierzu zu nehmen, sofern ich das wünsche. Ping-Pong vom Feinsten.

Um die Sache nicht tagelang mit mir herumzutragen und den Kopf frei zu haben für die schönen Dinge des Lebens, setze ich mich direkt an den Schreibtisch und formuliere meine Stellungnahme. Dabei weise ich auch darauf hin, dass die gesamte Verfahrensdauer sich jetzt über elf Jahre hinzieht, und eine gütliche Einigung sich offensichtlich nicht abzeichnet. Ein kleiner, aber deutlicher Wink an den Richter, endlich zu einem Ende zu finden.

21. April 2017

„Endlich geht es weiter!“

Möglicherweise hat mein kleiner Hinweis Wirkung gezeigt. Ich ziehe die Ladung zur mündlichen Verhandlung beim Sozialgericht aus dem Briefumschlag. Am 26. Mai soll es so weit sein. Sofort machen sich die Ameisen über mich her. So lange habe ich auf den Termin gewartet, Blut und Wasser geschwitzt, mich unzähligen Gutachten ausgesetzt und konzentriert gearbeitet bei der Formulierung meiner Klageschrift und den folgenden Stellungnahmen, und jetzt, jetzt endlich soll es passieren. Der Termin am 26. Mai 2017 wird über vieles entscheiden.

Ich versuche mich zu sammeln. Habe ich an alles gedacht? Habe ich alles vorgetragen, nichts vergessen? Noch einmal nehme ich mir die umfangreiche Akte zur Hand. Mein Herz rast, ich kann mich kaum beruhigen. So zum Greifen nah scheint die Entscheidung zu sein, und danach wird endlich Schluss sein mit diesem aufreibenden Kampf um meine Rechte. „Der Richter wird vermutlich der Empfehlung aus dem letzten Gutachten folgen“, mutmaße ich später, als ich mit meinem Mann beim Abendessen sitze. „Dann gibt er mir die 70 Prozent, die Herr Prof. Herberts empfohlen hat. Und hoffentlich den Zuschlag für das berufliche Betroffensein, dann sind es insgesamt 80.“

„Das passt so vorne und hinten nicht mehr. Denk daran, dass du schon seit Ende 2015 eine Schwerbehinderung von 90 hast.“ Mein Mann hat recht. Das hatte ich völlig aus den Augen verloren. Die höhere Einstufung meiner Schwerbehinderung ist ausschließlich auf die Folgen der Impfung zurückzuführen. „Du bist der Beste!“ Ich gebe ihm einen Kuss auf die Wange, trinke meinen Tee aus und fahre zurück in mein Büro. Ganz sicher bin ich mir nicht, ob das, was ich vorhabe, rechtlich überhaupt möglich ist. Egal, denke ich. Wenn nicht, wird mich irgendjemand darauf hinweisen.

Mit kurzen Worten beantrage ich direkt bei der Behörde eine Höherstufung meines Grades der Schädigungsfolgen, weise auf die Erhöhung meines Grades der Behinderung im Schwerbehindertenrecht hin und lege alles direkt aufs Fax. Erneut kommen mir Zweifel, ob dieser Antrag während eines laufenden Gerichtsverfahren überhaupt zulässig ist. Das wird sich zeigen, schaden kann es wohl nicht. Inzwischen bin ich so selbstbewusst, dass ich mir erlaube, auch etwas möglicherweise völlig Falsches zu tun.

Später am Abend ruft Sarah noch an. Anna weint viel und will immerzu an die Brust. Die beiden müssen sich noch zusammenfinden, denke ich, mache mir aber sofort wieder Sorgen. Ich wäre gerne viel näher an beiden dran, aber die Entfernung ist einfach zu groß, um mal einfach vorbeizusehen. Wieder denke ich an meine Mutti, die immer für uns da war, als die Kinder auf der Welt waren. Ich wäre auch gerne so eine Mimi, denke ich und bedauere, dass wir unser Enkelkind viel zu selten sehen.

26. Mai 2017

„Jetzt müsste langsam unser Aufruf kommen.“

Meine Ungeduld lässt sich kaum noch zügeln. Wir sind sehr früh aufgestanden heute Morgen, obwohl der Termin erst um elf Uhr anberaumt ist. Aber ich brauche morgens lange, um fertig zu werden. Ohne Hanns‘ Unterstützung komme ich gar nicht mehr zurecht.

„Guten Morgen, Sie müssen die Eheleute Pörtner sein.“ Eine junge Dame kommt auf uns zugestürmt. Sie ist die Mitarbeiterin der beklagten Behörde und wird ihren Dienstherrn in der Verhandlung vertreten. „Ich freue mich so, Sie kennenzulernen“, überwindet sie sofort meine innere Abwehrhaltung, als sie mir so sympathisch und freundlich ihre Hand zur Begrüßung hinstreckt. „Erst vor vier Tagen habe ich erfahren, dass ich heute hier sein werde. Als ich die Akte gelesen habe, konnte ich kaum glauben, was ich da erfahren habe. Es ist so großartig, was Sie aus Ihrem Leben gemacht haben. Ich bewundere das sehr!“ Ihre Worte klingen aufrichtig, und sie nimmt mir damit komplett den Wind aus den Segeln. Nach einem kurzen Aktenstudium habe sie sofort die Ärztliche Leiterin des Referats Ärztlicher Dienst aufgesucht. Die ehemalige Prüfärztin sei inzwischen aus Altersgründen ausgeschieden. Während ihres Redeschwalls hören wir den Aufruf, in den Saal zu kommen. Schnell raunt sie mir noch zu: „Ich werde da drinnen jetzt Sachen sagen müssen, die ich persönlich nicht so meine.“

Mit ihrer offenen und entwaffnenden Art hat sie eine Brücke gebaut. Die neue Ärztliche Leiterin hat am 23. Mai, also vor drei Tagen, ein sehr ausführliches Statement verfasst, in dem sie, für mich vollkommen überraschend, einen GdS von 70 für die Zeit ab 2006 und eine Erhöhung auf 80 v. H. ab Juli 2016 vorschlägt. Sie berücksichtigt die fortschreitendende Verschlechterung meines Gesundheitszustandes und kommt mit sehr einfachen Worten zu einem überzeugenden Ergebnis.

Der Richter ist sehr gut vorbereitet, kennt den Akteninhalt im Detail und signalisiert klar und deutlich, was er von der Vorgehensweise der Beklagten hält. Er vertritt eindeutig meinen Standpunkt, jedenfalls empfinde ich das so. Wegen der jetzt vorgelegten Stellungnahme der neuen Ärztlichen Leiterin schlägt er einen Vergleich vor und fragt mich, ob ich mit der Bewertung meiner Schädigungsfolgen, wie von der Ärztlichen Leiterin vorgeschlagen, einverstanden sei. Keine Frage, ich bin so erleichtert, dass ich nur nicken kann.

Als der Vorsitzende auf das besondere berufliche Betroffensein zu sprechen kommt, lehnt mein Gegenüber ab. Sie sähe keine Betroffenheit, schließlich sei ich inzwischen Rechtsanwältin, das sei ein mindestens gleichwertiger Beruf zu dem vorher erlernten einer Zahnarzthelferin. Allerdings bedarf es nur eines weiteren Satzes des Richters, und sie stimmt zu. Sie hat die Wahrheit gesagt, muss ihren Dienstherren vertreten, aber persönlich steht sie nicht dahinter. So bittet sie den Richter, ein paar Sätze dazu ins Protokoll aufzunehmen, dann könne sie zustimmen.

Als Hanns und ich das Gericht verlassen, habe ich in allen verhandelten Punkten recht bekommen. Lediglich den GdS von 80 hatte ich bereits für 2015 beantragt, aber das ist mir völlig egal. Ich bin nur froh, dass es endlich vorbei ist. Abends stoßen wir auf unseren Erfolg an. Wenn ich auch immer gewusst habe, im Recht zu sein, bestand immer ein Restrisiko, ob der zuständige Richter diese Meinung teilt. Wegen der doch sehr langen Verfahrensdauer hatte ich sogar große Zweifel, ob der Richter überhaupt verstanden hat, was ich vorgetragen habe. Retrospektiv waren sie vollkommen unberechtigt, er kannte den Sachverhalt genau und hat sehr deutliche Worte gefunden, um seine Missbilligung für das Vorgehen der Behörde auszudrücken.

Grundsätzlich bestehen aufgrund des jetzt zuerkannten Grades der Schädigungsfolgen von mehr als 50 weitere Ansprüche, die ich schon in meinem Erstantrag im Februar 2006 geltend gemacht hatte. Darüber hat der Vorsitzende Richter aber nicht verhandeln wollen. Das könne er zum jetzigen Zeitpunkt nicht beurteilen, hat er gemeint. Deshalb hat er aber – sehr vorausschauend – in den Vergleich aufgenommen, dass der Beklagte sich verpflichte, einen weiteren Bescheid zu erlassen, in dem über meine weiteren Ansprüche wie Berufsschadenausgleich, Ehegatten- und Kinderzuschlag, Ausgleichsrente und Heilbehandlung entschieden werden müsse. Hiergegen könne ich dann, sofern es notwendig werden sollte, erneut Widerspruch und Klage einreichen. Ein Gefühl sagt mir, dass es genauso kommen wird.

15. Juni 2017

„Wie soll das nur weitergehen?"

Seit etwa zwei Wochen sind wir auf Sylt, und ich versuche verzweifelt, ein wenig zur Ruhe zu kommen. Die Nächte sind unruhig, und tagsüber bin ich völlig erschöpft. Geruchs- und Geschmackssinn sind wieder vollkommen erloschen. Jeder Schritt ist so mühsam, dass ich überlege, was unbedingt notwendig ist, und so kommt es, dass ich fast nur auf dem Sofa sitze und grübele. Mir ist klar, ich steuere geradewegs auf eine Depression zu. Es ist unausweichlich, ich brauche Hilfe. Die vergangenen Jahre mit Studium, den beiden Examen, Aufbau der Kanzlei und Übergabe der Praxis sowie der Akzeptanz meiner immer weiter fortschreitenden Einschränkungen aufgrund meiner Erkrankung neben dem nicht enden wollenden Krieg gegen die Behörde haben mich weit über mein eigentliches Leistungsvermögen hinaus gefordert.

Daneben die familiären Sorgen wegen meines Mannes, der zunehmend Schmerzen an den Gelenken hat und Sarahs schwierige Schwangerschaft, all das hat mir auch zugesetzt. Mir ist klar, dass ich Entscheidungen treffen muss, und allein trau ich mir das nicht zu.

26. Juni 2017

„Jetzt sehe ich klarer!"

Ich suche mir Hilfe bei einer Psychiaterin. Die Ärztin für Psychotherapie ist mir aus meiner beruflichen Tätigkeit bekannt. Sie leistet großartige Arbeit und hat sich erst vor Kurzem selbstständig gemacht. So habe ich Glück und bekomme kurzfristig einen Termin. Schon nach kurzer Zeit arbeitet sie sehr intensiv mit mir, hilft mir zu verstehen, was meine Kindheit bei mir angerichtet hat und lehrt mich zu erkennen, dass nicht ich schuld bin an all dem, was ich nicht mehr unternehmen und leisten kann. Wenn überhaupt von Schuld gesprochen werden könne, dann sei meine Krankheit die Schuldige. Frau Wagner ist großartig. Nach und nach kann ich mich öffnen und über all das sprechen, was mich seit Jahrzehnten bewegt und antreibt.

Eine weitere wichtige Sache wird mir klar: Seit ich Volljuristin bin, habe ich ein anderes Selbstverständnis für mich. Das fehlende Selbstwertgefühl und Selbstbewusstsein, das Gefühl, minderwertig zu sein, all das belastet mich nicht mehr. Auch meine Arbeit hat mich verändert. Ich musste lernen, dass mein Maß der Dinge keinerlei Bedeutung für andere hat, musste erkennen, dass es wichtig ist, ein „Anderssein" zuzulassen und zu unterstützen. Und ich habe gelernt, zuzuhören.

Als Betreuer soll man das Wohl der ihm anvertrauten Menschen unterstützen. Zum Wohl des Betreuten, und so steht es ausdrücklich im Bürgerlichen Gesetzbuch, gehört auch die Möglichkeit, im Rahmen seiner Fähigkeiten sein Leben nach seinen Wünschen und Vorstellungen zu gestalten. Für mich war das immer die oberste Maxime. Ich muss mich nicht mehr beweisen, kann mich zurücknehmen und in den Hintergrund treten. Da hinten ist es wichtig, dafür zu sorgen, dass alles funktioniert und der Rahmen für die Menschen, den sie dann selbst ausfüllen können, stabil ist.

Als ich das verstanden habe, ist es mir auch möglich, loszulassen. Ich habe erreicht, was mir wichtig erschien, und bin aus dem Schatten der weißen Kittel herausgetreten. Hanns bittet mich schon längere Zeit darum, beruflich kürzer zu treten. Nun, wo ich mich entschließe, meine Kanzlei aufzugeben, geht meine Therapeutin auch diesen weiteren Schritt mit mir gemeinsam.

17. August 2017

„Wollen die mich endgültig auf den Arm nehmen?“

Der erste Bescheid der Behörde, der nach dem geschlossenen Vergleich bei mir ankommt und in dem alle mir nun zustehenden Leistungen seit 2006 aufgeführt sein sollen, ist fehlerhaft. Angeblich soll ich keinen Anspruch auf Kinderzuschlag haben. Als ich anrufe und das moniere, entschuldigt sich der Sachbearbeiter und erklärt mir allen Ernstes, der Computer habe das falsch ausgerechnet. Allein der fehlende Kinderzuschlag macht eine Differenz zu meinen Ungunsten in fünfstelliger Höhe aus. Am nächsten Tag kommen der korrigierte Bescheid und die Nachzahlung.

Nach und nach kommen weitere Bescheide. Ich bekomme eine Grundrente, die deutlich über der bisher gezahlten liegt, eine Kleiderverschleißpauschale, weil ich Rollstuhlfahrerin bin, den Zuschlag für das berufliche Betroffensein und eine Pflegezulage. Meine Pflegeversicherung bekommt das bisher gezahlte Pflegegeld von der Behörde für Impfschäden erstattet und ist ab sofort von einer weiteren Zahlungspflicht befreit. Stattdessen erhalte ich die Pflegezulage, die leicht über dem Pflegegeld liegt. Zusätzlich habe ich Anspruch auf eine Ausgleichsrente und Ehegattenzuschlag. Nur der Berufsschadenausgleich lässt auf sich warten. Das sei schwierig zu berechnen, meint die Sachbearbeiterin.

23. August 2017

„Ist das herrlich hier!“

Ich kann meine Begeisterung kaum in Worte fassen. Rings um

mich herum laufen Schafe über den Deich, den wir gerade durch eine selbst schließende Pforte erreicht haben. Sarah fährt mit ihrem Fahrrad vor mir her, Ännchen schläft in ihrem Anhänger.

Wir sind in Glückstadt gestartet und auf dem Weg nach Niebüll, wo wir mit dem Zug dann weiter nach Sylt wollen. Nach langem Überlegen habe ich mir ein Speedy-Handbike gekauft. Schon seit Jahren habe ich darüber nachgedacht, konnte mich aber nie so richtig entscheiden. Wieder einmal war es mein Mann, der die Initiative ergriffen und eine Probefahrt organisiert hat. Bereits nach den ersten Metern hatte ich mich Hals über Kopf verliebt. Diese Mischung aus körperlicher Betätigung, Anspannung und leichtem Fahrtwind hat mich einfach nur strahlen lassen. Seitdem kann ich gar nicht mehr genug davon bekommen, und so haben Sarah, Hanns und ich diese Radtour geplant. Hanns ist hinter mir, er will aufpassen, dass keinem von uns etwas passiert. Die Strecke ist teilweise unwegsam, aber ich bin nicht zu bremsen und Sarah schon mal gar nicht. Das Wetter meint es gut mit uns, und wir genießen die herrliche Luft, die Unabhängigkeit und Leichtigkeit.

Von Tag zu Tag habe ich das Gefühl, leichter zu werden. Die Therapie tut mir gut, die Gespräche mit einer Unbeteiligten, die nichts wertet oder beurteilt, nicht involviert ist und einen klaren Blick auf mich und meine Gedanken und Ideen hat, öffnen mir neue Perspektiven. Und dieses unglaubliche Gefühl, endlich wieder einmal zu schwitzen, weil ich mich körperlich betätige. Wie habe ich das vermisst! Ich schmecke das Salz auf meinen Lippen und bin einfach nur glücklich. Salzig, bitter, sauer und süß kann ich trotz des Geschmacksverlustes wahrnehmen. Auch Fettiges kann ich erkennen. So konzentriere ich mich einmal mehr auf das, was möglich ist. Die Sonne wärmt mein Gesicht, und vor mir sehe ich Kind und Enkelkind, beide gesund und munter. Im Nacken fühle ich meinen Mann, der immer neben oder hinter oder vor mir steht, wie es gerade nötig ist.

Hannah kann leider nicht dabei sein. Sie hat am kommenden Dienstag noch eine letzte Prüfung, ehe sie die Zulassung zum

Staatsexamen als Tierärztin erhalten wird. Meine Gedanken sind oft bei ihr. Lesen ist nach wie vor eine Krux für sie, und sie muss viel lesen. Aber bisher hat sie alles geschafft, und ich vertraue darauf, dass ihr auch der Rest gelingen wird.

7. November 2017

„Vor zwei wird sie sich nicht melden."

Wieder einmal hat Sarah Geburtstag, aber das steht heute nicht im Mittelpunkt. Hannah hat ihre erste Examensprüfung. AVO, also Arznei- und Betäubungsmittelrecht. Tierärzte sind die einzige Berufsgruppe, die – neben den Apothekern natürlich – ein sogenanntes Dispensierrecht mit dem Examen erwerben. Sie sind dann befugt, die tierärztliche Apotheke zu führen und dürfen einige wenige bestimmte Arzneien sogar selbst herstellen. Es ist ein großes Fach, eines der größten überhaupt. Grundlage der Prüfung ist das AMG, das Arzneimittelgesetz. Daher war ich gefragt. Hannah und ich haben miteinander gelernt. Ich konnte sie in das Lesen eines Gesetzes einweisen, ihr Systematiken erklären und Hilfestellungen verraten, wenn es mal klemmt. Wir haben sehr ernsthaft zusammengearbeitet und waren über Tage und Wochen stark konzentriert. Mir hat es riesig Spaß gemacht, ein völlig fremdes Gesetz zu erforschen und nicht nur juristisch, sondern auch aus Anwendersicht darauf zu schauen. Punkt achtzehn Uhr wurde dann immer die erste Flasche Wein von uns geöffnet, und gegen einundzwanzig Uhr waren wir so weit, uns lustige Geschichten über die Gesetzestexte zu erzählen. Hannah ist also bestens vorbereitet, als sie heute Morgen in ihre Prüfung marschiert.

Für mich ist es schlimmer, als wäre ich der Prüfling. Mein Studium war sicher auch eine Herausforderung, aber es hing nicht wirklich viel davon ab. Mein Kühlschrank war voll, dank der Arbeit meines Mannes, und wegen meiner Erkrankung sollte es ursprünglich auch eher so eine Art Beschäftigung oder Hobby sein. Für Hannah aber ist es ihr Herzenswunsch, Tierärztin zu sein, und sie möchte diesen Beruf noch ihr Leben lang ausüben.

Es ist halb drei, als das Telefon endlich klingelt. Schon mal nicht durchgefallen, denke ich, ehe ich das Telefon entsperre und den Anruf annehme. Wenn sie durchgefallen wäre, hätte sie bestimmt eine Nachricht geschickt. Dann würde sie mit niemandem sprechen wollen; da ist sie mir sehr ähnlich. „Mama, ich habe bestanden!" Hannah schreit in den Hörer, und ich kann das Glück über die vielen hundert Kilometer hinweg fühlen. „Mama, jetzt kann ich es schaffen. Ich werde Tierärztin."

7. Dezember 2017

„Schauen Sie, Ihr Tisch ist hier vorne."

Das Restaurant ist bis auf den letzten Platz besetzt. Stimmengemurmel erfüllt den Raum. Stühle werden gerückt und hier und da hört man leiser oder lauter Lachen herüberklingen. Schaut man sich die Gäste an den Tischen an, ist leicht zu vermuten, dass es sich um viele Weihnachtsfeiern handelt. Auch ich habe meine Mitarbeiterinnen zu meiner letzten Weihnachtsfeier eingeladen. Nachdem ich mich entschieden habe, die Kanzlei aufzugeben, habe ich meiner Kollegin Susanne angeboten, einen Teil der Betreuungen zu übernehmen und die Kanzlei weiterzuführen. „Gib mir ein paar Tage", war ihre Antwort, als sie meinen Vorschlag hörte. „Überleg es dir. Heute und morgen bin ich ja noch da, es hat keine Eile", versuchte ich, ihr den Druck zu nehmen. „Ich bin überzeugt, dass du das kannst. Du wirst in alles reinwachsen, und vor allen Dingen bist du eine sehr gute Juristin."

Das war die ganze Wahrheit. Ich halte große Stücke auf das juristische, aber auch menschliche Können meiner Kollegin. Sie ist witzig, kann über sich selbst lachen, ist aber sehr ernst- und gewissenhaft, was ihre Arbeit angeht. Ein paar Tage später hat sie eingeschlagen, und wir haben den Übergabevertrag geschlossen. Mitte nächsten Jahres wird für mich Schluss sein. Und so ist das hier heute meine letzte Weihnachtsfeier als Chefin, wie meine Mädels mich so liebevoll nennen.

Es ist ein wunderschöner Abend. Wir erzählen uns Geschichten, an die wir uns gerne erinnern, mit und von den Menschen, die wir ein paar Jahre begleiten durften. Von der „Läuseliesel", einer alkoholkranken Witwe, deren Wohnung so voller Flöhe war, dass die Kammerjägerin drei Schädlingsbekämpfungen vornehmen und alles aus der Wohnung entsorgt werden musste. Wochenlang war die Wohnung nicht bewohnbar. Dabei ist Läuseliesel keineswegs dispektierlich gemeint, vielmehr war es die Betroffene selbst, die sich äußerst humorvoll diesen Namen gegeben hat.

Oder von „Knuddel", einem leicht geistig behinderten Mann, der mich bei unserem ersten Treffen fragte, ob ich verheiratet sei. Als ich seine Frage bejaht habe, kam ganz spontan von ihm: „Wer nimmt denn so eine?" Als ich ihm dann antwortete, dass ich eine Mogelpackung sei, weil ich bei meiner Hochzeit gesund gewesen wäre, schlug er sich bei jedem Treffen lachend auf die Oberschenkel und begrüßte mich immer mit einem: „Meine Mogelpackung, meine Mogelpackung kommt."

Die Läuseliesel ist inzwischen verstorben, aber Knuddel werde ich mit in den Ruhestand nehmen. Er gehört zu den drei Menschen, die ich weiterhin betreuen werde, im Ehrenamt. Das Gericht hat die Genehmigung dazu erteilt, und so darf ich auch nach Rückgabe meiner anwaltlichen Zulassung diese drei Menschen, die mir besonders an Herz gewachsen sind, weiterhin begleiten.

Wehmut erfasst mich. Ich habe den schönsten Beruf der Welt und die wundervollsten Mitarbeiter und so ein großes Glück, dass ich hier sein darf. Die anderen erleben den Abend wohl ähnlich. Ein halbes Jahr liegt noch vor uns, und das werden wir genießen.

19. Januar 2018

„Hätte mich auch gewundert, wenn es diesmal korrekt gewesen wäre."

Heute endlich ist der Bescheid bezüglich des Berufsschadensausgleichs da. Ziemlich genau zwölf Jahre, nachdem ich meinen Antrag gestellt habe. Der BSA, wie die Insider abkürzen, ist die finanzstärkste Position. Es liegt eine komplizierte Berechnung zugrunde, da hat die Sachbearbeiterin recht. Aber bei der Behörde übernimmt das der Rechner, der nur mit den korrekten Eingaben gespeist werden muss.

Der Bescheid, der heute eintrifft, ist wieder einmal mit Fehlern behaftet und diese natürlich zu meinem Nachteil. Ein Berufsschadenausgleich wird pauschal ermittelt. Es gibt fünf Vergleichseinkommensklassen, in die die Geschädigten je nach Ausbildung eingestuft werden. Mit meinem Hochschulabschluss gehöre ich in die höchste Stufe. Da ich älter als fünfundvierzig Jahre bin, gibt es eine weitere Anhebung. Die ist nicht berücksichtigt worden. Außerdem ist der Zeitpunkt für den Beginn des Berufsschadensausgleichs nicht richtig angesetzt. Die Nachzahlung, die ich erhalte, ist hoch, da sie die fast zehn Jahren umfasst und der Betrag zudem von der Behörde verzinst werden muss. Das ändert aber nichts daran, dass nicht korrekt ermittelt worden ist.

Ich lege zum x-ten Mal Widerspruch ein, diesmal muss ich nicht überlegen. Zum Glück geht es hier nur noch um Rechtsanwendung und nicht mehr um Persönliches, nicht mehr um meine Intimsphäre, um meine Person, sondern nur noch um nackte Zahlen. Davon gehe ich zumindest zu diesem Zeitpunkt aus. Rechnen kann ich, schließlich hatte ich Mathe als Leistungskurs im Abi.

28. Februar 2018

„Die spinnen doch! Am Ende werde ich noch meine beste Mandantin."

Den Zuschlag aufgrund meines Alters erkennt die Sachbearbeiterin an, den Rest des Widerspruchs weist sie ab. Herr Lepp aus der Rechtsabteilung ist der Auffassung, dass ich erst nach dem zweiten Staatsexamen den Anspruch wegen des Berufsschadens erworben habe, und will mir die Entschädigung erst ab Mai 2012 gewähren. Damals habe ich meine Zulassung zur Anwaltschaft erhalten. Er erkennt zwar die vier Semester Studienzeitverlängerung, die ich vom Justizprüfungsamt zugestanden bekommen habe, als schädigungsbedingt an und verlegt den Termin deswegen auf Mai 2010 vor, aber das ist nicht das, was die Rechtsgrundlage hergibt. Das Gesetz spricht eine deutliche Sprache und verlangt in meinem Fall nun einmal nur einen Hochschulabschluss als Voraussetzung für den Beginn der Leistung. Von Referendariat und zweitem Staatsexamen ist nirgendwo die Rede.

Die Abgrenzung zu den vier anderen Stufen macht das sehr deutlich. Es gibt: Beschädigte ohne Ausbildung, Beschädigte mit Ausbildung, Beschädigte mit abgelegter Techniker- oder Meisterprüfung und Beschädigte mit Fachhochschulabschluss. An letzter Stelle stehen dann die Beschädigten mit Hochschulabschluss, zu denen ich nach Abschluss meines Studiums gehöre. Die Vergleichseinkommen zu den fünf Gruppen werden jedes Jahr vom Bundesministerium für Arbeit und Soziales (BMAS) veröffentlicht. Dabei sind für Beschädigte ohne Ausbildung erwartungsgemäß geringere Beträge vorgesehen als für Betroffene, die eine umfangreiche Ausbildung erhalten haben.

Für mich ist das Gesetz da sehr klar. Demzufolge habe ich den notwendigen Hochschulabschluss mit dem ersten Staatsexamen im September 2009 erworben. Zu diesem Zeitpunkt war meine Hochschul-, also universitäre Bildung abgeschlossen. Bei Berücksichtigung der vier Semester Studienzeitverlängerung müsste der BSA also ab September 2007 gezahlt werden. Wir streiten über eine sehr hohe Summe, sind beide uneinsichtig, und keiner weicht auch nur einen Millimeter von seiner Auffassung zurück.

30. Juni 2018

„Du tust bestimmt das Richtige!"

Ich schlage die Augen auf, als der Gong ertönt. Es ist der Gong, der das Ende meines Arbeitslebens einleitet. Ich brauche einen Moment, um aus meinem Traum zu erwachen. Hanns beugt sich über mich und gibt mir einen Kuss. Er ist glücklich, dass ich mich so entschieden habe, hat sich oft große Sorgen um mich gemacht. „Jetzt können wir jeden Tag Radfahren oder Eisessen gehen oder nach Sylt fahren." Er freut sich wie ein Kind, aber er weiß auch, dass dieser Tag für mich kein leichter ist. Als ich meinen Zulassungsverzicht bei der Rechtsanwaltskammer erklärt habe, hatte ich ein weinendes und ein lachendes Auge. Meine Arbeit hat mich ausgefüllt, aber ehrlich betrachtet auch körperlich weit über meine Grenzen geführt. Meine Entscheidung steht: Ich hänge den hart erkämpften schwarzen Kittel an den Haken.

Mittags nehmen wir das Schild ab. Susanne hat ihres schon vor Monaten aufgehängt, so sieht die Kanzlei nicht verwaist aus. Es ist ein großer Trost für mich, dass ich alle meine Betreuten in gute Hände geben konnte. Alexa und Susanne haben die meisten meiner Klienten übernommen, drei von ihnen behalte ich ehrenamtlich, darunter auch Knuddel.

Am Abend betrinke ich mich. Trotz aller Wehmut ist es ein gutes Gefühl. Alles ist mit Anstand zu Ende gebracht. Einige der Richter haben mich sogar noch angerufen und ihr Bedauern ausgedrückt, dass ich aufhöre. Es war eine reiche und ausgefüllte Zeit, von der ich keine Minute missen möchte. Vieles habe ich gelernt, viel mehr als nur die Anwendung der Gesetze. Toleranz, Nachsicht, Freundlich- und Unnachgiebigkeit, aber auch Konsequenz und Klarheit haben mich menschlich sehr viel weitergebracht.

„Du hast so viel geschafft", in Hanns' Augen liegt aufrichtiger Stolz. So wie er auf mich, bin auch ich auf ihn stolz: Dreißig Jahre Niederlassung in der eigenen Praxis und kein einziges Verfahren wegen eines Behandlungsfehlers, das schafft kaum einer. Das macht ihn so besonders. Dass er seine Patienten immer ernst genommen und ihnen zugehört hat. Deshalb war er so beliebt und natürlich auch, weil er ein so guter Arzt war. In diesem Moment wird mir klar, wie groß die Herausforderung für mich war, als ich die Kanzlei eröffnet habe. Wie oft bin ich in den Altenheimen oder Krankenhäusern auf meinen Mann angesprochen worden. Immer voller Bewunderung und Hochachtung. Natürlich wollte ich ihm nichts nachstehen, wollte nicht, dass man am Ende unseren Namen mit einem bitteren Nachgeschmack im Mund behält. Es ist uns beiden gelungen. Noch einmal lassen wir die Gläser klingen. Es ist die zweite Flasche Prosecco, die gerade leer ist. Alles ist gut, sehr gut sogar. Genauso, wie es jetzt ist.

20. August 2018

„Guten Morgen, ich habe um elf Uhr einen Termin zur Begutachtung."

Nie hätte ich gedacht, dass diese Worte noch einmal über meine Lippen kommen müssen. Aber diesmal ist es keine der bekannten Behörden, die mich nötigt, mein Innerstes nach außen zu kehren, sondern schlicht und einfach die Führerscheinstelle. Mir war nicht bekannt, dass die Umbauten in meinem Auto einen Eintrag in meinem Führerschein voraussetzen. Vor einigen Jahren habe ich eine Handgas-Bedienungseinrichtung in mein Auto einbauen lassen. Es gelang mir nicht mehr, den Fuß vom Gas auf die Bremse zu heben, und zunächst habe ich einige Zeit die Bremse mit dem linken Fuß bedient. Später wurde mir diese Fahrpraktik aber zu unsicher, so dass ich das Bedienelement einbauen ließ.

Bevor die Fahrerlaubnis geändert wird, muss ich eine Fahrprobe absolvieren und ein psychiatrisch/neurologisches Verkehrsgutachten beibringen. Alles halb so schlimm, denke ich noch morgens beim Aufstehen. Aber als ich nun in der Praxis stehe, legen sich die erlebten Gutachten-Traumata wie Würgeschlangen um meinem Hals. Zum Glück ist der Neurologe ein Profi in seinem Fach. Verkehrsgutachten sind sein tägliches Brot, und nach zwei Stunden liegt das Ganze hinter mir.

2. November 2018

„Sie brauchen keine Sorge haben. Der Prüfer ist sehr nett und will nur sehen, dass Sie mit den Bedienungseinrichtungen klarkommen."

Mein Fahrlehrer schaut mich aufmunternd an. Er hat gut reden. Prüfung bliebt Prüfung, egal ob sie Fahrprobe heißt. Aber es stimmt schon: Selbst, wenn ich eine rote Ampel überfahren würde, hätte das heute keine andere Bewandtnis als im sonstigen Straßenverkehr. Ich hole tief Luft. „Dann mal los, besser, ich bringe es hinter mich."

Das Fahrschulauto hat die gleiche Handgas- und Bremseinrichtung wie mein Audi. Ich hatte großes Glück, dass ich bisher nicht aufgefallen bin ohne den notwendigen Eintrag im Führerschein. Mit meinem Nichtwissen hätte ich mich sicher nicht rausreden können. Nichtwissen schützt vor Strafe nicht, und als Juristin bin ich noch größeren Anforderungen ausgesetzt als die nicht juristisch gebildeten Mitbürger. „Reduzieren Sie die Geschwindigkeit bitte auf 30 km/h", fordert mich der Prüfer kurze Zeit später auf. Ich weiß, was jetzt kommt, der Fahrlehrer hat mich gut vorbereitet: „Und jetzt neben dem Golf da vorne bitte eine Vollbremsung." Das ist mit einer der wichtigsten Teile der Prüfung. Der Herr vom TÜV möchte sehen, dass ich den Wagen genauso gut abbremsen kann wie ein Normalfahrer. Damit habe ich kein Problem. Meine Arme sind stark durch das Fahren mit dem Rollstuhl, und der Wagen steht nach wenigen Metern. Herr TÜV, wie ich ihn in Gedanken nenne, ist schnell von meiner Handhabung der Bedienelemente überzeugt. Kein Wunder, ich fahre schon jahrelang damit, aber das weiß er zum Glück nicht.

Dass meine Arme durch das Rollstuhlfahren so muskulös geworden sind, ist ein angenehmer Nebeneffekt der Rollstuhlpflicht. „Gut gegen Winke-winke-Ärmchen", scherzt Hanns gerne. Und er hat recht: Trotz meines länger zurückliegenden Eintritts in das siebte Lebensjahrzehnt kann ich noch immer ärmellose Oberteile tragen.

Nach etwa einer halben Stunde sind wir schon zurück am Ausgangspunkt unserer Fahrt. „Das war okay, ich habe keine Bedenken", ist der Satz, der mich ab sofort zu einem legitimierten Autofahrer meines umgebauten PKW macht. Leider muss ich in diesem Zusammenhang aber auf all die Berechtigungen verzichten, die ich 1974 in meiner Fahrerlaubnis erworben habe: Den Führerschein Klasse 1 für mein geliebtes Motorrad und alle Zusätze, die Klasse 3 damals noch umfasste. So durfte ich einen LKW bis zu 7,5 Tonnen fahren. Natürlich kann ich schon lange nicht mehr Motorrad fahren, rein körperlich bin ich seit vielen Jahren nicht mehr dazu in der Lage. Aber irgendwie schmeichelte es meiner Eitelkeit, jederzeit sagen zu können, dass ich auch einen Motorradführerschein besaß.

Es ist ein sensibler Moment, als ich die neue Fahrerlaubnis in den Händen halte: Wieder einmal habe ich einige Berechtigungen verloren. So vieles musste ich schon zurücklassen. Hart Erkämpftes wie die Segelscheine, begonnen mit dem Jollenschein, den Hanns und ich auf dem Dümmer See erworben haben. Damals wollte der Lehrer uns nicht zusammen auf eine Jolle lassen. Das gäbe nur Ärger bei Ehepartnern und gehe auf keinen Fall. Aber bei uns überwogen die Freude und der Spaß, wenn wir beim Rückwärtssegeln das Kommando „Pinne parallel zum Baum" nicht richtig befolgen konnten, weil es sich irgendwie so verkehrt anfühlte.

Dann den Sportküstenschifferschein, der damals noch BR-Schein hieß und für unsere wunderbaren Segelurlaube notwendig war. Nur Hanns und ich, meistens auf der Ostsee bei Sonne und Regen, bei Wind und Wetter. Alles hat uns zusammengeschweißt, es waren unsere Inseln im oftmals hektischen Alltag. Bis Hanns kein Schiff mehr betreten konnte, nachdem uns die Nachricht vom Tod seines Bruders ausgerechnet in der Karibik auf einem Segelboot erreichte. Erst viele Jahre später hat er es mir zuliebe erneut versucht. Aber da war ich schon nicht mehr gesund, und nach einigen mühsamen Versuchen haben wir es dann auch ganz eingestellt.

Aber auch die einfachen Dinge fehlen mir: Joggen, Tennisspielen, Skifahren. Der Wintersport war zwar nie meine größte Leidenschaft, aber nun, wo die kleine Anna sicher in den nächsten Jahren auf Skier stehen und ihre ersten Versuche unternehmen wird, wäre ich schon gerne dabei. Was mich zudem traurig macht, ist, dass ich mir eine große Sehnsucht nicht mehr erfüllen kann. Als ich mit meinen Eltern noch zur Freien Evangelischen Gemeinde in Düsseldorf gehört habe, gab es im Sommer immer die Jugend-Freizeiten, überwiegend in Adelboden in der Schweiz. Ich mochte die Berge im Sommer, liebte die Abende am Lagerfeuer mit Liedern aus der Mundorgel und wäre als junge Frau gerne in die Berge aufgebrochen, um dort zu wandern und Hüttenurlaub zu machen. Aber Hanns war durch und durch Wassersportler und vertröstete mich jedes Jahr aufs Neue. „Wandern können wir mit sechzig auch noch“, meinte er immer, wenn ich den Wunsch äußerte, einmal nicht in fernen Ländern oder an der See Urlaub zu machen. Wandern war in den 80er- und 90er-Jahren nicht so en vogue wie es heute ist, und Hanns tut es unfassbar leid, dass diese Chance für mich verloren ist. Dennoch bleibt es ein unerfüllter Wunsch in meinem Herzen.

Aber ich will nicht undankbar sein. Glücklicherweise kommen diese dunklen Gedanken nur selten zu mir, und ich kann sie schnell wieder verscheuchen. Bei alldem, was ich durch meine Schädigung gewonnen habe und was mir ermöglicht worden ist, wäre es unfair gegenüber meiner Familie und meinem Leben, nicht zufrieden zu sein. Und das bin ich auch: Dankbar und zufrieden aus tiefstem Herzen, und ich habe allen Grund dazu.

9. November 2018

„Schaaatz, ich kann den Kaffee riechen!“

Mein Mann muss einen Hörsturz von meinem Begeisterungsschrei bekommen. Vor einer halben Stunde bin ich aufgestanden und sitze auf dem Treppenlift, der mich nach unten bringen soll. Während ich so vor mich hinträume, was der Tag bringen wird und wie das Wetter ist, merke ich, dass ich den Kaffee riechen kann. Vor drei Wochen bin ich operiert worden. Nach langem Suchen habe ich einen wunderbaren HNO-Arzt gefunden, der sich zugetraut hat, mich noch einmal zu operieren. Wegen der drei Voroperationen wollte da kaum einer mehr ran. Herr Dr. Engmann hat mir zwar Hoffnung gemacht, aber auch realistisch zugegeben, dass Geruchs- und Geschmackssinn unwiederbringlich gestört sein könnte. Über eine Stunde hat er in meinen Nasennebenhöhlen herumgekratzt und alles entfernt, was nicht dahingehört. Als ich an den Frühstückstisch komme, ist der Kaffee nicht das Einzige, was ich erschnüffeln kann. Käse, Marmelade, Saft, ja sogar die Butter kann ich riechen. Wie ein Trüffelschwein schnuppere ich an allem rum, was mir vor die Nase kommt. Es ist so kostbar, das, was verloren geglaubt war.

23. Januar 2019

„Ich glaube, da vorne musst du nach links und dann zurück."

Meine Stimme zittert sogar bei einem so nebensächlichen Satz. Meinem Mann geht es nicht besser. Wir sind auf dem Weg zum Campus der Tiermedizinischen Fakultät, wo Hannah seit heute Morgen ihre letzte, ihre schwerste Prüfung hat: Pathologie. „Warum meldet sie sich nur nicht? Sie müsste doch längst fertig sein." Natürlich weiß mein Mann darauf keine Antwort, wie soll er auch? „Schau mal, steht sie da nicht?" Er zeigt mit dem Finger auf den Campus. Mir wird ganz anders. Was, wenn sie durchgefallen ist? Sie ist mit ihrer Kraft schon lange am Ende. Ich schicke noch ein Stoßgebet zum Himmel, als könnte das jetzt noch was ändern.

Hanns fährt in einem Manöver, das definitiv nicht straßenverkehrsordnungskonform ist, auf den Hof vor dem alten Gebäude. Als Hannah uns kommen sieht, stürzt sie auf uns zu. „Mutzel, Papichen!" Die Tränen laufen ihr übers Gesicht. Sie bringt kaum ein Wort heraus: „Ich habe bestanden, ich bin jetzt Tierärztin!"

10. Februar 2019

„Ich finde das Hellrosa für die Wand im Kinderzimmer sehr hübsch."

Die Ereignisse überschlagen sich. Hannah ist nach Süddeutschland zu ihrem Freund gezogen und hat dort eine Stelle in einer Tierklinik angetreten. Sie wird am 1. April dort anfangen. Sarah hingegen hat sich von Annas Vater getrennt. Sie hat sich eine Wohnung in Bielefeld gesucht, und heute helfen wir beim Renovieren. Natürlich streichen nur Hanns und Sarah die Wände, aber ich spiele währenddessen mit meinem Enkelkind. Der kleinen Maus ist es völlig egal, dass ich im Rollstuhl sitze. Sie liebt es, bei mir auf dem Schoß herumzufahren und hat, wie Sarah immer so liebevoll sagt, so den einzigen Kinderwagen mit Sitzheizung, die in diesem Fall aus meinen Oberschenkeln besteht.

Mit der Behörde war in wesentlichen Punkten bezüglich des Berufsschadenausgleichs keine Einigung zu erzielen. Zwar habe ich mehrfach versucht, mich gütlich zu einigen und bin mit meinen Angeboten weit unter der mir zustehenden Summe geblieben, aber der Leiter der Rechtsabteilung beharrt auf seinem Standpunkt. Dabei habe ich sogar ein Mediationsverfahren beim Sozialgericht vorgeschlagen. Der Richter beim Sozialgericht, der für eine 2017 von mir eingereichte Klage zuständig war, hatte dies vorgeschlagen. Beim Sozialgericht wird dieses Verfahren angeboten und von ausgebildeten Richtern begleitet. In dem Verfahren ging es nur um eine Nebensächlichkeit. Ich habe im Mai 2015 einen Zuschuss in Höhe von etwa zweitausend Euro von meiner Krankenversicherung zu einem Faltrollstuhl erhalten. Ungefähr das Doppelte hatte ich aus eigener Tasche dazugezahlt, weil ich einen faltbaren Leichtrollstuhl brauchte, um ihn selbstständig ins Auto verladen zu können.

Die Techniker Krankenkasse hatte ihren Zuschuss davon abhängig gemacht, dass ich einer Eigentumsübertragung auf sie zustimme. Damals war ich bereits über vierzig Jahre bei der TK versichert und fühlte mich dort gut aufgehoben und versorgt. Daher habe ich zugestimmt, um wenigstens den mir zustehenden Zuschuss zu erhalten. Irgendwann im Jahr 2017 hat die für meinen Impfschaden zuständige Behörde diesen Anspruch von der Krankenkasse auf sich übertragen. Grund dafür war der inzwischen durch den gerichtlichen Vergleich zuerkannte GdS von 80, so dass meine Ansprüche über die ursprünglich gewährte Entschädigungsrente hinausgingen.

Da mein Vertrauen in die Behörde zu diesem Zeitpunkt aber bereits vollkommen erschüttert war, habe ich angeboten, den damals von der Techniker Krankenkasse übernommenen Zuschuss an die Behörde zu erstatten und im Gegenzug das Eigentum an dem Rollstuhl zurückzuerhalten. Zusammengefasst hieß das, ich wollte der Behörde Geld zahlen und dafür den dann vollständig von mir bezahlten Rollstuhl als meinen eigenen bezeichnen dürfen. Herr Lepp von der Rechtsabteilung der für Impfschäden zuständigen Behörde wies mein Ansinnen zurück. Er bezweifelte ohnehin die Notwendigkeit zweier Rollstühle, einer müsste doch grundsätzlich genügen. Folgt man auch hier dem Gesetz, habe ich allerdings Anspruch auf zwei Rollstühle. Obwohl ich zu diesem Zeitpunkt schon sehr streit- und klageerfahren war, gelang es meinem Gegenüber immer wieder, mich aus dem Gleichgewicht zu bringen.

Mit meiner Frage an die Behördenmitarbeiterin, die mich in dieser Sache telefonisch kontaktiert hatte, ob sie denn auch nur ein Paar Schuhe tragen würde, stieß ich auf Unverständnis. Ich persönlich finde es ausgesprochen unangenehm, mit dem Straßenrollstuhl auch durch unsere Wohnräume zu fahren, wo meine Tochter dann später mit unserem Enkelkind auf dem Boden spielt. Außerdem bewohnen wir in unserem Einfamilienhaus zwei Etagen, die zu diesem Zeitpunkt schon durch den Treppenlift verbunden waren. Den Rollstuhl kann ich auf dem Lift nicht mitnehmen, so dass ich allein aus diesem Grund einen zweiten Rollstuhl für die obere Ebene benötige. Herr Lepp aber ließ es auch in diesem Punkt zu einer gerichtlichen Klärung kommen; eine außergerichtliche Einigung war bedauerlicherweise nicht möglich. Auf meine in dem nun stattfindenden Gerichtsverfahren direkt an den Behördenvertreter gerichtete Frage, warum er so vehement auf seinem vermeintlichen Recht bestehe und sich sogar der Richter interessiert dieser Frage anschloss, wusste er keine Antwort zu geben. Wie ein kleiner trotziger Junge hockte er auf der Beklagtenseite im Gerichtsaal. Bestimmt hat er innerlich mit den Füßen gestampft.

Als der Richter das Urteil verkündet hatte, zog der Vorsitzende sich zunächst zurück. Kurze Zeit später kam er noch einmal aus dem Besprechungsraum zurück in den Gerichtssaal, jetzt ohne Robe. Er schaute den Vertreter der Behörde an: „Es gibt hier beim Gericht auch die Möglichkeit eines von einem Richter begleiteten Mediationsverfahren. Ein wenig ist hier der Eindruck entstanden, dass es vielleicht nicht immer nur um die Anwendung geltenden Rechts geht. Sollte es in Zukunft also Schwierigkeiten geben, können Sie gerne auf dieses Angebot zurückgreifen." Der Jurist der Gegenseite schaute, als habe er auf eine Zitrone gebissen. Gut, dass Blicke nicht töten konnten, ich wäre mausetot vom Stuhl gefallen.

Bereits Monate später kann ich mich an das Gesicht meines Gegners nicht mehr erinnern, wohl aber an seine Krawatte, die er während der Verhandlung getragen hat. Sie zierte ein großer bunter Papagei. Vielleicht bin ich ein wenig altmodisch, aber ich finde, die Kleidung, die man vor Gericht trägt, sagt auch etwas über Respekt und Achtung gegenüber unserem Rechtsstaat aus. Im Ergebnis habe ich auch in der damaligen Verhandlung recht bekommen. Trotzdem hat dieser Mann mir das Leben viele Jahre lang schwer gemacht.

Mein Vorschlag, die Möglichkeit eines richterlichen Mediationsverfahren anzunehmen, bleibt also unbeachtet. So bin ich gezwungen, erneut Klage vor dem Sozialgericht einzulegen, und wieder spielen wir das altbekannte Ping-Pong-Spiel. Der Richter ist ein anderer, der Geschäftsverteilungsplan hat die Zuständigkeiten verschoben. Trotzdem bin ich gelassen. Es geht nur um Geld. Zwar um viel Geld, aber eben nur um Geld. Niemand kann mich mehr in meiner Würde verletzen – denke ich zumindest.

2. März 2019

„Mutzel, wenn du das machst, hast du in sieben Wochen keine Freunde mehr."

Hannah schüttelt den Kopf und lacht. Gerade habe ich ihr erzählt, dass das Motto der diesjährigen Fastenzeit „Mal ehrlich: Sieben Wochen ohne Lügen" heißt. Wie seit über dreißig Jahren möchte ich auch dieses Jahr die Zeit nach Aschermittwoch für ein wenig Besinnung nutzen. Aber dieses Thema ist tatsächlich eine Herausforderung. Wir Fastenden sollen uns bewusst machen, wie häufig kleine Alltagslügen über unsere Lippen kommen. „Das könnte die Folge sein", stimme ich in das Lachen meiner Tochter ein. „Aber trotzdem, ich werde nicht kneifen", füge ich hinzu. Ich bin ein großer Freund der Wahrheit. Als Kind gab es ein Erlebnis, das mich zutiefst beschämt hat und mich lehrte, nah bei der Wahrheit zu bleiben, wann immer es möglich war. Ich habe die Szene vor Augen, als sei ich mittendrin:

„Marie, sieh zu, dass du ins Bett kommst!" Die Stimme meiner Großmutter lässt mich zusammenzucken. Ganz klein habe ich mich gemacht, um ja nicht aufzufallen, wie ich mit meinen braunen Zöpfen auf dem großen Küchensofa kauere. Mucksmäuschenstill bin ich und so winzig zusammengerollt, wie es einer Achtjährigen nur möglich ist. So sehr habe ich gehofft, ein wenig länger aufbleiben zu können. Manchmal gelingt das durchaus, wenn die Erwachsenen mich vergessen. Es sind Weihnachtsferien, und - wie so oft - verbringe ich sie in Vlotho bei den Eltern meiner Mutti.

Das große Sofa steht gleich neben der „Kochmaschine", einem Herd, der mit Holz befeuert wird, und auf dem ein großer Emaillebratentopf steht, der wunderbaren Duft verströmt. Morgen ist Sonntag, und da gibt es immer den wunderbar zarten, himmlisch zerfallenden Braten, den nur meine Ommi so zubereiten kann. Es ist muckelig warm in der Küche. Unter dem Tisch liegt Wolf, der Blindenhund meines Großvaters. Wolf ist ein Schäferhund, und zu den Zeiten, in denen er das Hundegeschirr nicht trägt, ist er ein ganz normaler Hund. Faul und träge räkelt er sich auf seiner Decke.

Neben dem Küchentisch steht meine Großmutter mit ihrer nicht wegzudenkenden riesigen Küchenschürze, vor sich zwei Schüsseln. In der einen dampft heißes Spülwasser, in der anderen stapelt sich das bereits gereinigte Geschirr, wartet darauf, abgetrocknet zu werden. Leise klappern die Teller. Leider kennt meine Ommi aber kein Erbarmen. „Ab ins Bett!", wiederholt sie ihre Ansage – jetzt mit Nachdruck. Ich trolle mich. Wenigsten darf ich in der Besucherritze im Bett meiner Großeltern schlafen. Ein Ungetüm mit dicken mehrgliedrigen Matratzen, vielen Kissen und mächtigen Federbetten. Es ist kalt im Schlafzimmer, dort wird nicht geheizt.

Als Nesthäkchen werde ich nach Strich und Faden verwöhnt. Eine Blechwärmflasche wartet schon, in ein kuscheliges Handtuch gewickelt, unter der schweren Zudecke auf mich. Mein Geruchssinn ertastet die unverwechselbare Mischung aus abgestandenem Urin, Seifenlauge und 4711 Kölnisch Wasser. Zusammen mit dem Bratenduft, der unter der Zimmertür hereinkriecht, für mich der Inbegriff von Geborgenheit und Behütetsein. Ein Sehnsuchtsort!

Ich ziehe mich aus und schlüpfe unter die Decke, kuschle die kalten Füßchen an die warme Wärmflasche. Mein heißgeliebtes Pucki-Buch darf nicht fehlen, und schnell bin ich in die Geschichte vertieft. Die Tür wird geöffnet. Oppa steht im Türrahmen. Er ist kriegsblind und hat keine Augen mehr. Im Haus bewegt er sich wie ein Sehender, und Wolf führt ihn außerhalb. Er spielt wunderbar gefühlvoll auf seinem Harmonium und liest jeden Tag in seiner Bibel, die in dicken Bänden in seinem Bücherschrank steht. Sogar ich kann schon die Brailleschrift lesen und schreiben. So virtuos wie Oppa bin ich natürlich nicht. An jenem Abend steht er nun also im Türrahmen. „Bist du im Bett?" – „Ja, bin ich", erkläre ich wahrheitsgemäß. „Und ist das Licht aus?" „Das Licht ist aus", lüge ich dreist und fühle mich sofort nicht gut dabei. Wie habe ich ihn doch unterschätzt. Diesen wunderbaren, tapferen, mutigen, aufrichtigen und heißgeliebten Mann. Seine Hand tastet zum Lichtschalter neben dem Türrahmen. Natürlich kennt er die Stellung, die auf das ausgeschaltete Licht weist. Sofort ist ihm klar, dass das Licht brennt, und ich ihn angelogen habe. Enttäuschung huscht über sein zerschundenes Gesicht, in dem die fehlenden Augen stets von einer dunklen Sonnenbrille verborgen sind. Er wendet sich in meine Richtung. „Tu das nie wieder!", damit verlässt er das Zimmer. In meinem ganzen Leben habe ich mich nie wieder so geschämt.

Nun also liegen sieben Wochen ganz ohne Lügen vor mir. Schon gleich am ersten Tag fallen mir nach wenigen Stunden bereits unachtsam ausgesprochene Lügen auf, die ohne weiteres Nachdenken über meine Lippen kommen. Es sind die kleinen vorgeschobenen Ausreden, um unangenehmen Terminen aus dem Weg zu gehen, niemanden zu kränken oder sich selbst besser darzustellen. Im Freundeskreis habe ich alle gewarnt und gebeten, mich nur um Antworten zu bitten, die keine nachhaltigen Schäden verursachen. Und wenn es gar zu eng kommt, frage ich noch einmal nach: „Erinnerst du dich an das Motto der diesjährigen Fastenzeit? Meine Antwort könnte unangenehm für uns beide sein, willst du sie trotzdem hören?" Und ich mache eine unglaubliche Erfahrung: Viele unserer kleinen alltäglichen Schummeleien sind verzichtbar, auch ohne dass man am Ende ohne Freunde dasteht.

28. März 2019

„Das war ein kurzes Ding."

Sarahs Stimme klingt zufrieden. „Nach einer halben Stunde war ich schon wieder draußen." Es ist gerade kurz vor zehn Uhr, als Sarah anruft. Sie hatte um neun Uhr ihren Termin für die Facharztprüfung in München und verkündet schon jetzt das Ergebnis. Wir hatten keinen Zweifel, dass sie das gut schaffen wird, aber es ist und bleibt eben eine Prüfung, und vor den Erfolg hat der liebe Gott den Schweiß gestellt. „Wunderbar, herzlichen Glückwunsch, Frau Kollegin!" Mein Mann strahlt über das ganze Gesicht. Es ist so stolz auf seine Mädels, wie er uns immer noch liebevoll nennt. „Der Prosecco steht kalt, dann sieh mal zu, dass du nach Hause kommst."

8. September 2019

„Mir schwirrt der Kopf!"

Es hat sich alles gut geregelt. Sarah arbeitet inzwischen als Fachärztin im Krankenhaus, Anna geht in die Krippe und sieht ihren Vater jedes zweite Wochenende. Hat Sarah Nachtdienst, schläft Anna bei uns. Für unseren kleinen Sonnenschein ist es immer ein Fest. Meine Devise lautet: Ich bin die Omma, ich muss nicht Nein sagen. Dabei gibt es schon viele Grenzen, allein wegen meiner Behinderung, aber Anna ist das egal. Wieder einmal sitze ich über Gesetzestexten. Je tiefer ich in die Materie des Berufsschadenausgleichs eindringe, umso mehr entdecke ich, dass die Behörde mich mit ihren Argumenten ganz schön aufs Glatteis führen wollte. Ob bewusst oder aus Unkenntnis spielt für mich dabei keine Rolle. Der von mir sehr geschätzte Richter beim Betreuungsgericht würde es vermutlich so formulieren: „Entweder handelt es sich um eine glatte Fehlbesetzung in der Rechtsabteilung – und das wäre die wohlwollende Annahme - oder aber um versuchten Betrug."

Seite um Seite fülle ich mit Zahlen. Für jeden einzelnen Monat muss ich komplizierte Berechnungen anstellen, weil mir das Programm der Behörde nicht zur Verfügung steht. Zwei Punkte sind streitig: Ab welchem Zeitpunkt habe ich Anspruch auf Berufsschadenausgleich? und: In welcher Höhe muss ich mir das als Rechtsanwältin erwirtschaftete Einkommen anrechnen lassen? Zum ersten Punkt hat der Gesetzgeber eine klare Haltung. Voraussetzung für die Entschädigungsleistung nach A15 ist ein Hochschulabschluss, der eine Voraussetzung für den höheren Dienst im Sinne des Beamtenrechts ist. Erneut überprüfe ich meine erste Einschätzung hierzu und verschaffe mir einen Überblick über alles, was ich dazu finden kann. In dazu gehörigen Kommentaren und einschlägiger Fachliteratur finde ich die auch mich überzeugende Erklärung, dass ein Hochschulabschluss zum Beispiel auch ein an einer Universität erworbenes Diplom ist.

Dann hätte ich am 30. September 2009 den Anspruch auf Berufsschadenausgleich erworben. Abzüglich der vier Semester, die mir das Justizprüfungsamt aufgrund meiner Schädigung zugestanden hat, müsste der BSA ab 1. Oktober 2007 gezahlt werden. Das hatte ich der Behörde schon mehrfach mitgeteilt. Der Behördenmitarbeiter mit der Papageienkrawatte lässt aber nicht von seiner Meinung ab, dass ich erst nach Erlangung meiner Zulassung zur Anwaltschaft den Anspruch erworben hätte. Immer wieder versuche ich ihm kindgerecht zu erklären, was sich aus dem Gesetz ergibt. Er will es nicht verstehen, oder versteht er es wirklich nicht? Seine Argumentation läuft vollkommen fehl, aber nach wie vor ist er ein Unbelehrbarer.

Zur zweiten Streitfrage will die Behörde mein Einkommen vollständig berücksichtigen. Allerdings steht hierzu im Gesetz, dass bei selbstständig Tätigen, und das war ich ja, nur das berücksichtigt wird, was sie als Angestellte unter Berücksichtigung der Schädigung hätten erwirtschaften können. Eine fiktive Annahme muss dazu also her. Wieder so ein komplizierter Gesetzestext. Aber in keinem Fall ist es so, dass mein tatsächlich erwirtschaftetes Einkommen angerechnet wird. Bei Selbstständigen ist der Erfolg einfach von zu vielen Faktoren abhängig, wie Risikobereitschaft, Marktwirtschaft und Finanzierungsmöglichkeiten. Daher hat der Gesetzgeber sich entschieden, hier einen Vergleich mit angestellten Beschädigten vorzunehmen. Was so einfach klingt, ist eine hoch komplexe Materie, und ich habe Tage gebraucht, das zu verstehen. Immerhin, während des Gerichtsverfahrens räumt mein Gegenüber aus der Behörde schon mal ein, dass ich in diesem zweiten Punkt grundsätzlich recht habe.

20. Januar 2020

„Wie schön, dass du geboren bist …"

Fröhlich singen wir das Kinderlied von Rolf Zuckowski und lassen die kleine Anna hochleben. Drei Jahre wird sie schon alt, und sie ist genauso zierlich wie ihre Mama. Ein Powerpaket voller Lebensfreude und Neugierde und sehr stolz auf ihre Gäste. So richtig versteht sie das alles noch nicht, aber dass sie der Mittelpunkt des heutigen Tages ist, das hat sie schnell raus. Einige Kinder aus der Krippe mit ihren Mamas sind gekommen, es gibt Kuchen und Frikadellen, Saft und Schokoladenpudding. Die Kinder dürfen die Erwachsenen schminken, es gibt viel Gelächter und Tanzen und Singen, ein richtiger Kindergeburtstag mit allem Drum und Dran. Und ich darf mittendrin sein. Jetzt müsste mich unser alter Pastor sehen, von wegen, ich kann keine richtige Oma sein.

22. Januar 2020

„Bitte kommen Sie doch herein.“

Mein Mann tritt einladend zur Seite und deutet den beiden Damen, die vor unserer Tür stehen, an, willkommen zu sein. Anders als Hanns bin ich hin- und hergerissen, obwohl ich es war, die den Besuch initiiert hat. Die Damen kommen vom Amt für Soziales Entschädigungsrecht; es sind die neue Ärztliche Leiterin und die für mich zuständige Sachbearbeiterin. Seit ich im April 2017 die Höherstufung beantragt habe, hat sich nichts getan. 2018 kam eine Ablehnung, gegen die ich Widerspruch eingelegt habe. Es folgte das alte Spiel, erst Fristsetzung durch mich, später Untätigkeitsklage. Wie immer hat das Wirkung gezeigt und meine Sachbearbeiterin veranlasst, einige meiner Ärzte anzuschreiben. Letzten Monat hat sie mich dann informiert, dass im Januar wohl eine Entscheidung getroffen werden solle.

Das war der Punkt, an dem ich die Flucht nach vorne angetreten bin. „Bitte lassen Sie mich nicht wieder zwischen den grauen Aktendeckeln verschwinden. Kommen Sie doch bitte mit der zuständigen Ärztin einmal zu mir, und begleiten Sie mich einen Tag lang. Dann bekämen Sie ein realistisches Bild, und möglicherweise lassen sich im Gespräch viele Dinge auch klären. Holen Sie mich raus aus der Anonymität, und geben Sie meiner Akte bitte ein Gesicht“, ist mein eindringlicher Appell an die Sachbearbeiterin. Die Stelle, die für meinen Schwerbehindertenausweis zuständig ist, hat mir schon im August 2017 eine hundertprozentige Schwerbehinderung zuerkannt und dazu das Merkzeichen H für hilflos.

Es gibt nach wie vor keine andere Ursache für meine Behinderung als die durch die Impfung ausgelöste Myelitis, und all das habe ich der Behörde mitgeteilt. Neben der Höherstufung geht es auch noch um die Einstufung in die Pflegezulage. Anders als in der

Pflegeversicherung, die zu Beginn des Jahres 2017 von den drei Pflegegraden auf fünf Pflegestufen umgestellt haben, erfolgt die Einteilung im Bundesversorgungsgesetz in sechs Stufen, je nach Art und Umfang der Schädigung. Die Behörde hat mich in Stufe II eingruppiert, ein weiterer Fehler. Das Bundesversorgungsgesetz findet auch hier klare Worte: Pflegezulage nach Stufe V sei immer zu gewähren, wenn eine Querschnittslähmung mit Blasen- und Mastdarmbeteiligung gegeben sei. Dabei sind ausdrücklich auch inkomplette Querschnittslähmungen darunter erfasst, also genau meine Schädigung. Richtigerweise müsste ich also Leistungen der Pflegezulage Stufe V erhalten. Es ist ermüdend, dass ich die Behörde auf jeden einzelnen Punkt hinweisen muss. So habe ich erneut auf den Gesetzestext verwiesen und die Kommentare mitgeliefert. Ich will gar nicht wissen, wie viele ebenfalls Betroffene nicht die Leistungen bekommen, die ihnen eigentlich zustehen.

Aber die Damen sind meiner Bitte gefolgt, und da stehen sie nun. Völlig anders habe ich sie mir vorgestellt, und allein das ist schon ein guter Anfang. Gesichter sind so wichtig, erinnern daran, dass sich Menschen und Schicksale hinter Aktendeckeln, aber auch hinter Behördenschreibtischen verbergen. Ein langes Gespräch folgt. Auch mein Mann kommt zu Wort. Wir dürfen unsere Enttäuschung, unsere Wut und unser Unverständnis mitteilen. Ich sage der Ärztlichen Leiterin, dass ich die Haltung ihres Dienstherrn nicht verstehen kann: „Mein Fall ist im Rahmen des Aufopferungsanspruchs anzusiedeln, da hätte ich mir eine großzügigere Bearbeitung gewünscht und nicht eine derartige Hexenjagd." Die Ärztin ist sichtlich überrascht. Aufopferungsanspruch, das betrifft nach ihrer Meinung die Kriegsopfer, nicht die Impfgeschädigten. Aber genauso ist es! Neben Kriegsopfern hat die Bundesrepublik Deutschland später weitere Aufopferungsansprüche anerkannt. 1961 die Impfgeschädigten, zunächst über das Bundesseuchen-, später über das Infektionsschutzgesetz. Sich impfen lassen ist eine soziale Verpflichtung, die Geimpften schützen zwar sich selbst, aber auch die, die es nicht können oder wollen.

Die Ärztliche Leiterin untersucht mich, und offensichtlich passt mein Bericht mit all ihren Untersuchungsbefunden zusammen. Etwa vier Stunden nach ihrem Eintreffen verlassen uns die beiden Damen wieder. Ich kann nicht genau sagen warum, aber ich habe das Gefühl, das Eis ist gebrochen.

5. Februar 2020

„Du bist selbst deine beste Mandantin“, mein Mann meint es halb spaßig, halb ernst. Und er weiß, wovon er spricht.

Zwei Wochen später erhalte ich einen neuen Bescheid. Der GdS beträgt 100, meine Pflegepauschale ist auf Stufe V angehoben, und ich beziehe eine Zusatzrente für Schwerstbeschädigte, genau das, wofür ich so lange gekämpft habe. Zwar greift die Höherstufung nach dem Bescheid erst ab Oktober 2019, und ich hatte meinen Antrag bereits 2017 gestellt. Dadurch geht mir wieder einmal viel Geld verloren. Aber meine Dankbarkeit für diese wunderbare Frau, die sich bestimmt über viele interne Anweisungen hinweggesetzt und mich als Mensch gesehen hat, ist fast grenzenlos. Sie war es schon, die vor der letzten Gerichtsverhandlung die Stellungnahme verfasst hatte, die uns dann schnell zu diesem Vergleich gebracht hat, der durchaus akzeptabel war.

Endlich darf ich zur Ruhe kommen. Nach fünfzehn Jahren ununterbrochenem Kampf und zwölf Gutachten, die meinen persönlichen Schutzbereich mehrfach verletzt und mich zu einer gesichtslosen Akte degradiert haben, habe ich in allen Punkten überzeugen können. Der Unterschied zwischen der Rente, die ich mit einem GdS von 40 erhalten hätte, zu dem Betrag, den ich heute beziehe, beträgt monatlich mehrere tausend Euro. Ein langer Kampf liegt hinter mir, und der Erfolg gibt mir recht. Das Einzige, was noch zu klären ist, ist der Berufsschadenausgleich in der Vergangenheit. Nach allem, was ich bisher erreicht und durchlitten habe, kann ich das sportlich sehen. Mein Leben soll nicht mehr vom Denken und Handeln der Behörde bestimmt werden. Das nehme ich mir fest vor.

1. April 2020

Die Coronapandemie verzögert das Verfahren. Der Richter bittet mich, ein Vergleichsangebot für den Berufsschaden vorzulegen. Viele Tage sitze ich an meinem Schreibtisch und berechne die einzelnen Posten. Es ist eine Arbeit, die viel Aufmerksamkeit erfordert, weil der Berufsschadenausgleich für jeden Monat in mehreren Schritten berechnet werden muss. Als ich die Gesamtsumme errechnet habe, die mir nach meiner Rechtsauffassung zustehen würde, nehme ich einen Abzug von etwa 20 Prozent vor und biete diesen Betrag als Vergleichssumme an.

Die Behörde lehnt erwartungsgemäß ab. Wenige Worte genügen ihr dafür. Der Richter schickt einen richterlichen Hinweis und bittet meinen Klagegegner, die Entscheidung noch einmal zu überdenken. Er, der Richter, teile weitestgehend meine Auffassung. Die Antwort umfasst die gewohnten zwei Zeilen: Wir lehnen ab! Wegen Corona wird nicht verhandelt. Der Richter teilt mir mit, dass im Jahr 2020 nichts weiter erfolgen wird. Überraschenderweise liegt Mitte November 2020 dennoch eine Ladung in meiner Post. Der Vorsitzende hat einen Termin zur mündlichen Verhandlung noch für Mitte Dezember 2020 anberaumt. Zu diesem Termin darf ich eine, zumindest erstinstanzliche, Entscheidung erwarten. Ein bisschen kommt es mir so vor, als wisse der Richter, dass ich ein Ende für mein Buch brauche.

12. Juli 2020

„Pack das Allerwichtigste zusammen und dann komm!“

Alexa steht in meiner Zimmertür in dem Hotel, wo wir auf unserer Strecke übernachten. Wieder einmal sind wir mit den Fahrrädern unterwegs. Es ist mein liebstes Hobby geworden. Wenn ich mit Handbike unterwegs bin, vergesse ich ganz und gar, dass ich ein Handicap habe. Dieses Mal sind Alexa, ihre gerade noch siebzehnjährige Tochter Charly, Sarah und Anna dabei. Wir fahren von Bielefeld nach Bremen, übernachten in Biker-Unterkünften und genießen die Umgebung, das Unter-Mädels-Sein und die Herausforderung des wunderschönen Weserradwegs. Wir sind eine großartige Truppe.

Es ist mitten in der Nacht, als Alexa plötzlich in der Tür steht. Kurz zuvor bin ich durch einen Ton geweckt worden, den ich nicht zuordnen kann. Mein Handy war es nicht, auch mein Tablet ist ausgeschaltet. Den Fernseher hatte ich gar nicht angestellt. Irgendwann hat es mir gedämmert, es könne sich um Feueralarm handeln. So schnell ich konnte, bin ich aus dem Bett geklettert und habe mich in den Rollstuhl gesetzt. Als ich auf den Flur geschaut habe, war dort alles still. Nur wenige Sekunden später kommt aber Alexa in mein Zimmer. Sie wirkt gefasst, aber angespannt. Mein Zimmer liegt nach hinten raus, im Untergeschoss. Oben im Flur ist jetzt lauter Tumult zu hören, alles übertönt von der panischen Stimme meiner Tochter.

Ich lasse alles stehen und liegen und folge Alexa in den Flur. Vor dem Fahrstuhl angekommen, müssen wir feststellen, dass er nicht funktioniert. Irgendwie muss ich also die Treppe hoch. Alexa ist noch schnell zu den Notausgängen gelaufen, findet sie aber zugestellt mit diversen Möbeln und Kisten. Sarahs Stimme geht mir durch Mark und Bein. Wenn ich es richtig verstehe, hat auch sie auf dem Flur nachsehen wollen, was der Lärm bedeutet, und dabei ist die Zimmertür zugefallen. Die kleine Anna liegt allein im Zimmer, und Sarah kann die Tür nicht mehr öffnen. Sie dreht fast durch vor Panik. Irgendwie gelingt es mir, mich die Treppe hochzuziehen. Alexa hilft mir, soweit irgend möglich. Angst und Sorge verleihen mir ungeahnte Kräfte.

Oben drängen sich die Gäste am Hoteltresen, vom Hotel ist niemand weit und breit zu sehen. Einer der Gäste hat die Feuerwehr gerufen. Sarah stürmt auf den ersten Feuerwehrmann zu, der die Hotellobby betrifft, und bittet ihn, ja sie fleht ihn an, die Tür zu ihrem Zimmer zu öffnen. Ihre dreijährige kleine Tochter liege allein im Zimmer, sie müsse unbedingt zu ihr. Sarah laufen die Tränen über das Gesicht, die Panik schnürt ihr die Kehle zu. Vor allem, weil wir immer noch nicht wissen, wo es überhaupt brennt und ob Ännchen vielleicht sogar vom Feuer bedroht ist.

Der Feuerwehrmann weist mein Kind ab. Er möchte erst ein paar Schalter in einem Kasten drücken, der im Flur an der Wand hängt. Gott sei Dank kommt aber der Einsatzleiter dazu, und er versteht Sarahs Not. Vor der Zimmertür findet noch eine kurze Diskussion zwischen den beiden Männern statt, aber der Einsatzleiter bringt es auf den Punkt: „Wir haben Feueralarm, wir konnten das Feuer noch nicht orten, im Zimmer ist ein Kleinkind allein, die Tür lässt sich nicht öffnen. Also: aufbrechen! Sofort!" Ich könnte ihn umarmen, diesen Mann, der meinem Kind in allergrößter Not hilft. Als Sarah ist das Zimmer stürmt, liegt Anna schlafend in ihrem Bettchen. Wieder einmal bewahrt, denke ich bei mir und falte still die Hände.

Allmählich legt sich die Aufregung. Es war ein Fehlalarm, aber im Ernstfall wäre vieles schiefgelaufen. Keine Feuermelder auf den Zimmern, Türen, die zufallen und keine Notschlüssel zur Hand oder irgendwo im Hotel hinterlegt. Kein Hotelpersonal während der Nacht erreichbar; die auf der Anmeldung hinterlegte Handynummer lief ins Leere. Dass die Notausgänge zugestellt waren, habe ich den Feuerwehrleuten noch in der Nacht und vor Ort mitgeteilt. Hätte es wahrhaftig ein Feuer gegeben, und wäre ich vollständig gelähmt ohne einen Rest Gehfähigkeit allein im Hotel gewesen, wäre ich in große Gefahr geraten. Wie ein Häschen in der Grube hätte ich im Souterrain gehockt, ohne Fahrstuhl, ohne rettende Ausgänge, ohne helfende Hände von Hotelmitarbeitern.

Weil sich im Anschluss an den Einsatz herausstellt, dass der Fahrstuhl in der Nacht von zweiundzwanzig bis morgens sechs Uhr routinemäßig außer Betrieb ist, tragen mich die netten Herren von der freiwilligen Feuerwehr zurück in mein Zimmer. Meine Beine haben vollständig den Dienst eingestellt. Zu groß sind der Stress und das Maß der Hilflosigkeit, dass ich empfunden habe. Sarah und ich telefonieren in der Nacht noch lange. Und wir kommen beide überein, dass wir bei allem in Gottes Hand waren.

23. August 2020

„Ich glaube, ich schreibe ein Buch."

Seit einiger Zeit wütet in Deutschland die Coronapandemie. Hanns und ich haben uns sehr zurückgezogen, so dass ich mich in Ruhe meiner kleinen Geschichte widmen kann. Ich möchte für mein Enkelkind ein paar Erlebnisse aufschreiben, weil ich selbst so vieles von meinen Vorfahren nicht weiß und es sehr vermisse. Dabei kommen Erinnerungen hoch, freudige und schmerzhafte. Aber es tut gut, viele Geschehnisse in Worte zu packen. Kreise können geschlossen werden, und Abschiede werden mir verständlicher.

Anfang des Jahres hatten meine Geschwister und ich uns nach sehr langer Zeit getroffen. Es war ein wunderschöner Nachmittag mit den beiden, ich habe jede Minute genossen. Rieke träumte davon, noch einmal mit einem Segelboot über die Ostsee zu fahren. Wie Hanns und ich sind auch Rieke und Lukas früher viel gesegelt. Meine Schwester ist seit einiger Zeit schwer krank und braucht wegen ihrer hochgradigen COPD-Erkrankung inzwischen dauernd Sauerstoff. Die Flasche hat sie immer dabei, kann nur noch wenige Schritte machen, ohne völlig erschöpft zu sein. Bis vor wenigen Jahren hat sie unfassbar viel geraucht und auch getrunken. In den 90er-Jahren rief sie mich eines Tages an. Ihre Helferin hatte Knall auf Fall gekündigt und die zweite war überraschend erkrankt. Was sie nun tun solle und ob ich nicht helfen könne? Sechs Wochen lang bin ich jeden Morgen nach Mülheim gefahren und habe ihr assistiert und die Praxisverwaltung übernommen. Als die sechs Wochen um waren und ihre Helferin am kommenden Montag wiederkommen sollte, bedankte sie sich bei mir, und das war`s.

Keine Frage nach den Kosten, die ich hatte, um jeden Tag von Bielefeld nach Mülheim zu fahren, keine Frage, wie die Kinder versorgt wären oder womit sie mir vielleicht sogar eine Freude machen könnte. Ich war damals am Boden zerstört, setzte es doch genau da an, wo ich am verletzlichsten war, bei fehlender Wertschätzung. Diese Unachtsamkeit verbunden mit einer gehörigen Portion Egoismus ist wohl die Art meiner Schwester, mit ihrem Leben fertigzuwerden. Leider muss ich auch sagen, dass sie viel zu viel trinkt und getrunken hat. Ich glaube nicht, dass sie ein glücklicher Mensch ist. Sie konnte keine Kinder bekommen, obwohl sie nichts unversucht gelassen hat. Oft habe ich gedacht, sie neidet mir mein Glück. Umso mehr hat es mich gefreut, dass wir nach den vielen Jahren der Funkstille nun diesen Nachmittag erleben durften.

Begeistert habe ich mit ihr die Tour geplant. Es war ein schöner Traum, noch einmal zu segeln, obwohl auch ich mich auf einem Segelboot nicht mehr halten kann, vermutlich schon Probleme hätte, es überhaupt zu betreten. Selbst Peter ließ sich mitreißen, von einem Segeltörn zu träumen, obwohl er noch nie in seinem Leben auf einem Segelboot gewesen ist. Ich dachte, allen sei klar, dass es nur Träumereien wären. Aber es war etwas Gemeinsames, und davon gibt es so wenig. Wir verabredeten, uns nun regelmäßig zu treffen. Ich gründete eine WhatsApp-Gruppe für uns drei, so konnten wir Ort und Zeitpunkt des nächsten Treffens verabreden. Wir trennten uns freundschaftlich. Rieke nahm mich in den Arm: „Es war schön, dich zu sehen, Schwesterchen."

Überglücklich stieg ich ins Auto, meinte tatsächlich, ein Stück meiner Ursprungsfamilie wiedergefunden zu haben. Kaum zu Hause hatte ich eine bitterböse Sprachnachricht von Lukas, meinem Schwager. Ich würde seiner Frau Flausen in den Kopf setzen, er müsse das jetzt alles ausbaden, so könne ich nicht hinter seinem Rücken agieren usw. Vorsichtig schlug ich trotzdem einen neuen Termin in der Gruppe vor. „Zurzeit sicher kein guter Gedanke", kam von Rieke zurück, und sie verließ die Gruppe ohne ein weiteres Wort. Außerdem sperrte sie mich auf WhatsApp. Ich habe seitdem nie wieder von ihr gehört.

Inzwischen kann ich das akzeptieren. Riekes Entscheidung, nicht meine. Mit Peter bin ich nach wie vor in Kontakt. Nicht mehr so eng wie früher. Er hat jetzt eine neue Familie, braucht uns nicht mehr. Manchmal meldet er sich. Meistens braucht er dann juristischen Rat, aber gut, meinetwegen soll er den kriegen. Meine Töchter sind mit den Tanten und Onkeln durch, wie sie es nennen. Mein Enkelkind kennt meine Geschwister gar nicht, aber dafür hat es eine sehr liebevolle Tante, die vollkommen vernarrt in die kleine Nichte ist.

19. November 2020

„Ich darf auf den Lokomaten"

Im Sommer habe ich von einem Gangtrainer erfahren, der sich

„Lokomat“ nennt und der in einer Physiotherapiepraxis in Hövelhof betrieben wird. Es handelt sich dabei um ein Gangtraining für schwer neurologisch geschädigte Patienten, denen durch optimale Gewichtsentlastung und notwendige Führungskraft auf einem Laufband das physiologische Laufen ermöglicht wird. Als ich das erste Mal probeweise dort laufen durfte, habe ich geweint. Es war unglaublich für mich, ohne unmenschliche Anstrengung aufrecht zu stehen und sogar korrekte Schritte machen zu können.

Die Techniker Krankenkasse hatte die Kostenübernahme abgelehnt, aber einer der vielen hilfsbereiten Sachbearbeiter bei der Behörde für Soziales Entschädigungsrecht hatte mich darauf hingewiesen, dass ich den Widerspruch gegen die Ablehnung an sie richten könne. Und das muss ich bei aller Kritik zu meinen vielen Verfahren einmal hervorheben: Fast alle der Sachbearbeiter, bis auf ganz wenige einzelne Ausnahmen, bei der Landesbehörde, sind unglaublich hilfsbereit und entgegenkommend im Rahmen ihrer Befugnisse.

Heute liegt nun die Bewilligung meines Antrags im Briefkasten. Ich bin überglücklich, das Training ist wieder ein Stück Lebensqualität und hilft gegen die Spastiken, fördert die Durchblutung meiner viel zu wenig geforderten Beine und Füße und tut meinem Seelchen gut.

Dass ich nun das Gangtraining regelmäßig nutzen kann, verdanke ich zum einen dem Tipp des Sachbearbeiters, zum anderen aber auch dem Ärztlichen Dienst. Und wieder einmal habe ich allen Grund, der neuen Ärztlichen Leiterin dankbar zu sein, die verstanden hat, wie hilfreich dieses Training für mich ist und mir so diese Möglichkeit eröffnet.

13. Dezember 2020

„Ich drück dir die Daumen, mein Kind."

Liebevoll schaue ich Hannah an. „Mein Kind", das ist geblieben von ihrer Kindheit, das werden sie immer sein, jede meiner beiden Töchter. Für meine Mutti war ich zeitlebens ihr Töchterchen, auch, als ich längst erwachsen war. Es lag etwas Liebevolles darin, etwas Liebevolles, das mich immer begleitet hat. Hannah nickt: „Das kann ich wirklich brauchen", meint sie etwas aufgeregt und trinkt noch einen Schluck aus der großen Tasse, die sie seit ihrer Kindheit erst für ihren Kakao und jetzt für Kaffee benutzt. Die ganze Familie sitzt um den Tisch, ein wenig mit Abstand, wegen Corona. Anna ist noch in Würzburg bei ihrem Papa, aber heute Abend kommt sie nach Hause.

Jeder von uns ist angespannt oder freudig erregt, je nachdem, wie man den Blick richten möchte. Letzte Woche Dienstag ist Hanns am linken Auge operiert worden. Er hat einen grauen Star an beiden Augen und hat, zunächst erst einmal links, eine neue Linse bekommen. Die Operation ist erfolgreich verlaufen; ich bin sehr erleichtert. Augen sind wichtig, das habe ich damals gelernt, als ich den blinden Fleck erst vor dem einen und später vor dem anderen Auge hatte. So viele Dinge betrachten wir als selbstverständlich und verschwenden keine Gedanken oder gar Dankbarkeit an unsere Körper, die jeden Tag so wunderbar funktionieren und uns durch unsere Leben tragen.

Hannah hat in ihrer Lieblingsstadt eine kleine Wohnung in Aussicht. Sie tritt am 15. Dezember ihre neue Stelle im Tierheim an. Das ist genau das, was sie tun möchte: Tiere retten und gesund machen. Die Hürde, die es noch zu nehmen gilt, ist ihr kleiner Mischlingshund Timmy mit seinen zweieinhalb Kilogramm. Wenn das für den Vermieter kein Hinderungsgrund sein wird, kann sie morgen den Vertrag unterschreiben und hat zum Jahresanfang schnuckelige vierunddreißig Quadratmeter als neues Reich für sich. Das Großartige für mich ist dabei, dass die Wohnung mit einem Fahrstuhl zu erreichen ist.

Heute Abend wird sie losfahren und ihr Glück erneut versuchen. Der Termin ist gleich früh um acht Uhr. Unzählige Wohnungen hat sie besichtigt oder kurzfristige Absagen kassiert. Aber sie gibt nicht auf, möchte zurück in die Stadt, in der sie erste schulische Erfolge erleben durfte, in der man sie ernst genommen hat, und in der sie die erste Liebe ihres Lebens gefunden hatte.

So bin ich in doppelter Hinsicht nicht tiefenentspannt. Morgen ist die Verhandlung vor dem Sozialgericht, und ich erwarte, dass ein Schlusspunkt hinter fast fünfzehn Jahre Auseinandersetzung mit der Behörde für Soziales Entschädigungsrecht gesetzt wird. Ich bin so voller Hoffnung, dass ich mich kaum konzentrieren kann, und meine Gedanken sprunghaft durch meinen Kopf jagen.

14. Dezember 2020

„Heute Mittag wissen wir mehr!"

Ich bin früh wach. Gestern habe ich noch einmal die ganz Akte durchgelesen und fühle mich gut vorbereitet auf die mündliche Verhandlung vor dem Sozialgericht. Jan, der Sohn unseres Anwaltsfreundes, ist an meiner Seite. Er ist schon vor Jahren in die Kanzlei seines Vaters eingestiegen und ein äußerst umsichtiger und kompetenter junger Anwalt. Ich habe ihn gebeten, mich als Rechtsanwalt vor dem Sozialgericht zu vertreten. Ich bin so unglaublich müde von den vielen Verfahren, dass ich zwar gerne die Rechenaufgaben für den Berufsschaden erledige und alle Argumente zusammentrage, aber das Reden überlasse ich Jan. Wir sind sicher, dass der Richter noch einen Einigungsversuch starten wird, dann aber sein Urteil vorbereitet in der Schublade liegen hat, wenn der Versuch scheitern sollte. So oder so, in ein paar Stunden werde ich wohl mehr wissen. Trotzdem bin ich unglaublich angespannt. Im nächsten Februar vor fünfzehn Jahren hat alles angefangen, es muss ein Ende haben.

Hannah hat nachher den Termin wegen der Wohnung, und mein Mutterherz verbucht jeden wichtigen Töchter-Termin ähnlich wie einen eigenen. Aus der Nummer werde ich wohl nie mehr herausfinden, auch wenn meine Mädels mich manchmal ein bisschen damit hochnehmen.

Als wir Saal 5 im Sozialgericht betreten, sitzt ein sehr junger Richter hinter einer Plexiglasscheibe. Auch von den beiden ehrenamtlichen Richtern ist er durch Klarsichtscheiben getrennt. Sicherheitsmaßnahme wegen dieses Corona-Virus, das uns seit dem Frühling begleitet und oftmals das ganze Land lahmlegt. Bis zum letzten Moment habe ich damit gerechnet, dass die Verhandlung abgesagt wird. Ab übermorgen ist wieder ein harter Shutdown angekündigt. Der Einzelhandel muss schließen, bis auf die Geschäfte mit notwendiger Versorgung im Angebot.

Aber nun sitze ich im kalten, gut gelüfteten Sitzungssaal und harre der Dinge, die da kommen. Nichts kommt, leider! Der Richter wirkt unerfahren, trägt den Sachverhalt so schlecht vor, dass selbst ich, die ihn auswendig kennt, kaum etwas verstehe. Wie soll es den armen ehrenamtlichen Richtern nur ergehen, die bis gerade überhaupt noch nicht gewusst haben, worüber verhandelt werden soll? Der junge Mann in schwarzer Richterrobe möchte offensichtlich um jeden Preis einen Vergleich erzwingen. Gleich zu Anfang verkündet er, dass es heute kein Urteil geben werde. Der Sachverhalt sei rechtlich doch sehr schwierig zu würdigen.

Irgendwie kann ich ihn sogar ein bisschen verstehen. Er ist Richter auf Probe, steht also ganz am Beginn seiner Laufbahn. Da fehlen die Erfahrung und Souveränität, die zusammen mit vielen anderen Eigenschaften einen guten Richter ausmachen. Es war ein großes Glück für mich, bisher auf erfahrene und besonnene Richter getroffen zu sein. Jan, Hanns und ich schauen uns an. Überraschung, Zweifel und Erstaunen liegen in unseren Blicken. Natürlich frage ich mich auch, wie es dann zu dem richterlichen Hinweis im Sommer kommen konnte, als er mitteilte, meine Auffassung weitestgehend zu teilen. Eine Dreiviertelstunde lang versucht der junge Mann mit vermutlich mindestens einem Prädikatsexamen den Sitzungsvertreter der Behörde zu einem Vergleich zu bewegen. Ein aussichtsloses Unterfangen, weil dieser gleich zu Anfang die Nachricht verkündet hat, dass die Rechtsabteilung ihm den Auftrag erteilt habe, keinen Vergleich zu schließen.

Nach endlosem Hin und Her, bei dem der Richter auf mich von Minute zu Minute unsicherer wirkt, melde ich mich zu Wort. Mir reißt echt der Geduldsfaden, ich hatte so große Hoffnung an diesen Termin geknüpft: „Herr Vorsitzender, bei allem Respekt, aber ich möchte Sie nachdrücklich bitten, die Sache jetzt auszuurteilen."

Der Vorsitzende schaut mich überrascht an. Vorangegangen war die Idee des Herrn, der das Amt für Soziales Entschädigungsrecht vertritt, der Richter möge doch den Sachverhalt noch einmal für die Behörde zusammenfassen und seinerseits einen nachvollziehbaren Vergleichsentwurf entwerfen und vorlegen. Dann wolle man den Vorschlag erörtern und sich dazu äußern. Aber die Frist dürfe nicht zu kurz sein, sechs Wochen benötige man mindestens. Die Akte sei schließlich dick und unübersichtlich. Es ist offensichtlich, dass er sich nicht die Mühe gemacht hat, sich ausführlich mit dem Sachverhalt vertraut zu machen. Einige Fragen, die ich stelle, beantwortet er mit Allgemeinplätzen oder Phrasen. Ein noch sehr junger Mann, dieser Vertreter der Behörde. Vielleicht hat er das Leben mit all seinen Facetten noch nicht kennengelernt, jedenfalls wirkt er desinteressiert und wenig motiviert. Jeder selbstbewusstere Richter hätte an dieser Stelle wohl eine Zurechtweisung ausgesprochen. Das Ansinnen und die Art, wie es vorgetragen wurde, kamen einer Unverschämtheit gleich, die ich als Richterin niemals geduldet hätte.

Aber der junge Mann in der Richterrobe lässt sich tatsächlich darauf ein: „Dann müssen Sie aber diesmal auch eine ausführliche Begründung mitschicken, wenn Sie ablehnen sollten. Sonst mache ich mir die Arbeit nicht." Das klingt fast wie eine Bitte. An der Stelle ist für mich das Thema erledigt. „Einen Betrag unterhalb des von mir angebotenen gehen wir nicht mit. Mein Angebot lag lange genug auf dem Tisch", lege ich noch nach, um meiner Haltung Nachdruck zu verleihen. Deutlicher kann ich es nicht formulieren, dass ich nicht mehr an dem Vergleich interessiert bin. Enttäuschung und Ratlosigkeit huschen über das Gesicht des offensichtlich überfordert erscheinenden Organs der Rechtspflege. Pech! Jetzt muss er ein Urteil schreiben und auch noch damit rechnen, dass es möglicherweise von der nächsten Instanz kassiert wird.

„Ich kann nicht glauben, was ich das gerade erlebt habe", fasst Jan die gesamte Vorstellung in einem treffenden Satz zusammen. Auch ich muss mich schütteln, als wir das Gerichtsgebäude verlassen haben. Trotz aller bisheriger Erlebnisse mit der Behörde, hatte ich von den mit meinen Verfahren befassten Richtern doch immer klare Ansagen erwarten dürfen. „Das kann jetzt ewig dauern", meine ich enttäuscht. Am meisten ärgere ich mich über mich selbst. Ich hatte mich so sicher gefühlt. Meine Recherche und Argumentation in diesem Verfahren hat Hand und Fuß, ich habe immer und immer wieder Rechtsprechung zum Thema Berufsschadenausgleich und das Gesetz und einschlägige Kommentare gelesen und hinterfragt. Der richterliche Hinweis Mitte des Jahres an die Gegenseite hatte vermuten lassen, dass auch dieser Richter eine klare Meinung zu haben schien. Und jetzt das! Mist! Fast möchte ich mit dem Fuß aufstampfen, aber das geht ja nicht.

„Notfalls gehen wir in die Berufung, wenn das hier jetzt ganz aus dem Ruder läuft." Jan ist auch verärgert, ich kann es deutlich spüren. Mein Mann legt seine Hände beruhigend auf meine Schultern. Er weiß, wie maßlos enttäuscht ich bin. Ich stimme dem Sohn unseres Freundes zu, versuche gelassen zu bleiben. Es fällt mir schwer, weil die Behörde es wieder einmal geschafft hat, auch dieses Verfahren mit einer persönlichen Note zu markieren. Der ehemalige Leiter des Referats Recht, der Herr mit der Papageienkrawatte, hatte in seiner letzten Stellungnahme geäußert, meine Idee, Zahnärztin zu werden, sei wohl eine Wunschvorstellung. Schließlich hätten es meine beiden Geschwister trotz der Probleme in meiner Ursprungsfamilie geschafft zu studieren, ich aber nicht.

Als ich das Anfang des Jahres lesen musste, war ich wie vom Donner gerührt. Erstens waren Rieke und Peter schon aus dem Haus, als mein Vater uns verlassen und meine Mutter mit ihren Selbstmordversuchen begonnen hat, und zweitens habe ich erfolgreich Jura studiert. In unserer Stellungnahme haben Jan und ich formuliert, dass wir bezweifeln, dass es hier noch allein um die Anwendung von Recht gehe. Es mutet fast so an, als habe der ehemalige Leiter der Rechtsabteilung ein persönliches Interesse gehabt, alle meine Anträge – und seien sie auch noch so berechtigt – abzuweisen.

Aufgewühlt setze ich mich zu Hanns ins Auto. Ich hatte so große Hoffnung, dass es heute ein Ende findet. Hoffnung ist aber ein trügerisches Gefühl, das muss ich wieder und wieder erfahren. Dafür ist sie aber auch die letzte, die stirbt. Als wir zuhause ankommen, habe ich mich halbwegs wieder zusammengesetzt. Jetzt ist wichtig, wie es bei unserer Kleinen läuft. Am späten Nachmittag ruft Hannah an, sie hat den Mietvertrag unterschrieben. Es ist am Ende doch ein schöner Tag.

24. Dezember 2020

„Was für ein steiniger Weg!“

Heiliger Abend, und alle in meiner Familie dürfen diesen Tag gesund erleben. In der Zeit dieser immer unberechenbarer werdenden Pandemie ist das keineswegs selbstverständlich. Kann etwas schöner sein? Was bedeutet gegen ein solches Geschenk schon eine Behörde, die durch eine unbelehrbare Rechtsabteilung so viel Unrecht und Aufregung in mein Leben gebracht hat?

Als alle sich schlafen gelegt haben, bleibe ich noch einen Moment vor dem Kamin sitzen und beobachte, wie die Flamme langsam erlischt. Ich lege noch einmal das Weihnachtsoratorium von Bach in den CD-Player und lasse meinen Gedanken freien Lauf: Insgesamt sind zwölf Gutachten über mich erstellt worden, bis heute habe ich vier Klagen erhoben, ich habe achtmal Widerspruch eingelegt und fünf Untätigkeitsklagen eingereicht; genug ist genug. Aber dieses noch laufende Verfahren werde ich zu Ende bringen, und es wird für mich einen guten Ausgang nehmen, da bin ich sicher. Ich bin eine gute Anwältin und habe ein Gespür für das, was richtig ist. Am Ende werde ich gewinnen, wie bisher jedes Mal. Viele Menschen, die früher um diesen Tisch gesessen haben, sind nicht mehr bei uns. Aber jeder von ihnen hat etwas Entscheidendes zu meinem Leben beigetragen, und ich bin froh darüber.

Ende der Neunzigerjahre habe ich schon einmal eine Therapie gemacht. Damals hat mich die Therapeutin in Hypnose gelegt. Während ich hypnotisiert war, sollte ich über einen verschneiten Waldweg gehen und kam in einer Hütte an, in der ein Licht brannte. In der Hütte war es warm und heimelig, und in der Ecke stand ein Tisch, auf dem ein rot-weiß-kariertes Tischtuch lag. Es klingelte an der Tür, und ich öffnete. Nacheinander kamen Menschen zu mir, die in meinem Leben eine Rolle spielten. Mein Vater, meine Mutti, meine Geschwister, Tante OO, Hanns, meine Kinder,

Groß- und Schwiegereltern, Freunde und ehemalige Lehrer. Jeder Gast brachte ein Päckchen für mich mit. In dem Päckchen war symbolisch das zu finden, was der Schenkende für mich in meinem Leben bedeutete. Und je nach Gefühl sollte ich die Geschenke auf oder unter den Tisch legen. Das Paket meines Vaters schob ich damals weit nach hinten unter den Tisch; das meiner Mutti legte ich nach oben, aber dort dann auch nach hinten. Die Großeltern bekamen für ihr Präsent einen Platz auf der Seite oben auf dem Tisch, die Geschenke meiner Geschwister und die fast aller meiner Lehrer landeten unten. Hanns und die Mädels bekamen für ihre Geschenke den Ehrenplatz in der Tischmitte.

Als meine Therapeutin mich in die Gegenwart zurückholte, brachte ich die Erinnerung an den Nachmittag in der Hütte und die Platzierungen der Geschenke mit. Oft habe ich darüber nachgedacht, warum ich welche Anordnung wie getroffen habe. Heute kann ich alles gut einordnen. Viele meiner damaligen Traum-Gäste sind inzwischen verstorben. Alle haben Spuren in meinem Leben hinterlassen. Zu meiner Schwester habe ich keinen Kontakt mehr. Ich muss davon ausgehen, dass sie das so will, auch wenn die Probleme mehr aus der Richtung meines Schwagers kommen. Zu Peter besteht ein eher loser, aber unverkrampfter Kontakt. Er braucht uns nicht mehr, und das ist gut so. Ich bin versöhnt damit. Jeder muss seinen Weg finden, sein Leben gestalten und dabei versuchen, glücklich zu sein. Die wichtigsten Menschen in meinem Leben sind aber nach wie vor an meiner Seite: Hanns, Sarah, Hannah und Anna. Und wenn das nicht das vollkommene Glück ist, dann weiß ich es auch nicht.

Ach übrigens: Ich bin eine tolle Oma. Anna ist völlig egal, ob ich im Rollstuhl sitze. Eher im Gegenteil. Sie liebt es, auf meinem Schoß herumgefahren zu werden, und wenn ich ein paar Schritte gehe und mein Knie mal wieder verriegelt, ist sie sofort an meiner Seite und hilft mir, mein Bein nach vorne zu schieben. Sie feiert, dass sie schon lange keine Windel mehr braucht, die Oma aber schon. Wir sind ein super Team, da spielen meine Beine keine Rolle. Und die Ameisen kann ja keiner sehen …

Nachwort der Protagonistin

Viele Monate sind ins Land gegangen. Deutschland hat stürmische Zeiten durchlebt, und die Gesellschaft erscheint gespalten. Es gibt Corona-Leugner, Querdenker und Impfverweigerer aus diversen Gründen. Als Ende Dezember 2020 zunächst der mRNA Impfstoff von BioNTech die Zulassung erhielt und später weitere Impfstoffe, darunter auch Vector-Impfstoffe wie AstraZeneca folgten, gab es ein ständiges Hin und Her der Empfehlungen, welche Gruppe von Menschen wann mit welchem Impfstoff zu impfen sei. In der Bevölkerung kam es zu Unmut, es gab Vordrängler, die sich nicht an Regeln hielten, aber auch schon damals Impfverweigerer, die gegen jedweden Impfstoff gegen Corona Stimmung machten und dubiosen Verschwörungstheorien folgten.

Meine Entscheidung, mich impfen zu lassen, zum ersten Mal seit der verhängnisvollen Schluckimpfung im November 1994, habe ich gemeinsam mit meiner Familie getroffen. Dabei haben wir uns auf Untersuchungen einiger Neurologen aus Amerika gestützt, die für Personen mit Myelitis, also meiner Erkrankung, dringend zu einer Impfung geraten haben, allerdings ausschließlich mit einem mRNA Impfstoff.

Natürlich blieb die Angst in mir, zu lange hatten alle Ärzte mir von einer erneuten Impfung, egal wogegen, abgeraten. Aber irgendwie war es auch, als würde man aus einem brennenden Haus springen. Das Corona-Feuer im Nacken eröffnete die Impfung zumindest eine Chance, unverletzt davonzukommen und den Sprung zu wagen. Wir alle hatten Glück. Meine gesamte Familie, außer Anna, die viel zu jung ist, ist geimpft, und niemand ist dabei zu Schaden gekommen.

Aber vielen anderen ist es nicht so gut ergangen. Bis Ende Juli 2021 wurden dem Paul-Ehrlich-Institut im Rahmen aller durchgeführten Corona-Schutzimpfungen 1,4 Nebenwirkungen pro 1000 Impfungen gemeldet. 0,2 pro 1000 Impfungen waren schwere Fälle.[3] Darunter gab es Todesfälle, Herzmuskelentzündungen oder auch Herzbeutelentzündungen, Sinusvenenthrombosen, allergische Reaktionen und akute Gesichtslähmungen.

Die veröffentlichten Zahlen erscheinen gering. Prozentual auf das Ganze gesehen und verglichen mit dem Nutzen der Impfung erscheint es kaum notwendig, darüber ein Wort zu verlieren. Aber hinter jedem noch so kleinen Prozentsatz verbirgt sich ein Mensch, eine dadurch betroffene Familie, ein Schicksal. Und wenn ich höre und lese, dass die Impfung als „kleiner Piks" bezeichnet wird, stehe ich fassungslos daneben. Denn es ist kein „kleiner Piks", sondern eine Entscheidung, ein Eingriff in die Gesundheit, mag er noch so sinnvoll sein. Im schlimmsten Fall wird er zu einer Aufopferung.

Vergleicht man die Zahlen zwischen gemeldeten unerwünschten Nebenwirkungen und anerkannten Impfschäden wird schnell klar, dass mein „Fall" keine Besonderheit zu sein scheint, sondern eher die Normalität. Im Nationalen Impfplan, Stand 1. Januar 2012, findet sich eine Übersicht für die Jahre 2005 – 2009. Hier ist die Anzahl der Anträge auf Anerkennung eines Impfschadens der Anzahl der anerkannten Impfschäden gegenübergestellt. Die Zahlen sind nach Bundesländern geordnet. Insgesamt wurden 1.036 Anträge gestellt und 169 Anträge bewilligt. Selbst wenn man berücksichtigt, dass manche gestellten Anträge erst Jahre später bewilligt werden, wie mein Beispiel zeigt, so dürften dennoch diese Zahlen zumindest überschlagsweise repräsentativ sein. Demnach werden weniger als 17 % der gestellten Anträge bewilligt.[4]

Mein Richter am Sozialgericht hat sich lange in Schweigen gehüllt. Auf schriftliche Nachfrage meines Anwalts im März 2020, wann denn mit einer Entscheidung zu rechnen sei, kam folgende Antwort: „Es wird mitgeteilt, dass mit einer Entscheidung voraussichtlich Ende des Jahres gerechnet werden kann."

---

3 Paul-Ehrlich-Institut, Sicherheitsbericht vom 19.08.2021

4 Nationaler Impfplan, Stand 1. Januar 2012, S. 119, 120

Diesbezüglich hat er aber Wort gehalten. Am 29. November 2021 gab es das Urteil in dem Verfahren. Der zuständige Richter hat mir in allen Punkten recht gegeben. Ich muss Abbitte leisten, habe ihn vollkommen unterschätzt. Wie alle mit meinen Verfahren befassten Richter hat auch er den Sachverhalt umfassend verstanden und gewürdigt. Dass er meiner Rechtsauffassung gefolgt ist, ist wunderbar in der Sache; es macht mich aber auch unfassbar glücklich, weil meine Argumente überzeugend waren.

Ich war zuversichtlich, endlich einen Schlussstrich setzen zu können, als Jan am Tag nach Ablauf der Berufungsfrist beim Sozialgericht angerufen hat. Wieder einmal habe ich mich geirrt. Die Behörde hat Berufung beim Landessozialgericht in Essen eingelegt. Ich bin 66 Jahre alt und möchte meine Zeit nicht mehr mit Klagen, Literatur- und Aktenstudium verbringen, sondern die Zeit mit meinen Enkelkindern verbringen. Unsere Sarah hat im Januar ihr zweites Kind bekommen, und auch Hannah plant Familienzuwachs.

Trotzdem werde ich mich der Herausforderung stellen und beantragen, dass die Berufung zurückgewiesen wird. Zum ersten Mal lese ich von der Behörde einen Schriftsatz, der nachvollziehbar und gut begründet ist. Vor dem Landessozialgericht hat offenbar sogar die Rechtsabteilung des Amtes für Soziales Entschädigungsrecht Respekt. Dennoch bleibe ich zuversichtlich. Einige Punkte, die wesentlich sind, sind von der Verfasserin der Berufungsbegründung übersehen oder fehlerhaft interpretiert worden. Deshalb bleibt es dabei: Am Ende wird alles gut sein!

Schaue ich zurück, war jeder Schritt gut und richtig. Vor mir liegt eine strahlende Zukunft und dazwischen eine wunderbare Gegenwart.

Schließen möchte ich mit einer herzlichen Bitte an all diejenigen, die sich noch nicht entscheiden konnten, sich impfen zu lassen. Springt über euren Schatten, habt Vertrauen in die Wissenschaft, die Medizin, die Pharmaindustrie! Es ist großartig, dass wir in unserem Land Zugang zu den so wichtigen Impfstoffen haben, die uns vor schweren oder sogar tödlichen Verläufen vieler Krankheiten schützen. Und ihr alle, die ihr mit den Anträgen der möglicherweise Impfgeschädigten befasst seid: Vergesst nie, und ich meine wirklich nie, dass zwischen jedem Aktendeckel ein Leben steckt, dass sich mehr oder weniger verändert hat.

Marie Pörtner im August 2022

Danksagung

Nachdem ich im August 2020 sehr spontan an einem Schreibwettbewerb der Lesebühne Minden teilgenommen hatte, war meine Freundin Grazyna Zbierski sofort von der kleinen Geschichte begeistert. Als Bibliothekarin leitete sie die Bücherei in Leopoldshöhe und hatte Hera Lind zu einer Lesung eingeladen. Temperamentvoll wie sie ist, drückte sie meinen allerersten Schreibversuch der Bestsellerautorin in die Hand. Was aus diesem kleinen Überfall geworden ist, hat Hera wunderbar in ihrem Vorwort beschrieben. Du hast den Stein ins Rollen gebracht, liebe Grazyna, du tolle verrückte Freundin. DANKE!

Als ich mich dann im Oktober 2020 auf den Weg zu Hera Lind nach Salzburg machte, war ich voller Vorfreude auf die „Romanwerkstatt", zu der mich diese so vor Lebensfreude sprühende Bestsellerautorin eingeladen hatte.

Während mein Herz vor Aufregung völlig aus dem Takt geriet, als ich an dem wunderschönen Haus neben Mozarts Geburtshaus in der Salzburger Altstadt klingelte, kam mir schon Engelbert Lainer, der Ehemann von Hera entgegen. Ich hatte beide auf der Lesung in Leopoldshöhe kennengelernt und sofort eine riesige Sympathie für das Ehepaar empfunden, das so humorvoll miteinander umging und sich auf ganz wunderbare Art ergänzte.

Oben im Flur kam mir Hera entgegen, bot mir ohne Zögern das „Du" an und wies mir sogleich meinen Platz zu. Ich durfte neben ihr sitzen!

Die nächsten Tage waren ein Feuerwerk voller literarischer und kulinarischer Erlebnisse. Während Engelbert uns Teilnehmer*innen auf höchstem Niveau beköstigte, brachte Hera uns zum Lachen und Weinen. Ernsthaftigkeit, unbändige Freude, aber auch Nachdenklichkeit und volle Konzentration füllten unsere Stunden. Hera lehrte uns nicht nur Wortwitz, Wortkunst und Wortspiel. Nein, sie führte uns auch mit großer Empathie um alle Klippen herum, die lauern, wenn man seine ersten Gehversuche als Autor*in starten möchte.

Auf dem Rückweg nach Bielefeld schwang ein völlig neues Gefühl in mir. Hera hatte mich aufgefordert, meine Geschichte aufzuschreiben. Sie hatte angeboten, daraus einen Roman zu machen. Wir hatten viel miteinander gesprochen, und die gegenseitige spontane Sympathie hatte sich von Stunde zu Stunde verstärkt. Nun keimte diese Idee weiter, tief in mir, und während ich nach Hause fuhr, überschlugen sich die Gedanken in meinem Oberstübchen.

Zwei Tage später saß ich am Schreibtisch. Das Konzept fertig im Kopf floss die Geschichte so aus mir heraus. Anhand von Zeugnissen, Gutachten und Arztberichten sowie der gesamten Korrespondenz mit den Ämtern fiel es mir leicht, die zeitliche Abfolge herzustellen und dank Heras wunderbarer Schulung musste ich über Formulierungen nicht lange nachdenken. Plötzlich war alles wieder da: Die Impfung, meine Kindheit, meine Ursprungsfamilie, die Entwicklung meiner Erkrankung und Behinderung, meine Berufsausbildungen, aufgegebene Hobbies. Alles verknüpfte sich zu einem großen Ganzen.

Als ich nach einigen Wochen fertig war und alles an Hera schickte, war ich auf ihre Reaktion gespannt. Und Hera wäre nicht Hera, wenn sie nicht so unglaublich ehrlich gewesen wäre. „Liest sich wie frisch geschlagene Sahne!", schrieb sie mir und: „Das kannst du selbst!"

Ohne dich, liebe Hera, gäbe es dieses Buch jetzt nicht. Du hast mir immer wieder Mut gemacht, wenn ein Verlag erst zu- und dann abgesagt hat, oder gar keine Antwort kam. Mit deiner Begeisterung hast du so viel bewirkt, hast mich mitgerissen und motiviert und – und das ist das Wichtigste: Du hast von Anfang an mich geglaubt. DANKE!

Marie

Wer ist Marie Pörtner?

Ich habe ein Pseudonym für diese Autobiografie gewählt, damit die Anonymität all jener gewährleistet ist, die es sich nicht ausgesucht haben, in einem Buch erwähnt zu werden. Ich selbst möchte mich nicht hinter einem fremden Namen verstecken. Wenn Sie mehr über mich und meine Geschichte erfahren wollen, wenn Sie in Kontakt mit mir treten wollen, können Sie das per E-Mail über kontakt@marie-poertner-autorin.de tun oder mich auf meiner Website www.marie-poertner-autorin.de besuchen.

Es ist mir bewusst, dass das Thema Impfschäden durch die Corona-Pandemie eine völlig neue Brisanz erlangt hat, die mancherorts zu einer nicht mehr objektiven Auseinandersetzung – bis hin zu Diffamierungen und Gewaltandrohungen – geführt hat. Meine Geschichte ist wahr – und es gibt Tausende ähnlicher Geschichten. Darum ist es mir wichtig, sie zu erzählen. Ich möchte sie aber dezidiert nicht als Argument gegen Impfungen missbraucht wissen, und ich stehe in dieser Auseinandersetzung auch nicht als Fürsprecherin für Impfgegner oder Impfbefürworter zur Verfügung.

ISBN 978-3-7565-5219-1
9 783756 552191 00004
www.epubli.de